路志正中医临证丛书

路志正 总主编

路氏中医基础理论讲稿

路洁 郑昭瀛 ——

主编

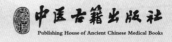

中医古籍出版社

Publishing House of Ancient Chinese Medical Books

图书在版编目（CIP）数据

路氏中医基础理论讲稿 / 路洁，郑昭瀛主编 . — 北京：中医古籍出版社，2023.12

（路志正中医临证丛书 / 路志正总主编）

ISBN 978-7-5152-2781-8

Ⅰ . ①路… Ⅱ . ①路… ②郑… Ⅲ . ①中医医学基础 —研究 Ⅳ . ① R22

中国国家版本馆 CIP 数据核字（2023）第 220971 号

路氏中医基础理论讲稿

路　洁　郑昭瀛　主编

策划编辑	李　淳
责任编辑	刘　婷
文字编辑	张　威
封面设计	王　磊
出版发行	中医古籍出版社
社　　址	北京市东城区东直门内南小街16号（100700）
电　　话	010-64089446（总编室）010-64002949（发行部）
网　　址	www.zhongyiguji.com.cn
印　　刷	北京中献拓方科技发展有限公司
开　　本	710mm×1000mm　1/16
印　　张	25
字　　数	335千字
版　　次	2023年12月第1版　2023年12月第1次印刷
书　　号	ISBN 978-7-5152-2781-8
定　　价	96.00元

路志正教授（1920—2023）是我国著名的中医药学家，为我国中医药行业最高荣誉——首届"国医大师"称号获得者，世界非物质文化遗产"中医生命与疾病认知方法"代表性传承人之一。他幼承家学，熟读经典，融会百家，勤于临证，传承创新。他对《黄帝内经》《伤寒论》《金匮要略》《温病条辨》《针灸甲乙经》等颇有研究，其理论扎实，临证运用自如。在年逾百岁之时，他仍工作于临床一线。

以路志正教授为代表的路氏中医，已逾百年历史，延续五代，传承弟子近百人，遍布于世界各地。除汲取了易水学派精华外，路氏中医更结合《易经》阴阳升降之理，形成了以"持中央、运四旁、怡情志、调升降、顾润燥、纳化常"为核心的学术思想与特色诊疗体系，保留和发扬了中医药的精髓，成为现代中医不可缺少的重要学术流派。

路老曾带领弟子出版《中医基础讲稿与临证运用》一书，在业内颇具影响力，为中医同道特别是中青年医师带来启迪，为后学指引了治学之道。作为《路志正中医临证丛书》的首发本，《路氏中医基础理论讲稿》收录了路老自20世纪60年代至21世纪初不同时期有关中医基础理论的讲课手稿，增加仲景医学研究与临证运用文选、经方与时方（包括温病方等）、医案运用等内容，并对《中医基础讲稿与临证运用》的部分字句进行了修订。书中"《伤寒论》讲稿""《温病学》讲稿""中医基础理论讲稿"由路老20世纪70至80年代讲课手稿编辑整理完成，真实展现了路老研读中医经典和基础理论的体会及方法；"仲景医学研究与临证运用文选"收录了关于《伤寒论》痞证和《金匮要略》狐蟊病的研究论文，以及经方治疗疑难病的运用体会。"经方、温病方与时方医杂运用"主要收集和整理20世纪70年代以来路老运用经方、温病方、时方部分典型验案，为部分收载于《路志正医林集腋》和近年的临床验案，展示了路老理论与实践并重、学以致用、学验俱富的风范。"古籍研读心悟"收集了路老近年来研读《黄帝内经》《难经》《万病回春》《医学心悟》及张元素、李东垣、朱丹溪、吴鞠通、王清任等历代名家著作的心悟、评介与论文，展示路老经典基础之底蕴和学以致用之功力。

本书内容年代跨度较大，部分药品及检查指标沿用旧称，又如"穿山甲"等药物在《中国药典》中已不再收录。为体现路老手稿原意，书中多予以保留原貌，请读者酌情参考。

值此路老逝世一周年之际，本书的出版作为献给世界的中医药礼物，以表对路老的深切缅怀之情。在此，感谢所有编写者的辛苦付出，愿每一位读者均可有所收获。

编　者

癸卯兔年冬月北京

目 录

第二章　《温病学》讲稿

第五章　古籍研读心悟

第六章　中医基础理论选讲

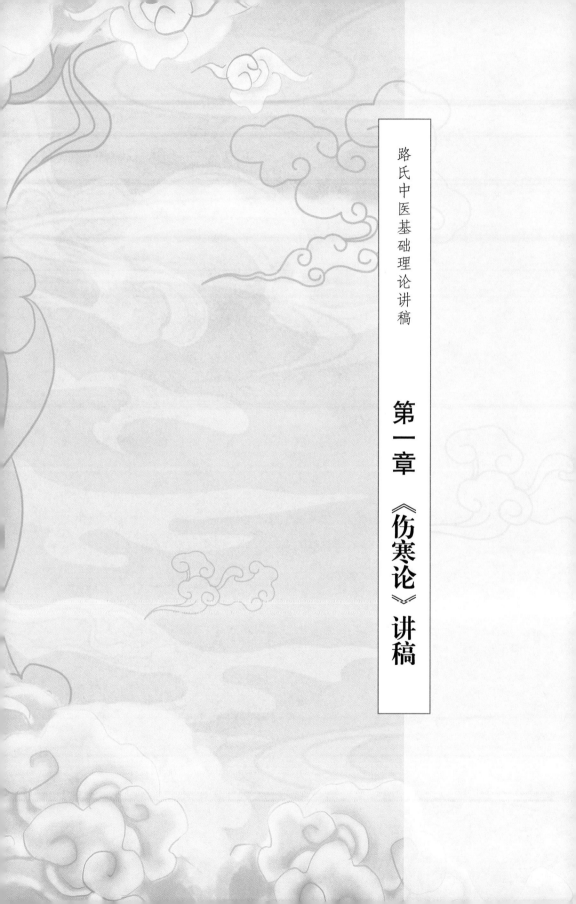

路氏中医基础理论讲稿

第一章 《伤寒论》讲稿

第一节
《伤寒论》概要

一、《伤寒论》的成书及演变

（一）作者简介

《伤寒论》是东汉医学家张仲景所著《伤寒杂病论》的一部分，约成书于3世纪初叶（200—210）。张氏名机，字仲景，南阳郡涅阳人（今河南南阳人），约生于150—219年，曾学医于同郡张伯祖，由于他刻苦钻研，临诊精审，在医学理论和医疗经验上，都获得了很大的成就，所以时人称他"识用精微过其师"。

（二）著书经过

东汉末年，战乱频繁，民不聊生，疾病流行，死亡甚众。张仲景在《伤寒杂病论》自序中云："余宗族素多，向余二百，建安纪年以来，犹未十稔，其死亡者，三分有二，伤寒十居其七。感往昔之沦丧，伤横夭之莫救。"因而激发了他精究方术的决心。

序中记载："怪当今居世之士，曾不留神医药。"又记载："竞逐荣势，企踵权豪，孜孜汲汲，惟名利是务，崇饰其末，忽弃其本。"存在着不重视医药卫生事业，任凭民间疾病流行的状况。当时一般医生"各承家技，终始顺旧"，只知保守一己的经验，而"不念思求经旨，以演其所知"，不能从理论上总结经验和阐发学术，提高自己的学术水平，而是"省疾问病，务在口给，相对斯须，便处汤药"，形成草率从事的医疗作风。

张氏在上述情况下，为了解救人民疾苦，纠正一些医生不重视医学理论的缺点，决心在继承《黄帝内经》等基本理论的基础上，结合个人医疗实践，总结了东汉以前的医学成就和药物、汤液（方剂）等医疗经验。正如他在自序中说："勤求古训，博采众方，撰用《素问》《九卷》《八十一难》《阴阳大论》《胎胪药录》，并《平脉辨证》，为《伤寒杂病论》合十六卷。"足可说明当时的医学成就，为仲景著述创造了良好的条件，奠定了医学基础，因而能够完成这样一部巨著，对中医学的发展做出了重大贡献。

（三）历史沿革

《伤寒杂病论》计 16 卷，内容包括伤寒和杂病两大部分。由于东汉末年战乱频繁，人民颠沛流离失所，致书成后不久即散佚不全。西晋王叔和考虑到"百病之急，无不急于伤寒"，所以搜集残篇，重新整理编次，命名为《伤寒论》。

唐代初年，孙思邈著《千金要方》时，尚未见到《伤寒论》原书，因而他有"江南诸师秘仲景要方不传"之议，感到十分惋惜。他到晚年才搜集到一些《伤寒论》资料，并将它收入《千金翼方》。其后，王焘编著《外台秘要》，也收载了《伤寒论》中许多条文和方剂，但不少地方与《千金翼方》所录内容不同。说明本书在唐代已被医家重视，但因传本各异而内容有所不同。

宋代治平年间，由高保衡、孙奇、林亿等，把宋代开宝年间节度使高继冲所藏的《伤寒论》加以校正，全书分为 10 卷、22 篇，共 397 法，除重复和缺方外，计 112 方，用药 87 味，此即宋版《伤寒论》。

现在通行的《伤寒论》有两种版本：一是明代赵开美复刻的宋本，一是金代成无己的注解本《注解伤寒论》。近代又有所谓"长沙古本""桂林古本"以及日本人所藏的"康平古本"等不同版本。

由于《伤寒论》具有系统的理论和临床实用价值，素为历代医家所重视，所以注释本书的人数较其他医籍为多。从金代成无己全文注释以来，有数百家从各个不同角度进行了阐述，为我们今天学习和研究本书提供了大量的珍贵资料。如清代俞根初《历代伤寒书目考》载：从汉至近今有785种之多。

新中国成立后，在党的中医政策光辉照耀下，又有不少同志进行了注释整理、编次，中医学院将《伤寒论》列为主课之一，编有2版《伤寒论讲义》。北京中医学院（现北京中医药大学）编有《伤寒论译释》，此后出版的相关著作层出不穷。湖北中医学院（现湖北中医药大学）出版了《伤寒论》，层次更加清楚，但把不少的精辟独到的内容予以删去，如服药方法等，不能不说是一个遗憾。

二、《伤寒论》医学成就述要

《伤寒论》是张仲景总结了汉代以前的医学成就，继承了《黄帝内经》等基本理论，并结合自己的临床实践写出的一部条文式、临床札记性的著作。全书分为10卷，共397条（亦即397法），除重复和佚方外，为112方。他根据《素问·热论》六经分证的基本理论，提出了较为完整的六经辨证体系，充实和发展了《黄帝内经》的热病学说，使《黄帝内经》的基本理论和临床实践紧密地联系起来。还运用了汗、吐、下、和、温、清、消、补的治疗方法，对外感热病的发生、发展和辨证论治，提出了切合实际的辨证纲领和具体的治疗措施，从而奠定了中医"辨证论治"的基础。

同时，对热性传染病外的其他重要疾患也总结了辨证和治疗规律，推动了后世医学的长足发展。在诊断上确立了脉证并重、四诊合参的诊断原则，并且保存了大量有效的方剂，其中大部分经过长期的临床实践，证明其确有很高的疗效，直至今日还是中医立法、处方、用药的基础。故后世医家对本书有"六经钤百病"和"方书之祖"等评价，确属当之无愧。

三、伤寒的涵义

"伤寒"的涵义有广义、狭义之分。广义伤寒，即《素问·热论》所谓"今夫热病者，皆伤寒之类也""人之伤于寒也，则为病热"。《难经·五十八难》云："伤寒有五，有中风，有伤寒，有湿温，有热病，有温病。"故广义伤寒指一切外感热病的统称。狭义伤寒则指冬伤于寒、感而即发的疾病，亦即《难经》中所说的"伤寒有五"之"伤寒"。

"伤寒"这一名称源于《黄帝内经》。《伤寒论》以伤寒命名，当属于广义，是论述多种外感疾病的病变规律与辨证原则。例如在太阳篇中分别讨论了"中风""伤寒""温病"等病证。从全书的主要内容来看，温病仅是作为类证提出，并未做系统、全面的论述。另外需要指出的是，《伤寒论》中之伤寒，与西医学"伤寒"的涵义迥然不同，不应相提并论。

四、《伤寒论》六经辨证意义

(一) 何谓六经

《伤寒论》的核心是辨证论治，而辨证论治的物质基础则是六经。六经的"经"字，有"常"的意思；也可说"经者，界也"，有界限的意思。依经才能分表里、定寒热、明虚实、达阴阳，也就有了各自的范围和界限。而这六种不同的辨证界限，就是三阴三阳，是整体学说的一个重要组成部分。整体观念和气化一元论而衍化为阴阳，阴阳之中又分为三阴三阳经，即所谓六经，包括三阳（太阳、阳明、少阳）、三阴（太阴、少阴、厥阴）。《伤寒论》六经辨证是在《素问·热论》六经分证的基础上充实发展起来，但两者又有所不同。《素问·热论》的六经，只是作为分证的纲领，没有提出具体的辨证方法，就其内容来看，也只论述了六经的实证和热证，未能论及虚证、寒证，在治疗上只提到了汗、下两法。《伤寒论》的六经，既作为辨证纲领，又作为论治准则，它概括了脏腑经络气血的生理功能和病理变化，并根据人体抗病力的强弱、病势进退缓急等各方面的因素对疾病发生、发展过程中的各种证候，进行分析、归纳、综合，借以判断病变部位、寒热性质、邪正盛衰以及治疗的顺逆宜忌等，作为诊病治疗的依据。

（二）六经证候的性质和主要脉证

"察色按脉，先别阴阳"，这是最基本的辨证方法。仲景首先把繁杂的症状区分为阴阳两大类（三阳证、三阴证），将外感热病演变过程中表现的各种症状，根据人体抗病能力的强弱、病势的进退缓急等各个方面，进行分析综合，找出其一定的演变规律，归纳其证候，作为论治的依据。如患者抗病能力较强，病势亢奋的、热性的，称为阳证，治当祛邪为主；相反，抗病能力较弱，病势虚衰的、寒性的，则称为阴证，治当扶正为主。故三阳证多属表证、热证、实证，三阴证则多属里证、寒证、虚证，见表1。

表1　六经证候简表

分经	病位和属性	主症	主脉
太阳	表证	恶寒发热，有汗或无汗，头痛，身痛，项背强	浮紧
少阳	半表半里证	口苦，咽干，目眩，寒热往来，胸胁苦满，心烦喜呕	弦数或弦滑
阳明	里实热证	身热汗出，不恶寒反恶热，口渴，便闭，腹满	脉大或沉实
太阴	里虚寒证	腹满时痛，吐，利，食不下	沉弱
少阴	全身虚寒证	但欲寐，畏寒身蜷，四肢厥逆	微细
厥阴	寒热错杂证	消渴，气上撞心，心中痛热，饥不欲食，吐蛔，下利（或厥热胜复）	

（三）六经与脏腑经络的关系

六经，不仅是六大证候的划分，而且与人体脏腑经络、生理病理也有着密切的联系，我们必须全面理解，才能对六经证治有正确的认识。六经，实际包括了十二经在内。《灵枢·海论》说："夫十二经脉者，内属于脏腑，外络于肢节。"这就是说，十二经根源于脏腑，通过十二经的联系，使人体构成一个有机的整体，使气、血、精、液（津）得以输布全身，发挥正常的生理功能。《素问·阴阳离合论》概括曰："太阳为开，阳明为阖，少阳为枢。"又曰："太阴为开，厥阴为阖，少阴为枢。"因此，六经证候的产生是脏腑经络病理变化的反映，六经辨证不能脱离这些有机的联系。如太阳经叫膀胱经，太阳腑叫膀胱腑，经与腑是相互联系的。所以，足太阳膀胱经包括了手太阳小肠经，足阳明胃经包括了手阳明大肠经，足少阳胆经包括手少阳三焦经。这反映了三阳经的物质基础是六腑，腑为阳，气血多充实，故多实证、热证；三阴经以五脏病变为基础，脏属阴，气血多不足，故多虚证、寒证。腑病易治，脏病难疗。如胃为阳明之腑，热邪入胃，津液耗损，腑气不利，则为大便秘结等肠胃燥实证，当然包括大肠在内，其中第 215 条"胃中必有燥屎五六枚"和第 238 条"胃中有燥屎者"足可说明。

六经与经络亦有一定的关系，如足太阳经行于人体头项、后背，为一身之藩篱，太阳病可见头项强痛、腰脊酸楚等症；足阳明经行于人身之前，阳明病可见面赤、身热、口渴、大汗等症；足少阳经布于胁肋，少阳病可见口苦、耳聋、胸胁苦满等症。三阴经去表已远，多主里证，所以三阴经的症状不像三阳经的症状显著。但太阴病的腹满时痛，少阴病的咽痛、咽干，厥阴的气上撞心、心中痛热等症状，无不与经络有关。特别是刺风池、灸少阴等治疗方法，更可说明六经与经络的密切关系。

在疾病的发展进程中，各经病变常会影响到所联系的脏腑，出现相应脏腑的证候。如太阳之腑为膀胱，太阳经之邪不解，内传于腑，使膀胱气化功能失常，致水气内停，则可见小便不利、少腹里急、渴欲饮水的"邪与水结"的蓄水证。胃与大肠为阳明之腑，胃肠燥热，影响腑气通降，则有腹满疼痛、拒按、便秘等症。胆为少阳之腑，胆火上炎，枢机不适，经气不利，就会出现口苦、咽干、目眩等症。由此可见，三阳经病证反映了六腑的病变，腑为阳，气血多充实，因此三阳经多表证、实证、热证。又如太阴病脾阳不振，寒湿内阻，则有自利腹痛、腹满而吐等症。少阴病损伤心肾、阳气衰弱、阴血不足，则有脉微细、但欲寐等症。厥阴病，寒热错杂，肝气上逆，则有气上撞心等症。三阴经的病证，反映了五脏的病变，脏属阴，气血多不足，故多虚证、寒证、里证。

五、六经传变与合病、并病

传是传经，系指病情循着一定的规律发展；变是变化，指病情变化超出正常规律之外。我们要知常达变，才能成竹在胸，处之泰然。疾病是否传变，取决于三个主要因素：一是正气的盛衰。如正气充盛，抗邪有力，则邪气不能内传；而正气虚衰，抗邪无力，则常导致邪气内传。二是感邪的轻重。若感邪势盛，所向披靡，长驱直入，亦必向内传变；而邪气不甚，或者与正气斗争变衰，则无力内传。或虽已内传，亦有可转为外出之机。三是治疗处理是否恰当。如自表而里，由阳而阴，由实而虚，这是邪胜正衰的一般传变规律；但在正复邪衰的情况下，亦可由里达表，由阴出阳，由虚转实。六经病证是否传变，应以脉证的变化为依据，其中第4条"伤寒一日，太阳受之，脉若静者，为不传；颇欲吐，若躁烦，脉数急者，为传也"，第5条"伤寒二三日，阳明、少阳证不见者，为不传也"，都是很好的说明。由此可见，六经病证的传变是有条件的，不是机械地按六经顺序自然发展，更不会拘泥于日数。

顺经传：病邪按六经顺序传变的过程，叫顺经传。例如，太阳病之邪传阳明或少阳。

合病：两经或三经同时发病者，称为合病。如太阴阳明合病，太阳少阴合病，阳明少阳合病，三阳合病。

并病：一经证候未罢，又出现一经的证候，而有先后次序之分，称为并病。如太阳与少阳并病，太阳与阳明并病，少阳与阳明并病等。

直中：不经过三阳经，直接出现三阴经的证候，称为直中。如起病即见下利、呕吐、腹满而痛的证候。临床以直中太阴、少阴经多见，直中厥阴经则较少见。

两感：病初起时，六经中互为表里的两经同时发病者，称为两感证。如既有太阳表证又有少阴虚寒的麻黄附子细辛汤证即是。

变证：误治之后，证候改变而成的坏病，称为变证。

六、《伤寒论》中八纲辨证的运用

《伤寒论》以六经概括病证，后世所称的阴阳、表里、寒热、虚实之八纲辨证，其实源于《伤寒论》。

（一）阴阳

阴阳有指明疾病总趋势的意义。其中第 7 条 "病有发热恶寒者，发于阳也；无热恶寒者，发于阴也"。这就是说，我们在诊治疾病时，首先要分清阴阳，才能做出正确的处理。所以书中虽有六经的分别，而实质上仍是以阴阳为纲。举凡热证、实证，属于三阳；虚证、寒证，属于三阴。阳经的病证正气未衰，阳气尚盛，故初起虽有恶寒，随即郁而发热；阴经病证，因正气转虚，阳气不足，所以以恶寒为主。如有兼证、假证，则又当进一步辨别。

（二）表里

表里是指病位的浅深。邪在经络肌表者为表，在脏腑者为里。以脉象而言，浮为在表，沉为在里。其中第 51 条 "脉浮者，病在表，可发汗，宜麻黄汤"，第 285 条 "少阴病，脉沉细微，病为在里，不可发汗"。这是以脉象来鉴别病位在表、在里。在证候方面，第 56 条 "伤寒不大便六七日，头痛有热者，与承气汤；其小便清者，知不在里，仍在表也"。这是根据二便的情况判断病位在表、在里。

在论治方面，有先表后里（"太阳病，外证未解，不可下也，下之为逆，欲解外者，宜桂枝汤"），亦有先里后表（"伤寒，医下之，续得下利清谷不止，身疼痛者，急当救里；后身疼痛，清便自调者，急当救表。救里，宜四逆汤；救表，宜桂枝汤"）。如遇表里同病、里邪亢盛，则以攻里祛邪为主（"太阳病六七日，表证仍在，脉微而沉，反不结胸，其人发狂者，以热在下焦，少腹当硬满，小便自利者，下血乃愈……抵当汤主之"）。当然表里同病的情况有很多不同，总应根据病情轻重缓急而采用急者先治之法则。

（三）寒热

寒热是指疾病不同的属性。例如，同样是下利证，以口渴为辨，下利不渴者，为脏有寒；下利欲饮水者，为里有热。若以脉象而论，脉滑而数的属热，脉沉而迟的属寒。这是一般情况下的寒热属性，但病情复杂者应明辨其真假。其中第11条"病人身大热，反欲近衣者，热在皮肤，寒在骨髓也；身大寒，反不欲近衣者，寒在皮肤，热在骨髓也"。前者是内真寒而外假热，后者是内真热而外假寒。只有了解疾病的本质，才能确定正确的治疗方针。其中第350条"伤寒，脉滑而厥者，里有热，白虎汤主之"即是很好的例证。

（四）虚实

虚实是指正邪的盛衰。虚是正气虚，实是邪气实。《伤寒论》对虚实的诊断也指出了一些规律，其中第70条"发汗后，恶寒者，虚故也；不恶寒，但热者，实也"。前者是汗后阳虚，故不发热而恶寒，治宜芍药甘草附子汤顾其虚；后者为汗后邪盛内传的实证，治宜调胃承气汤以攻实。这是根据寒热以测知虚实的诊断，对于指导临床扶正或祛邪有着重要的意义。

七、《伤寒论》对中医辨证论治的重要意义

《伤寒论》是中医学第一部理、法、方、药俱备的经典医籍，阐明了

多种外感疾病的病机和变化规律，使辨证论治的理论体系系统化，奠定了治疗学的基础，使理论与实践紧密结合起来。其特点分述如下。

（一）诊断以审证为主

张仲景灵活运用了"四诊"方法，特别强调脉证合参。其中曰："观其脉证，知犯何逆，随证治之。"临床辨证离不开具体证候，病情千变万化，错综复杂，不能仅停留在表面现象，而要将患者的各种症状和体征，按照四诊、八纲、六经等，进行搜集、分析、归纳，找出它们之间的内在联系，从而对患者机体状态做出一个总的判定，即抓住疾病的本质。

（二）诊断与施治具有朴素的辩证法思想

在整体观的指导下，运用"同中求异"与"异中求同"的比较方法，以求得疾病的共性与个性，也就是从复杂的病变中找出共同规律，从相似的病候中求得不同病机。如喘证，同是呼吸急促，肺气上逆，这是共同的，但从病机和证候中进一步鉴别分析，则又有差异，现仅以喘证为例，见表2。

表 2   喘证证候比较

不同证	病机	治法	方剂
第35条：恶寒无汗而喘，身疼腰痛，脉浮紧	寒邪外束，肺气不宣	辛温发汗，开肺	麻黄汤
第40、41条：伤寒表不解，心下有水气，干呕，咳喘	外寒内饮，饮邪犯肺	散寒宣肺，温阳	小青龙汤
第43条：恶风，自汗，咳喘	营卫不和，肺失宣降	和营解肌，宣降肺气	桂枝加厚朴杏仁汤
第63条：汗出而喘，表无大热	热郁肺闭，外寒内热	清宣肺热	麻杏甘石汤

（三）治疗上强调"治病必求其本"的原则

一是强调治疗必须抓住主要矛盾或矛盾的主要方面——证，通过对临床证候的分析，作为立法、制方、用药的依据。因此，它充分体现了"同病异治""异病同治"的辨证论治精神。不同的病，只要病机相同就可采取同一治法；相同的病，由于病机不同，治法也随之而异，所以"一病可以多方，一方可治多种疾病"。二是确立了扶正祛邪、调整阴阳、以平为期的原则。《伤寒论》的精髓是辨证论治，辨证论治的中心即"保胃气，存津液"，也就是"顾护正气，保存阴液"，处处以阴阳自和、阴平阳秘为目的。如桂枝汤解肌祛风，方中芍药敛阴和营，其服法啜热稀粥，俱是滋阴以救汗源；麻黄汤用甘草以缓和麻黄、桂枝发汗之峻，亦有保阴液之意；承气汤急下之，不使邪火灼阴，养液也；麻黄附子细辛汤用附子以固少阴之根，令津液内守，不随汗涣散，亦养液也；麻黄附子甘草汤，以甘草易细辛，缓麻黄于中焦，取水谷之津以为汗，毫不伤阴，更养液也。推之理中汤，必啜粥饮；五苓散，多饮暖水；小柴胡汤、吴茱萸汤皆用人参，同为养阴之法。

《伤寒论》所立治法，包括了汗、吐、下、和、温、清、消、补等八法，为后世方剂学的发展打下了良好的基础。如"汗法"代表方剂麻黄汤、葛根汤，"吐法"代表方剂瓜蒂散、栀子豉汤，"下法"代表方剂三承气汤，"和法"代表方剂小柴胡汤、黄连汤，"温法"代表方剂四逆汤、附子汤，"消法"代表方剂桃核承气汤、抵当汤，"补法"代表方剂炙甘草汤等。全书还包含如下内容：寒可制热，如白虎汤、黄芩汤；热可制寒，如四逆散、干姜附子汤；泄（泻）可去闭，如三承气汤、三物白散；通可行滞，如五苓散、十枣汤；攻下逐瘀，如桃核承气汤；燥可祛湿，如麻杏石甘汤；滑可去着，如蜜导煎、麻子仁丸；湿可润燥，如竹叶石膏汤；润可去枯，如猪肤汤；重则镇怯，如桂枝甘草龙骨牡蛎汤；涩可固脱，如桃花汤、赤石脂禹余粮汤；补可扶弱，如当归生姜羊肉汤等。总之，《伤寒论》

不仅为诊疗外感病提供了辨证纲领和治疗法则，同时也为中医各科提供了辨证论治的规律，对后世医家有很大的启迪，为明清时代温热病学说的建立提供了宝贵的资料，也可说温病学说是在《伤寒论》的基础上不断充实和发展起来的。书中记载的方药，尤其是许多著名的方剂，经过1700多年的时间检验，至今仍在临床上应用不衰。

八、《伤寒论》学习方法

（一）结合临床，选择读本

《伤寒论》是中医辨证论治的理论基础，是理论密切联系临床实际的典范。重点应放在理解辨证论治的原则及方药配伍的规律等方面，所谓397法，实际是法外有法——圆机活法，不能刻舟求剑，生搬硬套。我认为，在初学时应读白文，即没有注解的原文，对一些重要的条文应该熟读，如能背诵下来更好。第二步，选读一些大家所公认的注本，如尤在泾《伤寒贯珠集》、柯韵伯《伤寒来苏集》、成无己《伤寒明理论》、陈尧道《伤寒辨证》等。在伤寒方剂方面，可选许宏《金镜内台方议》、王子接《绛雪园古方选注》、徐大椿《伤寒论类方》等。这样就能在理论上系统地加以钻研，对《伤寒论》之方剂配伍、用量、煎法、服法等有了详尽的了解。如再进一步研究伤寒学，可看《伤寒百家注》《伤寒六经辨证治法》《伤寒论译释》等大部头的书。近年来有《小柴汤证之研究》一书，对系统钻研某一类方有参考价值。

（二）抓纲带目，掌握重点

所谓抓纲，即抓六经证之提纲，通过纲来带动一经之兼证。如"太阳之为病，脉浮，头项强痛而恶寒""阳明之为病，胃家实是也"等，前已述及，这里不再重复。但只了解这一点还不够，还需要了解三阳经有经病、腑病之分，三阴经有脏病、经病之别。如伤寒的病因主要是寒邪，那么寒邪的伤人途径有几种？具体来说，不外天、地、人三条：一是风雨雾露，冬春霜雪，此天之寒气；二是幽室广厦，深谷高山，江河湖海之滨，北方之域，此地之寒气；三是偏嗜冷物，冰棒瓜菜，此人之寒气。同时，还有风、湿、热、食积、痰饮、水邪、蓄血等因素，重要的在于人体的正气强弱，所谓内因占主导地位，不可不知。

（三）了解精神实质，不应望文生义

如第 71 条曰："太阳病，发汗后……若脉浮，小便不利，微热，消渴者……"文中消渴是否与三多的消渴病概念相同？所以应搞清楚，否则失之毫厘，谬之千里。191 条"以胃中冷，水谷不别故也"，胃中冷，即胃阳不足，消化功能失职；水谷不别，指水湿停滞，不能从小便而去，与谷物相混淆。其次，像桂枝汤证之啬啬恶寒，淅淅恶风，翕翕发热，阳浮而阴弱者，了解其主要精神即可，而不应望文生义，单从字面去理解。

（四）前后对照，互相比较

《伤寒论》文辞古朴，言简意赅，叙述有详有简，有的条文上下有关，前后互见，应前后联系始能全面理解。如阳明病提纲，只有"胃家实"三字，过于简略，必须与第 181 条和第 182 条结合起来研究，才能了解前者所说的外证（《伤寒论》云："问曰：阳明病外证云何？"）实际指的是阳明经病（《伤寒论》云："答曰：身热，汗自出，不恶寒反恶热也。"），后者只因汗、下、利小便后，津液受伤，邪热内实而成为阳明腑实证。不仅条与条之间要相互比较联系，即如阳明病篇中有三急下证（252 条、253 条、254 条），而少阴病篇（第 320 条、第 321 条、第 322 条）中亦有三急下证，阳明腑证三急下较易理解，而少阴三急下则费思索，后者属于

"中阴溜府"、阴证回阳、脏病还腑的范畴，是少阴之变，而非少阴之常，系热伤津液、复传阳明、燥结成实、急下存阴的变法。这样一对照就能加深理解，更好地掌握。

（五）参阅《金匮要略》互相印证

除前后条文对照外，还应与《金匮要略》中有关内容相比较。因两者原是一书，经王叔和的编次，不见得都恰当。如《伤寒论》中大黄黄连泻心汤内无黄芩，而《金匮要略·惊悸吐衄下血胸满瘀血病脉证治第十六》中的泻心汤中有黄芩，特别是明确指出其适应证是吐血、衄血，经过这样查对，不仅可以补其不足，且更有实例可凭，比过去一些注家从推测着眼更有根据。又如，同是心烦不得眠，栀子豉汤证与黄连阿胶汤证有何不同？五个泻心汤药味大致相同，而主治各异；厚朴三物汤、小承气汤、厚朴大黄汤三方药物相同，但由于用量不同，而主治有别。这样的例子甚多，不胜枚举。

（六）学习目的，"古为今用"

学习《伤寒论》的目的在于"古为今用"。因此，不能只是从书本到书本，而应重视临床应用，特别是要通过临床来检验、衡量有无科学价值。为此，应多读一些古今医案。如萧琢如《遁园医案》、徐大椿《洄溪医案》、江瓘《名医类案》、魏之琇《续名医类案》、叶桂《临证指南医案》和近代曹颖甫《经方实验录》等。特别是近年来，全国各地中医杂志发表了不少有关研究《伤寒论》的文章和运用经方的报道，足可供我们借鉴。

（七）加强古汉语学习

《伤寒论》成书于东汉，文辞古奥，不易理解，建议同志们如有条件应学习古汉语、文言虚词等古文知识，为钻研古典医籍打下良好的基础。如循此而进，再读一些"训诂""音韵学"则更好。总之，我们不能单纯把它作为"外感病学"来对待，这样在思想上才不致受到局限而影响学习效果。

（八）实事求是的学习态度

《伤寒论》成书于 1700 多年以前，又经历兵燹，多次散佚，后经王叔和搜集残篇，重新编次，又经辗转抄录，已非本来面目。其中有的条文难免存在谬误。如第 176 条："伤寒，脉浮滑，此表有热，里有寒，白虎汤主之。"这一条中的个别文字可能是传抄之误（"里有寒"之"寒"字，有些注家理解为"邪"字）。近年来，经广大中医工作人员的努力，对古典医籍进行了深入的研究和整理，使其质量不断提高。这就要求我们要以历史唯物主义的观点来对待，而不应以现代的标准苛求古人，这才是实事求是的科学态度。

第二节
《伤寒论》六经病证治选讲

一、太阳病篇

（一）太阳经证（遗缺）

（二）太阳腑证

一）蓄水证

【原文】

太阳病，发汗后，大汗出，胃中干，烦躁不得眠，欲得饮水者，少少与饮之，令胃气和则愈。若脉浮，小便不利，微热消渴者，五苓散主之。（71）

中风发热，六七日不解而烦，有表里证，渴欲饮水，水入则吐者，名曰水逆，五苓散主之。（74）

发汗已，脉浮数，烦渴者，五苓散主之。（72）

【分析】

1. 主要脉证

（1）脉浮（浮数）微热，汗出：太阳表证尚在。

（2）小便不利：膀胱气化受阻。

（3）消渴（形容饮水多而渴不解）：水不气化，气不布津。

（4）烦渴（形容因渴而烦躁）：水不气化，气不布津。

（5）渴欲饮水，水入则吐：里有蓄水，故水入则吐。

（6）烦躁不得眠，渴欲饮水：一是因汗多胃燥，宜少少与饮之，令胃气和则愈；二是因膀胱蓄水。

2. 病机

表证未解，影响膀胱气化功能，致水气停蓄，津不上布。

3. 治法

温阳化气，利水和表。

4. 五苓散方解

茯苓、猪苓、泽泻：淡渗利水。

白术：健脾燥湿。

桂枝：温阳化气。

5. 服法与护理

以白饮和服方寸匕（一方寸匕含 6～9g），日 3 服。服五苓散后多饮暖水，使微微汗出，则表里证自愈。

【临床应用】

临床上典型的蓄水证并不多见，但文中所述的理、法、方、药颇有指导意义。一是湿停口渴与津伤口渴的辨证，二是温阳化气可治湿邪阻滞、气不布津的口渴，三是利小便可以祛湿。故五苓散不仅能治急性肠炎之泄泻，并可师其意化裁，用于一切水停湿阻的病症，如水肿、黄疸等。

二）蓄血证

【原文】

太阳病不解，热结膀胱，其人如狂，血自下，下者愈。其外不解者，尚未可攻，当先解其外。外解已，但少腹急结者，乃可攻之，宜桃核承气汤。（106）

太阳病六七日，表证仍在，脉微而沉，反不结胸，其人发狂者，以热在下焦，少腹当硬满，小便自利者，下血乃愈。所以然者，以太阳随经，

瘀热在里故也，抵当汤主之。（124）

太阳病，身黄，脉沉结，少腹硬，小便不利者，为无血也。小便自利，其人如狂者，血证谛也，抵当汤主之。（125）

伤寒有热，少腹满，应小便不利，今反利者，为有血也，当下之，不可余药，宜抵当丸。（126）

【分析】

1. 主要脉证

（1）太阳病不解：恶寒发热、头痛、身痛等表证当未解除。

（2）如狂或发狂：热陷入血，瘀热在里，上犯神明。

（3）脉沉结或微而沉：热入于里，与血相结，瘀阻下焦。

（4）少腹急结：血结当轻。

（5）少腹硬满：血结已甚。

（6）少腹满：宿有瘀血。

（7）小便不利……小便利：蓄水证膀胱气化失常，则小便不利；蓄血证膀胱气化如常，故小便自利；小便利与不利，为蓄水证与蓄血证之鉴别点。

（8）身黄：瘀热郁蒸，肌肤发黄。

2. 病机

下焦蓄血。

3. 治则

先解表，后活血逐瘀，随证治之。

4. 方剂

桃核承气汤、抵当汤、抵当丸。

【临床应用】

以上三方可用于治疗精神分裂症与神经官能症，只要具有瘀血脉证者，每能取得较好疗效。桃核承气汤为临床常用方剂，用于跌打损伤，血瘀作痛，以及内有瘀血的月经不调、痛经、闭经、产后恶露不尽或不下等。抵当汤、抵当丸（桃仁、大黄、水蛭、虻虫）药力峻猛，应慎用。水蛭之分泌物有抗凝血作用，能治疗脾切除后之血小板增多症。

二、阳明病篇

（一）阳明病分类

阳明为三阳之里，病变多为胃热亢盛与肠腑实结。前者为无形热邪弥漫于外，具有大热烦渴等热盛于外的征象，即阳明经证；后者为热结肠腑，呈潮热便秘等热实于里的征象。无论经证、腑证，在病位来说均属于里，就病情来说均属于实，可统称为里热实证。除经证和腑证外，还有湿郁热蒸发热、瘀血内结等证。

（二）阳明病主要治法

阳明病以清法、下法治疗为主。下法的要点包括：

1. 给药诊断法

第 209 条："若不大便六七日，恐有燥屎，欲知之法，少与承气汤，汤入腹中，转矢气者，此有燥屎也，乃可攻之；若不转矢气者，此但初头硬，后必溏，不可攻之，攻之必胀满不能食也。"

2. 下法的使用

燥屎未成，禁用峻下，误攻后必造成不良后果。

3. 下后复实的治法

用下法后发热者，必大便复硬也，以小承气汤和之。

（三）阳明腑证辨证注意点

1. 二便

（1）大便多日不通：即 5～10 天不大便，具有肠腑燥结证候。

（2）小便数：津液通行于前，肠中干燥。

2. 腹部

（1）腹满痛，绕脐痛：燥屎阻结，腹气不能下行。

（2）腹满不减，减不足言，腹大满不通：为有形实邪，气滞不通，腹胀满很重。

3. 发热情况

（1）蒸蒸发热：里热熏蒸。

（2）日晡所发潮热：阳明腑实，热势亢盛，白天以午后气温最高，故热势亦高。

4. 饮食

（1）能食：仅是便硬，腑实程度轻。

（2）不能食：燥屎已成，腑实程度重。

5. 脉象

（1）滑疾：腑实尚轻。

（2）沉实有力：腑实重证。

6. 出汗

手足濈然汗出：肠腑燥实，热壅于里，蒸迫津液外泄于手足。

7. 神志

烦躁，谵语（发作有时），烦不解：肠腑燥实，浊气上攻，心神被扰。

8. 诊断（鉴别）法

（1）先与小量承气汤，药后腹中转矢气：燥屎已成。

（2）药后腹中不能矢气：初硬后溏。

9.其他兼证

腑气壅滞，还可影响经脉而经气郁滞，故身重；影响肺气而肺失清肃，故短气而喘。

（四）选用三承气汤的标准

1.综合全部病情，权衡轻重而选用三承气汤

（1）病势急重：大承气汤。

（2）证轻势缓：小承气汤。

（3）胃气已伤，里实未去：调胃承气汤缓下。

2.根据痞满燥实坚的情况，区别运用

三种承气汤的选用比较，见表3。

表3　三种承气汤对比

方名	药物					脉象	证候	二便	备注
	大黄	枳实	厚朴	芒硝	甘草				
大承气汤	4两	5枚	半斤	3合		实滑数或迟	日晡潮热，独语，谵语，如见鬼状，不识人，循衣摸床，惕而不安，直视，目中不了了，睛不和，汗出，心中懊憹而烦，腹满痛，喘逆不得卧，身重	不大便，或大便难、微硬；小便自利	先煮枳实、厚朴
小承气汤	4两	3枚	2两			滑疾	心下硬，烦躁，腹大满不通，谵语，潮热，有汗	大便硬而少，小便数	
调胃承气汤	4两			半斤	2两	阴脉微或调和	谵语，腹微满，心烦，蒸蒸发热而汗出	小便利，大便或下利或通	

3. 三承气汤禁用情况

（1）表邪未解者禁用。

（2）病在上焦者禁用。

（3）屎未硬者禁用。

（4）津液内竭禁用。

（五）阳明发黄

其成因为瘀热在里，津液不及外越，内滞成湿，湿蕴热郁，乃成瘀热而发黄疸。汗与小便皆为津液，是湿热外越之道路，故汗与小便之多少与黄疸有关。如《伤寒论》中"阳明病无汗，小便不利，心中懊恼者，身必发黄"（199）等，见表4。

表 4　阳黄、阴黄比较

		阳黄	阴黄
证候	黄疸	黄色鲜明	黄色晦暗
	大便	大便闭结或不畅	大便溏薄
	发热	身热	不热
	小便	小便黄赤不利	小便黄
	腹部	烦闷腹满	腹微满
	口渴	口渴	不渴
	脉象	脉滑数	脉缓弱
方药		茵陈蒿汤 栀子柏皮汤 麻黄连翘赤小豆汤	茵陈术附汤

尤在泾《伤寒贯珠集》："茵陈蒿汤是下热之剂，栀子柏皮汤是清热之剂，麻黄连翘赤小豆汤是散热之剂。"

（六）兼有瘀血内结证

阳明证，其人善忘者，必有蓄血，所以然者，本有久瘀血，故令善忘，屎虽硬，大便反易，其色必黑者，宜抵当汤下之。（237）

治健忘多用补法，但不是绝对的。本条参考大便色黑，诊为内有瘀血所致而用逐瘀法，对于实证之健忘症者，颇有指导意义。

其次，多种消化道出血，用各种止血药而出血不止，在"久瘀血……大便反易，其色必黑"之理论指导下，用活血化瘀法，往往收效。

三、少阳病篇

少阳病位在半表半里之间，往往容易外兼太阳表证，内兼阳明里证，在小柴胡汤和解为主的治疗原则下，或兼解表，或兼攻里，这样选方用药才能切合病情，提高疗效。

1. 兼表

邪传少阳，太阳表证未解，柴胡桂枝汤（146）两解太少。

2. 兼阳明里实

（1）大柴胡汤证：正气不虚而里壅滞较甚。

（2）柴胡加芒硝汤：正气已伤而燥热较甚。

这些方剂，应用范围较广，如急性胆囊炎、胆道蛔虫、急性胰腺炎、急性胃肠炎等。

四、太阴病篇

（一）太阴脏病

【原文】

太阴之为病，腹满而吐，食不下，自利益甚，时腹自痛，若下之，必胸下结硬。（273）

自利不渴者，属太阴，以其脏有寒故也，当温之，宜服四逆辈。（277）

【分析】

1. 太阴病形成原因

一是寒邪侵袭，即起居不谨，贪凉受冷，恣食生冷瓜果，脾阳受损。二是治疗失当，即表证误用攻下，伤及脾阳，致表阳内陷。两者都会导致脾阳虚衰，阴寒内盛，运化无权，湿自内生。

2. 治法

温脾散寒，理气燥湿。

3. 代表方剂

理中汤。

4. 方解

方中干姜温中散寒，白术健脾燥湿，党参、炙甘草补益中气。

（二）太阴腹痛兼太阳表证

【原文】

本太阳病，医反下之，因而腹满时痛者，属太阴也，桂枝加芍药汤主之；大实痛者，桂枝加大黄汤主之。（279）

【分析】

（1）腹满时痛：太阳病误下而脾虚经脉不和，治宜桂枝解表，倍白芍兼益脾和络。

（2）腹满实痛：太阳病误下后脾虚并肠间实滞，治宜桂枝汤解表，加大黄以通便泻实。

（三）太阴痞利兼太阳表证

【原文】

太阳病，外证未除，而数下之，遂协热而利，利下不止，心下痞硬，表里不解者，桂枝人参汤主之。（163）

【分析】

（1）心下痞硬：中虚气滞，浊阴上逆。

（2）下利：脾虚气陷，清阳不升。

治以桂枝加人参汤，其中理中汤温脾助运，桂枝通阳解表。

（四）注意要点

太阴病中阳已虚，即使兼夹实邪，攻伐药亦当慎用或少用，以防过剂伤正。

五、少阴病篇

少阴病主要是心肾阳虚，全身功能极度衰微，属于全身虚寒证，又称寒化证。由于人的体质禀赋条件不同，虽同属阳虚寒盛的证候，但在病机上又有虚阳烦扰、阳虚厥逆、虚阳浮越（戴阳）、格阳于外（格阳）以及阴阳格拒、亡阳脱液等差异。

少阴病以阳气的盛衰存亡来预测生死，故古人有"阳存者生，阳亡者死"的说法，因而治疗上强调以"回阳救逆"为急务。

少阴病，由肾阴亏耗而心阳偏亢，致心肾不交而心烦不能卧的严重失眠证候，称热化证。《伤寒论》在这方面叙述得较为简单，但在临证中"阴伤液涸"的证候并不少见。其后温病学家始提"护阴"的治则，做了大量的充实和发展，使外感后期的辨治日臻完善。

四逆一类方剂，多姜、附同用，目的在于回阳救逆。若兼水气，以真武汤为主方。方中附子、白术同用，温肾运脾，脾健则湿自化；佐生姜之辛散，茯苓之淡渗，而成温阳散水之剂；方中芍药似与温阳散水无关，不知肾阳虚固属病理的主要方面，但单纯温阳，可能有耗阴的副作用，何况又有腹痛、关节重痛等经脉郁滞的证候，故在温阳散水的原则中，佐以酸苦泻热和阴之芍药，不仅可防刚燥伤阴之弊，且有和络止痛、保护营阴之功。

真武汤对肾炎水肿阳虚患者有一定疗效，对阳虚夹寒饮的慢性咳喘亦有效，我常用于女性泌尿系统感染之阳虚者。

六、厥阴病篇

厥阴病多影响脾胃的升降功能，肝病犯胃则胃气滞，失于和降，胃热气逆，故见上热证候；肝病伤脾，则脾阳虚而不能升，脾虚气陷，因而又出现下寒证。上热下寒出现于一个患者身上，称为寒热错杂证。

厥阴病虽属后期，阳气虽虚，但尚未达到少阴寒化证那样严重的程度，当厥冷下利时，因阳气来复，又会表现为发热，随之厥回利止；如阳复不及，厥又可复作，这种厥热反复的情况，是厥阴病第二大特点。

第三节
《伤寒论》六经病述要与应用

一、太阳病

太阳病提纲"太阳之为病，脉浮，头项强痛而恶寒"。（1）

（一）经病

1. 太阳中风

发热恶风，自汗，脉浮缓，治宜解肌祛风，桂枝汤为主方（2、12）。

2. 太阳伤寒

发热恶寒，身痛，无汗而喘，脉浮紧，治宜解表发汗，麻黄汤为主方（3、35）。

3. 风寒两伤营卫证

恶寒发热，身痛，无汗烦躁，脉浮紧而数，治宜发汗解表，清热除烦，大青龙汤为主方（38、39）。

4. 太阳类证

太阳病，发热而渴，不恶寒者，为温病；若发汗已，身灼热者，名曰风温（6）。

临床应用：临床上风寒外感、外寒内热证候，辨证以桂枝汤，或麻黄汤，或大青龙汤治疗，方证相对，可使药到病除。这三方还可用于治疗杂病。例如"病人脏无他病，时发热自汗出而不愈者"（54），宜用桂枝汤；痹证患者，有外感风寒证候，《金匮要略》治用麻黄加术汤；大青龙汤可治疗痰饮病之溢饮等。

（二）腑病

膀胱为太阳之腑，腑病多因经病不解，病邪随经入腑所致。

1. 蓄水证（71~74）

邪入气分，热与水结，气化不利所致。症见发热恶风，汗出，少腹胀满，小便不利，甚则烦渴欲引饮，或水入即吐，苔白，脉浮，治宜通阳化气，用五苓散。

临床应用：临床上典型的蓄水证并不多见，但文中所述的理、法、方、药颇有指导意义。一是湿停口渴与津伤口渴的辨证，二是温阳化气可治湿邪阻滞、气不布津的口渴，三是利小便可以祛湿。故五苓散不仅能治急性肠炎之泄泻，而且可师其意而化裁，用于一切水停湿阻的证候，如水肿、黄疸等。

2. 蓄血证（106、124、125、126）

邪入血分，热与血结（或宿有瘀血）于下焦所致。症见少腹拘急或硬满，其人如狂，发狂，善忘，大便，黑腻如漆，小便自利，舌质紫或有瘀斑，脉沉涩或沉结。治宜活血通瘀。若热与血初结，热重于瘀者，宜桃核承气汤。若热与血深结（素有瘀血），病势急重者，用抵当汤、抵当丸。

临床应用：以上三方可用于治疗精神分裂症与神经官能症，只要具有瘀血脉证者，每能取得较好疗效。桃核承气汤为临床常用方剂，用于跌打损伤而血瘀作痛，以及内有瘀血的月经不调、痛经、闭经、产后恶露不尽或不下等。

抵当汤、抵当丸（桃仁、大黄、水蛭、虻虫）药力峻猛，应慎用。水蛭之分泌物有抗凝血作用，并能治疗脾切除后之血小板增多症。

二、阳明病

阳明病为邪气亢盛、病邪嚣张阶段，阳明病提纲"阳明之为病，胃家实是也"。（180）

（一）经病

阳明经病，症见"四大"（大热、大汗、大渴、脉洪大），为无形热邪，治以辛寒清热，白虎汤为主方。（176、219、350）

（二）腑病

阳明腑病，为邪热与有形之燥实内结所致。症见日晡潮热，手足漐然汗出，腹满而痛，便秘，谵语，甚至如见鬼状，循衣摸床，目中不了了，微喘直视，脉多沉迟而实，苔多黄燥垢腻，甚则焦黑起刺，治宜攻下泻热为主。然腑实有轻、重、缓、急之分，下法亦有峻、缓、和、润之别。

1. 燥实证（29）

为热邪将结于胃。症见蒸蒸发热，心烦，腹满，不大便，为燥热较甚，里实未去，宜峻下，用调胃承气汤。

2. 痞满证（208）

为热结之初，证轻势缓。症见大便结，腹满微热，能食，治宜和下通便除满，用小承气汤。

3. 痞满燥实证（208）

为热邪入内，与胃中的糟粕互结，病势急重。症见潮热，谵语，腹满，疼痛，手足漐然汗出，反不能食，舌苔黄燥或焦裂起刺，沉实有力，治宜峻下热结，用大承气汤。

4. 脾约证（247）

胃强脾弱，约束津液不能四布，但输膀胱，症见小便数、大便难，但无所苦，阳脉浮而涩，治宜润下疏通，用麻子仁丸。

5.发黄证（236）

阳明郁热不解，湿热蕴蒸阳明，阻滞气机，致胆汁不循常道，外溢肌肤，而身目发黄如鲜橘子色，为阳黄，治以苦寒通泄，用茵陈蒿汤。

（三）阳明三急下证

阳明三急下证（252、253、254）：一为伤寒六七日，目中不了了，睛不和，无表里证，大便难，身微热者；二为阳明病，发热汗多；三为发汗不解，腹满痛，均宜急下存阴，宜大承气汤。

（四）下法禁忌

（1）表邪未解者不可下，误下必致表热内陷，病势加剧。

（2）上焦呕多，心下硬痛，为病邪尚未全入胃府，早下必致下利变证。（204、205）

（3）屎未硬，未转矢气者，初硬后溏，不可攻下。（209）

（4）津液内竭者不可下，下则津伤更甚。（233）

临床应用：临床上热性病与多种杂病具有阳明腑实证或热毒内盛者（包括西医学所述的各种危、急、重症），皆可借助承气汤法攻下之功以祛除病邪。方证相对，腑气通，燥屎热毒遂去，诸病可除。临床上攻下方法可与解毒、凉血、活血药合用，还可攻邪与扶正兼顾。

三、少阳病

少阳病提纲："少阳之为病，口苦，咽干，目眩也。"（263）病位既非太阳之表，亦非阳明之里，而是介于表里之间，为半表半里证。

（一）经病

热郁少阳，为经气不利所致。症见耳聋耳鸣，头痛，胸胁痞满，寒热往来，头汗，盗汗，苔白，脉弦等，治宜和解为主，宜小柴胡汤。

（二）腑病

历代注家对少阳腑病独缺。胆为少阳之腑，症见口苦，喜呕，不欲饮食，胸痞，呕吐等，系胆腑火郁上蒸、胆热犯胃所致。并非少阳无腑证，而是临床上经病、腑病往往齐见，合治而不分之故。少阳腑证以大柴胡汤（103）为主方。

（三）少阳三禁

少阳三禁（264、265），因邪不在表，又不在里，且胸膈胃脘无痰饮、食积，故禁用汗、吐、下，只有兼证例外。误下则谵语，盖津伤化燥，促使内传阳明；误吐下则悸而惊，盖伤气耗血，气虚则悸，血虚则惊。

临床应用：和解剂在临证时可用于下列四种证候：一是肝胆气郁不疏的证候，但肝阴已伤须慎用；二是对寒热时作或定时而发作的证候；三是对不明原因之发热、时高时低，苔白，脉弦之少阳证候；四是胆郁有热之鼻渊。

四、太阴病

太阴病系脾阳不足、寒湿中阻的里虚寒证，故有"实则阳明，虚则太阴"之论。太阴病提纲"太阴之为病，腹满而吐，食不下，自利益甚，时腹自痛"（273），脉缓而弱。治以温健脾阳。若下之，必胸下结硬。

（一）脏病

亦称太阴寒病，为脾阳虚寒，寒湿阻滞，气机不利所致。症见自利不渴，时腹自痛，腹满呕吐，治宜温中健脾，宜四逆辈治之（277、273）。

若表病及里，水液偏渗于肠，吐泻，脘腹痛，头痛发热，身痛，欲多饮水者，治宜通阳化气，宜五苓散（71）。

（二）经病

若外夹表热，里寒尤甚，下利，心下痞硬者，治用温中解表，宜桂枝人参汤（163）。又称太阴中风（274），为太阴虚寒兼表之证候。

若表邪偏重，发热恶寒，头痛脉浮者（276），治宜解表为主，宜桂枝汤。若本太阳病，误用下法，而后可见两种不同变证：下后腹满时痛时止，是阳邪内陷，脾气不和，治用桂枝加芍药汤以和之；若下后大实痛者，是因腐秽积滞于胃肠不去，其痛属实，治用桂枝加大黄汤除实邪以止痛（279）。若寒湿滞而不化，影响胆汁排泄，可引发阴黄。

临床应用：太阴病涵盖了素体脾胃虚弱，甚则脾胃虚寒之人，治用理中汤为主方。若脾虚及肾、脾肾阳虚者，"宜服四逆辈"，即附子理中汤也。若脾虚之人，感受外邪，治法不当而下利（泄泻），治宜表里兼治，方如桂枝人参汤或五苓散。若脾虚者外感，亦可先解表，以桂枝汤外解表且可和里。若外感之人同时有"腹满时痛"或"大实痛者"，治宜以桂枝汤法解表，并重用白芍和里止痛，或加大黄以泻实止痛。若黄疸病日久，脾虚湿盛阳衰者，治用茵陈术附汤。

五、少阴病

少阴病提纲"少阴之为病，脉微细，但欲寐也"（281）。病入少阴，损及心肾，阳虚阴亏，抗病力弱，故少阴病多属虚寒证。主要脉证是：不发热，反恶寒，脉微细，但欲寐。因是阳虚阴盛，治宜扶阳抑阴为主。

（一）脏病

少阴脏病系寒邪直中少阴所致，有寒化、热化之分。

一）少阴寒化证

因肾阳衰微，阴寒内盛，邪从寒化而成。《伤寒论》少阴寒化证有下列五种方证。

1. 阳衰阴盛证

症见无热恶寒，四肢厥冷，神疲嗜睡，下利清谷，脉微细，甚则汗出亡阳（281、317），治宜温经通阳，方用四逆汤（干姜、附子、甘草）（387、388、352、228、323、384、325、292），灸少阴七壮。

2. 阴盛格阳证

阴盛阳衰，寒邪格阳于外，身反不恶寒，面赤，脉微欲绝者，通脉四逆汤（即四逆汤中干姜倍量）（317）。

3. 阴盛戴阳证

阴盛于下，格阳于上，下利，面赤，脉微者，用白通汤（干姜、附子、葱白）（314）。阴寒格拒，虚阳浮越，药后利不止，面赤厥逆，干呕而烦，无脉者，白通加人尿猪胆汁汤（315）。

4. 阳虚身痛证

寒湿浸渍，身疼，手足寒，骨节痛者，用附子汤（304）。

5. 阳虚水停证

寒湿阳虚腹痛，小便不利，四肢疼重，下利，脉沉弦者，用真武汤（84）。

临床应用：附子、干姜为主药的四逆汤类方，为回阳救逆的主方。主治热病转阴、杂病虚损之阳虚寒盛证，特别是少阴心肾阳虚者。其脉象为沉迟或浮弦，甚者脉微欲绝，舌质多淡紫或淡嫩。西医学所述的多种衰竭性危急重病皆可辨证，以四逆汤类方为主救治。

二）少阴热化证

因肾阴亏虚，热自内生，邪从热化所致。症见四肢厥冷，口燥咽干，神疲，心烦不得卧，舌红，脉细数等，治宜滋阴清热为主。《伤寒论》少阴热化证有下列四种方证。

1. 阴虚火旺证

若阴虚阳亢，心烦不寐者，用黄连阿胶汤（303）以育阴清火。

2. 阴虚水热互结证

若阴虚水热互结，下利，咳而呕渴，心烦不寐，小便不利者，用猪苓汤（319）以滋阴清热利水。

3. 少阴咽痛证

虚热咽痛，若阴虚热扰，下利，咽痛，胸闷心烦者，用猪肤汤（310）以滋润养阴。

4. 少阴急下证

为真阴涸竭证与阳明腑实重证并见证候，治用大承气汤（320、321、322）急下存阴。

临床应用：黄连阿胶汤主治肾阴不足、心火亢盛所致的心烦不寐等杂病及热性病后期之证候。猪苓汤主治水热互结于下焦而伤阴所致的多种泌尿系疾患。少阴急下证以大承气汤治之，为急则治标"背水一战"的治法。

（二）经病

少阴经病多由传变而来。手足少阴经脉皆循咽喉，故少阴热邪在经，多有上冲咽喉的病变。

1. 热客少阴，客热咽痛

咽痛、色红微肿，用甘草汤或桔梗汤（311）以解毒开结。

2. 咽痛生疮，痰热阻闭

不能言语，声不出，属水亏火旺、虚火上炎者，用苦酒汤（312）以清热散结，敛疮消肿。

3. 阴寒外束

咽痛，服寒药增剧，属阴寒外束、阳热郁聚者，用半夏散或半夏汤（半夏、桂枝、炙甘草）（313）以辛温散寒。

六、厥阴病

厥阴提纲"厥阴之为病，消渴，气上撞心，心中疼热，饥而不欲食，食则吐蛔，下之，利不止"（326）。

厥阴病是阴阳气不相顺接和邪正交争、进退消长的复杂阶段，故以厥逆和上热下寒、寒热错杂为主要证候，为邪正进退、阴阳消长最为复杂的阶段。其因多由少阴病深重，或少阳误治，或阳明过下内陷或直中所致。

（一）厥证

"凡厥者，阴阳气不相顺接，便为厥。厥者，手足逆冷者是也"。（337）

1. 寒厥

阳衰阴盛，则发为寒厥。症见无热恶寒，溲清，下利，或大便不实，口不渴饮，四肢逆冷而痛，脉沉迟或微细欲绝，舌质嫩、苔滑，治以温补，宜四逆汤（353、354）。诸四逆厥者，不可下之，虚家亦然（330）。

2. 热厥

阳气偏盛，阳反内遏，阳气不能达于四末，则发热厥，症见肢冷，胸腹热，恶热烦躁不能眠，甚者神昏谵语，便秘，溲短赤，腹满硬痛。口渴引饮，脉滑，热深厥深，治宜清解里热，采用白虎汤（350）；若内有实结者，亦可用承气汤（374）。盖厥深热亦深，厥微热亦微，厥应下之（335）。

3. 蛔厥

由于蛔虫扰动，疼痛剧烈，血气而不能达于四末则肢逆，治应安蛔止痛，宜乌梅丸（338）。

4. 血虚寒厥

素体血虚，复因寒邪凝滞，气血运行不畅，四肢失于温养而手足厥冷，脉细欲绝，治宜温经散寒，养血通脉，方用当归四逆汤（351）；若内有久寒，治用当归四逆加吴茱萸生姜汤（352）。

5. 痰厥

痰饮阻塞胸膈，阳气为之阻遏，不能外达四肢所致。症见手足厥冷，心中满而烦，饥不能食，脉乍紧者，病在胸中，痰湿之邪，有上涌之势，当用吐法，宜瓜蒂散主之（355）。

6. 水厥

水邪阻遏心阳，阳虚而水气上凌所致。症见厥逆而心下悸，治宜淡渗利湿，温阳化水，方用茯苓甘草汤主之（356）。

（二）上热下寒证

1. 唾脓血、泻利证

为误下后上热下寒、正虚阳郁的证候，治用麻黄升麻汤主之（357）。

2. 寒格吐利证

本患寒泻，复用吐泻之药，使里气益虚，寒格至盛，食入即吐，治宜清上温下，干姜黄芩黄连人参汤主之（359）。

此外，还有厥阴病厥热胜复证。厥与热时间相等，可自愈（376）；厥多于热，正虚邪盛，为病进（342）；热多于厥，正复邪退，为病退；

厥回为佳兆，若阳气过盛，则反热迫而便脓血为逆（341）；厥回阳微，仍可阴化，再发厥逆，下利等寒证（331）。厥阴危候、死候等，不再详述。

临床应用：厥阴病是热病发展的最后阶段，亦是邪正相争的危重阶段，其临床证候复杂多变。篇中对厥证、下痢、呕逆的辨证论治以及厥热胜复的辨证，为我们对复杂病情的辨证论治提供了思路。

第四节
《伤寒论》条文选读

一、辨太阳病脉证并治条文解读

（一）概说

太阳包括手太阳小肠经、足太阳膀胱经，并与手少阴心经、足少阴肾经互为表里。足太阳膀胱经，起于目内眦，上额，交巅，络脑，下项，夹脊抵腰，络肾属膀胱。手太阳小肠经，起于手小指外侧，循臂至肩，下行络心，属小肠。膀胱主藏津液，化气行水。小肠主受盛化物，泌别清浊。太阳统摄营卫，应皮毛，主一身之肌表，为六经之藩篱。当外邪侵犯人休，正气抗邪十外，首先反映出恶寒发热、头项强痛、脉浮等一系列表证。阴盛则风寒侵入人体，先是恶寒，卫阳被郁，故恶寒也。《素问·热论》曰："人之伤于寒也，则为病热。"说明寒邪化热，必然形成恶寒、发热的症状。太阳经脉从头走足，循行于人体背部，经脉郁滞，故头项强痛，病势向表，故脉浮。不论何种外感病，只要具备上述脉证，统称为太阳病，又叫作太阳经证，见表5。

表5　太阳病简表

部位	主一身之表
病因	外感六淫
病程	初期阶段
病机	阴盛则寒，伤于寒则病热
主症	恶寒，发热，头项强痛，脉浮等

由于人之体质有差异，受邪有不同，所以虽同是太阳经证，而临床表现又不一致，因此，又有中风、伤寒、温病之区别。除上述太阳病主症、主脉外，见有自汗、脉缓、恶风者称为中风，无汗、脉紧、恶寒者称为伤寒。因风性疏泄，中风腠理开疏，所以自汗而脉缓；寒性收引，患者伤寒肌腠闭塞，所以无汗而脉紧。鉴别点主要在于：脉之浮缓或浮紧，见症之有汗或无汗，此即太阳中风与伤寒之辨别法，亦即桂枝汤与麻黄汤之使用定律。如果发病初起即热象偏盛，则与风寒截然不同，所以名为温病。

（二）太阳病证提纲

【原文】

太阳（主一身之表）之为病（风寒之邪外侵所表现的证候），脉浮（气血向外，充盈于体表以抗外邪），头项（头为三阳之会，项为太阳之经脉）强①痛（风寒外束，太阳经气运行受阻，凝塞不利）而恶寒（卫阳被遏，阳不外达）。（1）

【提要】

本条为太阳病经证的脉证提纲。

【分析】

凡称为太阳病，则知为肌表受邪，病在腠理营卫之间，而未提及脏

---

① 强（jiàng）：即项部发板、转动不灵活之意。

腑，只要见脉浮、头项强痛、恶寒三症，即可作太阳病处理，故为太阳提纲。这里需要说明的是：太阳病提纲中，为何只有恶寒而未提发热？以外感者皆发热，而外感风寒者之初起以恶寒为特点也。

【原文】

太阳病（包括第一条脉证，下同），发热（正邪交争于体表，正气欲鼓邪外出），汗出（卫阳不固，营阴不内守，津液外泄），恶风（汗出肌疏，卫气不谐），脉缓者（汗出表虚，脉象松弛，然必兼浮），名为中①风（点出病名）。（2）

【提要】

本文为太阳中风之提纲。

【分析】

太阳中风是邪伤于卫，而涉及营，故以发热、汗出、恶风为三大主症，且互为因果。临证常见发热同时，而汗亦随之而来，汗为心之液，汗多则心阴不足，心阳偏亢，故易见烦躁，欲去衣被为快，但因腠理不固，一见风寒则又淅淅恶之，于是又要衣被温覆，恶风虽去而发热、汗出又继之而来。

本病是邪在肌腠，虽汗出而邪不去，热亦不减，是中风的特点。同时，与猝然倒地、不省人事的中风，名同而病异，自应区别，不容混淆。

【原文】

太阳病，或（未定之词）已发热（郁甚标阳已呈），或未发热（标阳未出），必（定见）恶寒（营卫俱伤，寒邪外束），体痛（寒为阴邪，主凝涩，使营卫不利，而周身作痛），呕逆（寒邪外束，胃气失和），脉阴阳（一说指尺寸，一说指浮沉）俱紧（为阴阳相搏，然为兼浮）者，名曰伤寒（又点出病名）。（3）

【提要】

本文为太阳伤寒的主证、主脉。

---

① 中（zhòng）：为箭之射中。中，犹伤也。

【分析】

太阳伤寒，营卫俱病，寒伤太阳之肌表，发热虽有早晚，而恶寒必定先见。发热不似中风之迅速，必待阳气郁闭之甚而后出现，凡见恶寒、无汗、体痛、呕逆、脉见浮紧有力者，即可称为太阳表实证。

【原文】

伤寒（包括中风）一日（约辞，非指定一日，乃言病初起），太阳受之（太阳受邪），脉若静者（脉包括证在内）者（浮紧或浮缓之脉未变为静），为不传①（言二三日仍见此脉，为未传于他经）；颇欲吐（胸阳为表邪所郁，因而欲吐），若（假如）躁烦（躁扰心烦不安），脉数急者（数为热，有传入阳明之势；急为紧急，有弦数传少阳之征），为传也（见此脉证，即已传他经）。（4）

【提要】

辨传与不传脉证。

【分析】

伤寒一日，系根据《素问·热论》所谓"伤寒一日，巨阳受之"而来，然传经与不传经，要从脉证上分辨，日数仅供参考，不宜拘泥。一日指伤寒病初起之第一天，为太阳受邪。脉静，即浮紧（或浮缓），脉始终未变（包括证在内），太阳的脉证不变，即为不传经之征。如果欲呕吐，是病欲传少阳；躁扰心烦不安，是欲传阳明；脉象数急，皆是传经之征。

【原文】

伤寒二三日（二三日有传变可能），阳明（不恶寒、反恶热、口渴）少阳（口苦、咽干、目眩）证不见者（言无此脉证），为不传也（尚未传变）。（5）

【提要】

辨伤寒不传变。

---

① 传：即传经，指病情的变化。前言中已介绍，兹不赘述。

【分析】

上条言脉证有无变化作为传与不传的依据，本条言伤寒二三日，为阳明少阳受病之时，而今既不见身热、口渴之阳明证，又不见口苦、咽干、目眩之少阳证，则病邪仍在太阳，而未传经也。

【原文】

太阳病，发热而渴（温病初起，即易化燥伤阴），不恶寒者（温邪郁表），为温病（又出病名）。若（误用辛温）发（太阳之表）汗已（津液受损后，邪热更盛，全身高烧如火），身灼热者，名风温（误治后变证，与外感风温不同）。风温为病（申明风温脉证），脉阴阳俱浮（热邪充斥于表，故六脉浮而且数），自汗出（热蒸于内，津液外泄），身重（热盛伤气），多眠睡（扰心神），鼻息必鼾，语言难出（痰热壅于肺胃，呼吸不利）。若被下者（误下伤阴），小便不利（阴液受损），直视（津少目无所滋）失溲（元气受伤，故二便自遗）；若被（误用）火（火攻，是以火益火，两阳相熏灼）者，微发黄色（轻者因热伤血分而皮肤发黄），剧则如惊痫（热极动风，上扰神明，而时抽搐），时瘛疭（筋脉失养，手足搐搦）；若火熏之（再误用火熏发汗），一逆尚引日（一误尚可用药救治，延续时日），再逆促命期（若一再误治，则患者有生命危险）。（6）

【提要】

太阳温病的脉证及误治后的变证。

【分析】

本条应作五节学习，则易于掌握。

太阳病……不恶寒者为温病，为第一节：本节首冠太阳病，是与温病做比较，因温病初起亦有头痛、脉浮等近似太阳病的证候，是作为伤寒类证，以示与风寒的鉴别。然温病系感受温热之邪，初起即不恶寒而口渴，但亦有微恶寒者，不过恶寒甚轻微，为时短暂。

发汗已……语言难出，为第二节：温病病因，为外感温邪，初起虽有外感症状，治疗当用辛凉解表，不宜辛温发汗；若热邪内郁者，更不宜辛温发汗。若误用之，必会引起邪热交盛，津液受损，致全身高热如火灼状，此名为风温。风温系温病误治后的变证，与后世外感风温不同。

若被下者……直视失溲，为第三节：误下伤阴，津液损伤，故小便不利，津液血少，目无所滋而直视，下伤元气，使肾气不固而失溲（肾主二便）。

若被火者……时瘛疭，为第四节：误火是以热治热，两阳相熏灼，轻者热伤血分而皮肤微发黄色；重者热极动风，灼伤津液而筋脉失养，出现惊痫、时时抽搐等证候。

若火熏之……再逆促命期，为第五节：若再用火熏发汗，则津液更伤而热邪更炽，阳极阴竭则死矣。

伤寒、中风、温病、风温鉴别，见表6。

表6　伤寒、中风、温病、风温鉴别

证候分类	脉象	证候	主要鉴别
伤寒	浮紧	发热（或未发热），恶寒、无汗而喘，体痛，呕逆	脉浮紧，无汗
中风	浮缓	发热，恶风，汗出，或鼻鸣，干呕	脉浮缓，有汗
温病	浮数	发热，口渴，不恶寒	口渴，不恶寒（即使初起有轻微恶寒但为时短暂）
风温	阴阳俱浮	身灼热，自汗出，身重，多眠睡，鼻鼾，语言难出	脉阴阳俱浮，身灼热自汗出

【原文】

病有发热恶寒者（寒邪外束，阳气被郁），发于阳也（指阳经），无热恶寒者（寒邪伤营，阳气未能与邪相争），发于阴也（指阴经）。（7）

【提要】

辨病发于阳与病发于阴。

【分析】

本条提纲挈领，统论阴阳，为阴阳辨证的总纲。是以热之有无为主要标志，即发热者为阳，无热者为阴。以太阳一经言，凡病在太阳，皆恶寒（或已发热，或未发热），故曰无热恶寒者，名曰伤寒，寒为阴邪，营亦为阴，寒伤营即是病发于阴；中风即发热，发热恶寒者，后指太阳中风而言，风为阳邪，卫亦为阳，风伤卫即是病发于阳。

以六经言，病发于阳指三阳，发于阴指三阴。发热恶寒者，为阳经被邪所郁，邪在表而里无病。三阳经的发热恶寒，以太阳为切合，因太阳之热是发热恶寒，阳明则但热无寒，少阳为往来寒热，三阳经病皆有发热，故曰发热恶寒者发于阳也。无热恶寒者是阴邪在里，而表无热，是发于三阴，尤以少阴为切合，因太阴病有手足温，厥阴病有寒热胜复，少阴病无热恶寒，虽有麻黄附子细辛汤证及麻黄附子甘草汤证之反发热者，但属于太阳少阴两感之证，非单纯少阴病，三阴病多无发热，故曰无热恶寒者，发于阴也。

从阴阳辨证来说，本条所述既适于太阳，又适于六经，临证之时活看可也。

【原文】

发于阳者，七日愈（阳属火，七是奇数）；发于阴者，六日愈（阴属水，六是偶数），以阳数七（火数七）阴数六（水数六）故也（阴阳皆以其自旺之时而愈）。(7)

【提要】

病发于阴、阳的区别。

【分析】

本条是根据伏羲氏之河图洛书水火成数、阴阳奇偶等推演而来。日数只可作为参考，不是固定的，总以人之正气恢复为前提。所谓"发于阳者，七日愈；发于阴者，六日愈"，我对此无临床体验，有待进一步研究。

【原文】

太阳病，头痛，至七日（太阳本经行尽）以上自愈者（正胜邪退而自愈），以行其经尽（太阳经已经行完的缘故）故也；若欲作再经者（如正不胜邪，欲

传病阳明），针足阳明（阳明之足三里以泻其经热），使经不传则愈（截其所传之路，使邪去不传而愈）。（8）

【提要】

太阳病有经尽自愈与防止再经的针法。

【分析】

太阳病包括脉浮、头痛、发热、恶寒等症，今只言头痛，是省文。《素问·热论》有"七日巨阳病衰，头痛少愈"的记载，说明太阳病至七日，邪气渐退，经气渐和，故逐日向愈。本条言"行其经尽"而不言传。若不愈，欲作再经，是邪气有向阳明传变之势，可预先针足阳明经穴（因胃为十二经之长），使气血流通，截其来路，使邪不再传而愈。

所谓"日传一经"不仅有失仲景原意，即在临床上亦不符合事实。因此读古人书，要了解其真谛，不应望文生义。

【原文】

太阳病，欲解时（有服药而解者，有行其经尽而自解者），从巳至未上（巳至未为上午9点至下午3点，为阳气旺盛之时，人与天时互相影响）。（9）

【提要】

推测太阳病欲解时。

【分析】

人与自然界息息相关，天之六淫能致人于病，天之阴阳（正常六气）亦能助人之正气抗邪外出。本条就是说明病者正气自旺之时，再得六气之正的帮助，则正气易复而向愈。但太阳病欲解时，必从巳至未上，却不可拘泥。论中六经皆有欲解时一条，本人对此无临证体验，存疑待考。

【原文】

风家（平素卫阳不足，易受外感之邪），表解（热退寒罢，表邪已解）而不了

了者（外邪虽解，正气未全复），十二日愈（约辞）。（10）

【提要】

风家表解，正复自愈。

【分析】

一切外感热性疾病，经过发热恶寒、汗出表解之后，身体之恢复需要一些时间始能复原，所谓十二日愈应灵活看待。

【原文】

病人（指一般疾病患者，不专指太阳中风、伤寒）身大热（指发热较甚），反欲得衣者（虽大热，欲近衣，故曰反），热在皮肤（外热），寒在骨髓也（真寒假热，阴极似阳）；身大寒（其寒似冰），反不欲近衣者（虽大寒而不欲温覆），寒在皮肤（外寒），热在骨髓也（真热假寒）。（11）

【提要】

本条指出寒热真假、阴阳疑似的辨证原则。

【选注】

《医宗金鉴》曰："病人，已病之人也。身大热谓通身内外皆热，三阳证也；反欲近衣者，乃是假热，虽在皮肤之浅，真寒实在骨髓之深，阴极似阳证也；身大寒，谓通身内外皆寒，三阴证也，反不欲近衣者，乃是假寒，虽在皮肤之浅，而真热实在骨髓之深也。"

【分析】

本条辨寒热真假之证。皮肤言外、言浅，骨髓言内、言深。在表象易假易惑，在内每多真情，在临证时只要我们全面观察，分析真假寒热则易于了解，如高热，口渴，大汗出，四肢反而厥冷，绝不能因其四肢厥冷而用姜、附回阳，而是"热深厥亦深"，当以大清气热，热退则厥冷不治自愈。同样，见到表热里寒，下利清谷，只要脉浮而迟，就不能因表热而用知母、石膏，须知这是内真寒而外假热，当用四逆汤治里寒，则假热也会不治自愈。

寒热真假辨证，见表 7；太阳病和寒热辨证对应适应证，见表 8。

表 7　寒热真假辨证

四诊		真寒假热（阴证似阳）	真热假寒（阳极似阴）
望诊	舌苔	①舌苔淡白。②或舌苔黑滑润	①舌苔白质糙。②舌绛刺裂
	面部	两颧色红如妆，不红部分则白中带青	面色虽灰滞，而目张则炯炯有神
	神情	有时烦躁，状若阳证，但精神委顿	神情昏昏，状若阴证，但时而燥热，扬手掷足，谵语
闻诊		语声细微，气息低弱。无秽恶气味，大便无臭气	语声扬厉，气粗息壮。热气臭秽喷人，大便秽恶难闻
问诊		①口不渴，或渴喜热饮，或渴不多饮。②身大热，反欲近衣，喜近炉火。③小便清长，大便自利，或便秘。④或有喉痛，但并不红肿	①口渴喜冷饮。②身大寒，反不欲近衣。③小便赤涩，大便燥结，或稀粪旁流，肛门有灼热感
切诊	脉象	①虽浮数，按之无力计。②或细微欲绝	①虽沉有力。②或浮取紧数，沉取坚实
	腹部	胸腹部按之不蒸手，初按似热，久按则不发热	四肢虽冷，胸腹部必热而蒸手

表 8　1~11 条归纳表

太阳病	脉证提纲		脉浮，头项强痛，恶寒
	几种类证	中风	发热汗出，恶风，脉缓
		伤寒	发热（或未发热）恶寒，无汗，体痛，呕逆，脉阴阳俱紧
		温病	发热而渴，不恶寒
		风温	身灼热，自汗出，身重，多眠，鼻鼾，语难，脉阴阳俱浮（温病误汗）
	传变诊断	根据现有脉证	脉静为不传
			颇欲吐，躁烦，脉数急，为传
		根据当见之证而不见者	二三日阳明少阳证不见，为不传

太阳病	愈期预测	欲解时	从巳至未上
		风家表解而不了了	十二日愈
		头痛至七日以上	行其经尽，自愈（欲作再经，可针足阳明经穴，以杜再传）
寒热辨证	发热恶寒	阳性病	
	无热恶寒	阴性病	
	身大寒，反不欲近衣	真热假寒	
	身大热，反欲近衣	真寒假热	

（三）太阳病证治（上篇）

【原文】

太阳中风（风为阳邪），阳（一指轻取，一指寸言）浮（风性动）而阴（一指重按，一指尺言）弱①（重按软缓）。阳浮者，热自发（卫阳被风邪所中，正气抗邪于外）；阴弱者，汗自出（卫阳被扰不能护阴，营阴不能内守）。啬啬恶寒②（怕冷而形体畏缩貌），淅淅恶风③（形容如寒风冷雨侵袭肌肤之感觉），翕翕发热④（像羽毛覆体，有轻度温和之热），鼻鸣（鼻塞乍通发出之声，可能指"打喷嚏"），干呕（呕而无物，为或然症）者（指有上述症状的人），桂枝汤主之（治之，不须顾虑）。（12）

---

① 阳浮而阴弱：既指脉象，又指病。指脉象者，阳指轻按，阴指重按；亦有人认为指尺寸而言，意亦可通。诊脉时轻取即见，叫作"阳浮"；重按脉软不足者，叫作"阴弱"，是浮缓的互词，非尺弱也。言病机者，指卫阳浮盛于表，与邪抗争；阴弱者，指营阴不能内守，与卫阳相对而言。
② 啬啬恶寒：啬，sè。恶寒，形容恶寒而有畏缩怯缩状。
③ 淅淅恶风：淅，xī。淅淅，雨声。冷水洒身不禁其寒之意。
④ 翕翕发热：翕，xī。乍也，阵阵之意。像衣被覆体，产生之轻微发热。

【提要】

太阳中风的病机、脉证及治疗方法。

【方药】

桂枝汤方：桂枝三两（去皮），芍药三两，甘草二两（炙），生姜三两（切），大枣十二枚（擘）。

上五味，哎咀^①三味，以水七升，微火^②煮取三升，去滓，适寒温^③，服一升服已须臾^④，啜^⑤热稀粥一升余，以助药力，温覆^⑥令一时许，遍身漐漐^⑦微似有汗者宜佳，不可令如水流离，病必不除。若一服汗出病差^⑧，停后服，不必尽剂。若不汗，更服，依前法。又不汗，后服小促其间^⑨。半日许令三服尽。若病重者，一日一夜服，周时^⑩观之。服一剂尽，病证犹在者，更作服。若汗不出，乃服至二三剂。禁生冷、粘滑、肉面、五辛^⑪、酒酪、臭恶等物。

【方解】

桂枝汤为《伤寒论》群方之冠，类方最多，为治疗太阳中风的主方，有解肌祛风、调和营卫、发汗以止汗的作用。桂枝辛温，功能解肌发散，温通卫阳；芍药味微苦、微酸而性微寒，功能和营敛阴；桂枝与药配伍，于发汗中寓敛汗之意，和营之中有调卫之功；生姜味辛，佐桂枝以解肌泄邪；大枣味甘，佐芍药以和营益阴；甘草味甘性平，调和诸药，有安内攘外、调和营卫气血之功。

---

① 哎咀（fú jǔ）：咀嚼的意思。古代无铁器，将药用口咬细，如麻豆大小，水煎煮，现在多用刀具切成饮片。
② 微火：取和缓的火力，亦称文火，使不沸溢。
③ 适寒温：使冷热适当，便于服用。
④ 须臾：约数，指一会儿（约十几分钟）的时间。
⑤ 啜（chuò）：即大口喝之意。
⑥ 温覆：覆盖衣服，使身体温暖，以助汗出。
⑦ 漐漐（zhí）：形容微汗潮润之状。
⑧ 病差：差，同病瘥，读 chài，即是病除。
⑨ 小促其间：稍稍缩短服药间隔的时间。
⑩ 周时：一日一夜二十四小时，称为周时。
⑪ 五辛：《本草纲目》称大蒜、小蒜、韭、胡荽、芸苔为五辛。

本方应用范围很广，凡在外之营卫失调，在内之阴阳、气血、脾胃失和可用本方化裁治之。清代叶天士曾用本方化裁治疗许多内科杂病，如咳喘、胃痛、泄泻、经常发疹以及寒热如疟等，可于叶氏医案中求之。

【原文】

太阳病，头痛（太阳本证），发热，汗出，恶风（解同上条），桂枝汤主之。

【提要】

桂枝汤的主治证候。

【分析】

凡太阳表病，见头痛、发热、汗出、恶风等症，即可用桂枝汤治之，并不仅限于中风，示人以辨证为主，以推广桂枝汤之应用。清代柯韵伯说：“此条是桂枝本证，辨证为主，合此病即用此汤，不必问其伤寒、中风、杂病也……四证中头痛是太阳本证，头痛、发热、恶风与麻黄证同，本方重在汗出，汗不出者便非桂枝汤证。”

【原文】

太阳病，项背强（太阳经之分部；强，板硬不柔和）几几[1]（邪入则经气不舒，如短羽鸟欲飞不能貌），反（强则不柔，宜无汗，今见汗出，故曰反）汗出恶风者，桂枝加葛根汤主之。（14）

【提要】

风邪客于经输之证治。

【分析】

学习本条，应同葛根汤证合看，才能加深对本条的理解。本条症见项背强几几，反汗出恶风，属中风表虚之证候；葛根汤项背强几几，无汗恶

---

[1] 项背强几几：几几，如短羽之鸟，伸颈欲飞不能。项背强几几，为邪客经输，经气不利，阻滞津液不能敷布，经脉失去濡养，则项背板硬不柔和之状。

风，属风寒表实之证候，故用麻黄、桂枝发汗解表，葛根疏通经络，芍药、甘草调营，生姜、大枣和营。

【方药】

桂枝加葛根汤：葛根四两，桂枝三两，白芍三两，生姜三两，炙甘草三两，大枣十二枚（擘）。

上六味，以水一斗，先煮葛根，减两升，内诸药，煮取三升，去滓。温服一升，覆取微似汗，不须啜粥，余如桂枝法将息及禁忌。

【原文】

太阳病（应从汗解）下之后（误用下法），其气上冲者（正气未衰，邪未内陷，似有外达之势），可与桂枝汤（以解肌表之邪），方用前法；若不上冲者（下后气不上冲，邪已内陷），不得与之（桂枝汤已不适用）。（15）

【提要】

太阳病误下后，从气上冲与否决定治法。

【原文】

太阳病三日（已过数日），已发汗，若吐（或吐法）若下（或下法）若温针，仍不解者（病仍不除），此为坏病（治疗不当成为坏病），桂枝不中与之也（凡言桂枝指桂枝汤言，不中与指已不适用）。观其脉证（根据当时所见脉证），知犯何逆（审其后何种误治，逆于何经），随证治之（依据不同脉证而辨证论治）。（16）

【提要】

太阳病误治成坏病，不可与桂枝汤，应随证施治。

【分析】

太阳病经过数日，曾用发汗或吐、泻下、温针^①等法，而病仍未解，

---

① 温针：针灸的一种方法，用针刺入一定穴内，再以艾绒裹针柄而点燃之，有发汗散寒、温经止痛之功。目前在内蒙古等地区仍经常使用。

这是因误治而成坏病。示人勿以似桂枝汤证而误用之，应详加分析。根据当时的脉证，随证慎重处理。

【原文】

桂枝本为解肌 ①（解除肌表之邪，适于汗出、恶风等表虚证），若（如果）其人脉浮紧，发热汗不出者（太阳伤寒，恶寒、无汗之表实证），不可与之也（言非桂枝汤证，禁勿妄投）。常须识（读 zhi）此（常常记住这一问题），勿令误也（重复叮嘱，告诫之词）。（17）

【提要】

太阳伤寒，禁服桂枝汤。

【分析】

桂枝汤是治太阳中风的主方，为解肌表之邪而设，适于脉浮缓、发热、汗出等症，若脉浮紧，发热，恶寒，无汗，系太阳伤寒，当用麻黄汤，不宜妄投桂枝汤，仲景恐人对此辨不清楚，故一再告诫，以免误投。

【原文】

若酒客（指平素喜饮酒之人）病（如患太阳中风），不可与桂枝汤（虽见桂枝汤证亦应慎用），得之则呕（甘能满中，使胃气上逆），以酒客不喜甘故也（说明所以不可与之故）。（18）

【提要】

酒客禁用桂枝汤。

【分析】

平素嗜酒之人，常多湿热内蕴，如患太阳中风证，按说应用桂枝汤治之。但桂枝汤中之桂枝、生姜辛温，辛能助热，甘草、大枣甘缓助湿，又

---

① 解肌：解散肌表之邪也属于发汗的范畴，但与开表发汗法不同。

能满中，服后每致壅遏湿热，胃失和降，而上逆作呕，故不可与之。后人治酒客中风，有于桂枝汤中去甘草、大枣，加黄芩、葛花、枳椇子、茯苓、半夏，可参酌。

【原文】

喘家（素有咳喘之人）作（外感引动宿疾），桂枝汤（解肌以治新邪）加厚朴、杏子（降气止喘以治宿疾）佳（标本兼治为佳）。（19）

【提要】

宿有喘病而病太阳中风的治法。

【分析】

出宿有喘疾，又病太阳中风，外邪每易引起旧病复发，故治疗时应标本兼顾，一方面应用桂枝汤辛温解表，调和营卫，同时用厚朴、杏仁宣降肺气，除痰止喘。

【方药】

桂枝加厚朴杏子汤方：即桂枝汤加厚朴、杏仁。厚朴苦辛温，宽中破气，行滞除满；杏仁辛苦平，宣肺平喘，止咳除痰，共奏宣肺降气、开胃定喘之功。

服法：温服一升，覆取微似汗。

【方解】

本方对于慢性咳喘发作，兼有痰湿阻滞、脾胃不和者有较好效果。我院蒲老辅周曾用本方加僵蚕、前胡治一腺病毒肺炎的危重患儿，当时虽高热40℃，但依据整个病情分析，以高热、无汗、咳而喘满、面青肢凉、唇淡舌淡、舌苔灰白、脉浮滑不数等，诊为风寒犯肺，营卫不和，因而收到良好效果，可供参考。

【原文】

凡服桂枝汤吐者（此言非独酒客，凡阳热内盛者慎用），其后必吐脓血也（以热助热，热伤血络）。（20）

【提要】

内热盛者禁用桂枝汤，否则有吐脓血的后果。

【分析】

桂枝汤辛温助阳，对于阳热内盛之患者应予慎用。如误投之，是以热益热，热盛而引起涌吐，甚或热伤血络，有吐血之虞。至于条文中的"吐"字和"必吐脓血"，均应活看，是示人慎重之意，不可偏执。所谓"桂枝下咽，阳盛则毙"，确应重视。

【原文】

太阳病（本应汗法），发汗（以漐漐佳，若大汗），遂漏①不止（表阳虚，津液大泄不止），其人恶风（阳虚不能卫外），小便难②（汗多于外，津亏于下），四肢微急③，难以屈伸者（筋脉失津液所养），桂枝加附子汤主之。（21）

【提要】

发汗太过，表阳虚而漏汗不止的证治。

【分析】

太阳病用汗法本为正治，但取汗必须得法，即微似汗，若大汗淋漓，病不但不除，反会产生种种变证。如26条的白虎加人参汤证，即是服桂枝汤后出汗太过，津伤化热传于阳明的证候。本条变证与26条恰恰相反，26条因服桂枝汤汗出太多，阳陷于里，本条则为服麻黄汤汗出太过、阳亡于外的变证。

【方药】

桂枝加附子汤：即桂枝汤加附子一枚（炮，去皮，破八片）。附子辛温大热，入足少阴肾经，其性辛窜，通行十二经，走而不守，有治虚寒痼冷、

---

① 漏：渗泄不止的意思。
② 难：不通畅之意。
③ 急：拘急，即屈伸不自如。

温经回阳救逆等作用。

【方解】

本方主要在于扶阳固表，兼摄阴液，用桂枝汤调和营卫以解外，加附子温经扶阳以固表。

【原文】

太阳病（本应汗之）下之后（误下之逆），脉促（数时一止，心阳已伤）胸满（读 mèn）者（正气上冲以抗邪，邪欲下而不能，正邪相拒于胸中），桂枝去芍药汤主之（去芍药之阴柔，以复心阳而调营卫）。若微恶寒者（表邪已陷，阳气已虚），桂枝去芍药加附子汤（温经回阳）主之。（22）

【分析】

太阳病本应汗不应下，误下则伤正，使在表之邪有内陷之机。"脉促"是正虽伤而犹能抗邪使其外出，胸闷是正邪相拒于胸，去表未远，故于桂枝汤中去芍药之酸收，以加强桂枝解肌之力，使邪仍从表解。若见微恶寒者，为表邪内陷，阳气已虚，故加附子以回阳。

本条应与第34条对照，第34条"太阳病，桂枝证，医反下之，利遂不止，脉促者，表未解也……"同为脉促，但病迥然不同。第34条脉促与下利并见是表邪并未全陷，尚有外出之势；本条脉促与胸闷并见，说明胸阳被遏而欲外伸。

【方药】

桂枝去芍药汤方：桂枝汤去芍药，将息如前法。

桂枝去芍药加附子汤：桂枝汤去芍药加附子，将息如前法。

【方解】

桂枝去芍药汤：桂枝汤去芍药之阴柔，取桂枝、生姜宣阳解表，甘草、人枣和中。

桂枝去芍药加附子汤：桂枝汤去芍药之阴柔，加附子以扶阳而去其微恶寒。

【原文】

太阳病，得之八九日（时日较久），如疟状①（似疟疾寒热发作有时之状），发热恶寒（太阳证未解），热多（阳气进）寒少（邪气退），其人不呕（邪未入少阳），清②便欲自可（二便尚能如常，邪未传入阳明），一日二三度发（寒热一日发作二次或三次）。脉微（邪衰）缓③（正复）者，为欲愈也（脉证相合是为欲愈）。脉微（正气已衰）而恶寒者（阳气不足），此阴阳俱虚④（指表里气血俱虚），不可更发汗、更下、更吐也（一误不可再误）。面色反有热色⑤者（面部反有微红之色），未欲解也（系邪未得尽解），以其不能得小汗出（系邪未尽宜取微汗），身必痒（患者身体有瘙痒感）宜桂枝麻黄各半汤（取其微汗）。（23）

【提要】

"太阳病，得之八九日"有三种不同转归、治法和禁忌。

【分析】

本文可分两段来理解。第一段从太阳病至一日二三度发，叙述太阳病八九日现有之一般证候。第二段从脉微缓者以下又分三小节：第一节，脉见到微缓，微为邪气已衰，缓为正气将复，从而测知欲愈之候；第二节，脉不和缓而见微弱，并有恶寒症状，说明表里俱虚，气血不足，不宜再用汗、吐、下等法治疗；第三节根据面有热色、身痒之情况，测知本证病延日久，未能及时汗解，致邪郁于表，系邪未尽，仍当解表，但病久邪衰，不宜再用峻剂发汗，然而肌腠闭塞，又非桂枝汤所能胜任，因此二方合用，扶正退邪，小发其汗。

---

① 如疟状：像疟疾一样的寒热发作。
② 清：同"圊"，古代称路厕为"行清"。
③ 脉微缓：微与洪相对，缓与紧相对，微缓就是不洪不紧而柔和的意思。
④ 阴阳俱虚：这里是阴阳之表里言，谓表里俱虚。
⑤ 热色：就是红色。

【方药】

桂枝麻黄各半汤：桂枝（去皮）一两十六铢，芍药、生姜（切）、甘草（炙）、麻黄（去节）各一两，大枣（擘）四枚，杏仁（汤浸，去皮尖及两仁者）二十四枚。

上七味，以水五升，先煮麻黄一二沸，去上沫，内诸药，煮取一升八合，去滓，温服六合，顿服，将息如上法。

【方解】

方名桂枝麻黄各半汤，实际只是桂枝、麻黄二方各取三分之一，为发汗轻剂。因本证邪微正未复，须发汗解表，以无汗不得专用桂枝汤，寒少不得专用麻黄汤，故以轻量桂麻合剂，小发其汗，解表而不伤正。

【原文】

太阳病（指中风证），初服桂枝汤（按法而治本应痊愈）反烦不解者（因风邪太甚，病重药轻不能驱邪外出，反增烦闷，应疏泄太阳经之风邪），先刺风池（足少阳、阳维之会，在枕骨斜下方陷中）、风府（督脉、阳维之会，在项上入发际一寸），却（再也）与桂枝汤则愈（如法取汗，针药结合，风邪自乃解除）。（24）

【提要】

服桂枝汤反烦不解的证治。

【分析】

本条指出病系中风，用桂枝汤本为正治，但药后反增烦热不解，此非药不对证，乃太阳经邪太盛、病重药轻所致。风池为少阳经穴，风府为督脉经穴，虽非太阳经穴位，但为太阳经脉所循行之域，故应先针，以衰太阳病势，再服桂枝汤。这样针药结合，确能提高效果（针灸歌诀云：风伤项急求风府，头晕目眩觅风池）。

【原文】

服桂枝汤（应取微汗），大汗出（汗不如法，病必不解），脉洪大者（是白虎证之脉，而无烦渴等阳明之证，系阳气浮盛于表），与桂枝汤，如前法（有头痛、发热、恶风表证，仍与桂枝汤）。若形似疟（如果证候似疟疾），一日再发者（疟疾寒热往来有定时，今一日再发，非疟也），汗出必解（邪气仍郁于肌表，治应发汗解表），宜桂枝二麻黄一汤（解肌为主，略加发汗之品，以轻散外邪）。（25）

【提要】

服桂枝汤不如法，所造成的两种变局和处理方法。

【选注】

尤在泾云："若其人病形如疟，而一日再发，则正气内胜，邪气欲退之征。设得汗出，其邪必从表解，然非重剂所可发者，桂枝二麻黄一汤，以助正而兼散邪，而又约小其制，乃太阳发汗之轻剂也。"

【分析】

辨证要点：①大汗出，脉洪大，当与阳明病白虎汤证作出鉴别：白虎汤是里热熏蒸，表证已除，必有口干舌燥、烦渴引饮诸症；本条是汗不如法致头痛项强，恶风发热等表证仍在，而无口渴等症。②与漏汗鉴别：漏汗是表阳不固，恶风，四肢拘急，难以屈伸，脉象微弱，绝不洪大；本条是汗出不彻，恶风而头痛发热，脉来宽洪满指是其特点。

【方药】

桂枝二麻黄一汤方：桂枝（去皮）一两十七铢，芍药一两六铢，麻黄（去节）十六铢，生姜（切）一两六铢，杏仁（去皮尖）十六个，甘草（炙）一两二铢，大枣（擘）五枚。

上七味，以水五升，先煮麻黄一二沸，去上沫，内诸药，煮取二升，去滓。温服一升，日再服。本云桂枝汤二分（份），麻黄汤一分（份），合为二升，分再服，今合为一方，将息如前法。

【原文】

服桂枝汤（宜取微汗），大汗出后（表邪虽去而胃津被劫），大烦渴不解

（病转阳明，里热炽盛，烦躁不安，大渴引饮），脉洪大者，白虎加人参汤主之（清透邪热，益气生津）。（26）

【提要】

服桂枝汤后化热伤津的脉证与治法。

【分析】

本条应与上条鉴别，共同点是服桂枝汤，大汗出后脉洪大。所不同的是上条仅脉洪大，无烦渴，而头痛、发热、恶风等表证仍在，系汗不得法，阳气浮盛于表之脉象，故仍用桂枝汤治之；本条着眼处在于"大烦渴不解"，表邪虽除但已传阳明，里热炽盛，故脉来洪大，宜用清热生津之白虎汤治之。

【方药】

白虎加人参汤方：知母六两，生石膏（碎，绵裹，先煎）一斤，甘草（炙）二两，粳米六合，人参三两。

上五味，以水一斗，煮米熟汤成，去滓。温服一升，日三服。

【方解】

白虎汤清胃热，为唇舌干燥、口渴、脉洪大之主方。所谓四大即大汗、大渴、大热、脉洪大。石膏清热除烦，知母清肺润燥，加人参以补其大汗之虚、益气生津，粳米、甘草调中和胃。本方并适用于消渴病。

【原文】

太阳病（当有脉浮、头项强痛等症），发热恶寒，热多（以脉测证，当有烦渴内热）寒少（寒证少，宜桂枝二越婢①一汤），脉微弱者（阳气已虚），此无阳也（正气不足），不可发汗。宜桂枝二越婢一汤。（27）

【提要】

表未解、内有热的证治。

---

① 越婢：婢与脾古字通用，《玉函经》方后注，二"婢"字均作"脾"可证。成无己注"发越脾气，通利津液"。

【选注】

清代章虚谷："此条经文，宜做两截看。宜桂枝二越婢一汤句，是按热多寒少句来。今为煞句，是汉文凳转法也。若脉微弱者，此无阳也，何得再行发汗，仲景所以禁示人曰'不可发汗'，宜作煞句读，经文了了，毫无纠纷矣。"

【分析】

太阳病发热恶寒，是太阳表邪未解。热多寒少，说明里已有热，故用疏解之桂枝汤，加入清热之品。若脉见微弱，是患者正气素虚，发汗则易致亡阳，故曰"此无阳也，不可发汗"。

以上第23、25、27条方证（桂枝麻黄各半汤证、桂枝二麻黄一汤证、桂枝二越婢一汤证）均属于表郁不解，而病机变化却各有不同。因此，治法、遣方用药亦稍有差异。

第23条是太阳病表实证，历时较久，失于汗解，正气数与邪争，而出现寒热如疟状、日二三度发的情况，无汗不得用桂枝汤，邪微又不宜麻黄汤，而用桂枝麻黄各半汤，各用1/3，变大剂为小剂，取其调和营卫，微汗驱邪。

第25条是太阳病表证汗不如法，大汗之后表气复闭，邪郁肌表，正邪相争，寒热一日再发，故用桂枝二麻黄一汤，以和营卫为主，微发汗为辅。

第27条表郁生热，而表证未解，热重寒轻，所以用桂枝二越婢一汤，一面和营达表，一面清泄郁热。

【方药】

桂枝二越婢一汤方：桂枝汤1/4，越婢汤1/8（麻黄18铢，生姜9铢，甘草6铢，石膏24铢，大枣1枚）。

【方解】

本方即桂枝汤加麻黄、石膏而成，亦即大青龙汤去杏仁，加芍药，名虽越婢辅桂枝，实际也可说是大青龙汤的变方，去杏仁恶其从阳而辛散，加芍药取其阴而酸收。主以桂枝（汤）二，仍以和营卫为主，辅以越婢（汤）一，取其辛凉之性，以清泄里热而发越郁阳。

【原文】

服桂枝汤，或下之（汗下之后，表证未解），仍头项强痛（经脉不舒），翕翕发热（阵阵轻微发热），无汗，心下满微痛（脾不能输，水饮内停），小便不利（膀胱气化不利），桂枝去桂加茯苓白术汤主之（加苓、术以逐里饮，饮去满痛除，而表邪自解矣）。（28）

【选注】

清代徐灵胎曰："头痛发热，桂枝汤证仍在也，以其无汗，则不宜更用桂枝，心下满则用白术，小便不利则用茯苓，此证乃亡津液而有停饮者也。"

【分析】

历代注家对本条的分析看法极不一致，特别是《医宗金鉴》提出本方去桂疑有讹误之后，去桂、去芍尤为争辩的焦点。但究应去桂、去芍，总宜以临床证候为根据。如表实无汗而内有停饮，当以小青龙汤为主；如发热汗出而内有水饮，且津液未伤者，应以桂枝汤加苓术为治；如有阳虚应去芍留桂；如无阳虚而津伤有热者，应去桂留芍。这样才能有的放矢，恰中病机，自获良效。

二、腹胀满、大便硬

【原文】

阳明病，不吐，不下，心烦者，可与调胃承气汤。（207）

【原文】

阳明病，脉迟，虽汗出不恶寒者，其身必重，短气，腹满而喘，有潮热者，此外欲解，可攻里也。手足濈然汗出者，此大便已硬也，大承气汤主之；若汗多，微发热恶寒者，外未解也（注：一法与桂枝汤），其热不潮，未可与承气汤；若腹大满不通者，可与小承气汤，微和胃气，勿令至大泄下。（208）

【原文】

阳明病，潮热，大便微硬者，可与大承气汤；不硬者，不可与之。若不大便六七日，恐有燥屎，欲知之法，少与小承气汤，汤入腹中，转矢气者，此有燥屎也，乃可攻之；若不转矢气者，此但初头硬，后必溏，不可攻之，攻之必胀满不能食也。欲饮水者，与水则哕。其后发热者，必大便复硬而少也，以小承气汤和之，不转矢气者，慎不可攻也。（209）

【原文】

伤寒若吐、若下后不解，不大便五六日，上至十余日，日晡所发潮热，不恶寒，独语如见鬼状，若剧者，发则不识人，循衣摸床，惕而不安，微喘直视，脉弦者生，涩者死。微者，但发热、谵语者，大承气汤主之。若一服利，则止后服（注：阳明腑证，正虚邪实的辨治和生死决诊）。（212）

【原文】

阳明病，其人多汗，以津液外出，胃中燥，大便必硬，硬则谵语，小承气汤主之。若一服谵语止者，更莫复服（注：便硬、谵语的治法）。（213）

【原文】

阳明病，谵语，发潮热，脉滑而疾者，小承气汤主之。因与承气汤一升，腹中转气者，更服一升，若不转气者，勿更与之。明日又不大便，脉反微涩者，里虚也，为难治，不可更与承气汤也（注：小承气汤的主要脉证、服法和变证，应与209条互证）。（214）

【原文】

阳明病，谵语，有潮热，反不能食者，胃中必有燥屎五六枚也；若能食者，但硬耳。宜大承气汤下之（注：以能食与否辨别腑实内结的微甚）。（215）

【原文】

汗出谵语者，以有燥屎在胃中，此为风也。须下之，过经乃可下之；下之若早，语言必乱，以表虚里实故也。下之愈，宜大承气汤。（217）

【原文】

二阳并病，太阳证罢，但发潮热，手足漐漐汗出，大便难而谵语者，下之则愈，宜大承气汤（注：二阳并病，表解的症状和治法）。（220）

【原文】

少阴病，得之二三日，口燥咽干者，急下之，宜大承气汤。（320）

【原文】

少阴病，自利清水，色纯青，心下必痛，口干燥者，可下之，宜大承气汤。（321）

【原文】

少阴病六七日，腹胀，不大便者，急下之，宜大承气汤（注：必兼见舌苔干燥、恶热、饮冷等方为实证）。（322）

释义：少阴三急下，系热伤津液、复传阳明、燥结成实、急下存阴的方法。有认为321条为热结旁流者；322条是阳明里实证，而外现证候却似少阴病；320条为热邪亢极、津伤邪结之证候。此乃少阴之变，而非少阴之常。

【原文】

阳明病下血、谵语，此为热入血室，但头汗出者，刺期门，随其实而泻之，濈然汗出则愈。（216）

【原文】

伤寒腹满，谵语，寸口脉浮而紧，此肝乘脾也，名曰纵，刺期门。（108）

【原文】

伤寒发热者，啬啬恶寒，大渴欲饮水，其腹必满，自汗出，小便利，其病欲解，此肝乘肺也，名曰横，刺期门。（109）

【原文】

太阳与少阳并病，头项强痛，或眩冒，时如结胸，心下痞硬者，当刺大椎第一间、肺俞、肝俞，慎不可发汗，发汗则谵语，脉弦，五日谵语不止，当刺期门。（142）

【原文】

妇人中风，发热恶寒，经水适来，得之七八日，热除而脉迟身凉，胸胁下满，如结胸状，谵语者，此为热入血室也，当刺期门，随其实而取之。（143）

【原文】

妇人中风七八日，续得寒热，发作有时，经水适断者，此为热入血室，其血必结，故使如疟状，发作有时，小柴胡汤主之。（144）

【原文】

妇人伤寒，发热，经水适来，昼日明了，暮则谵语，如见鬼状者，此为热入血室，无犯胃气及上二焦，必自愈。（145）

【原文】

下利，腹胀满，身体疼痛者，先温其里，乃攻其表，温里宜四逆汤，攻表宜桂枝汤。（372）

三、黄连阿胶汤证与栀子豉汤证鉴别

黄连阿胶汤证的心烦、不能眠与栀子豉汤的虚烦不得眠不同。栀子豉汤证（76～78、375）：下利后更烦，按之心下濡者，为虚烦也，宜栀子豉汤（375），为余热扰于胸膈，而肾水不虚，其舌苔多见黄白，并有反复颠倒、胸中窒、心中结痛等症；而黄连阿胶汤证（303）为阴虚阳亢，其舌质必是红绛，而且干燥乏津，并无热扰胸膈的见证。故一以宣郁清热，一以滋阴降火。

第五节
学习《伤寒论》的点滴体会

　　《伤寒论》是中医学第一部理、法、方、药具备的书籍，不仅阐明了多种外感疾病的病机和变化规律，而且总结出"六经证治"，使辨证论治的理论体系系统化，奠定了治疗学的基础，使理论与临证紧密地结合起来。它不仅适用于外感热性疾病，同时也适用于慢性疾病，无怪后世医家对本书做出"六经钤百病"和"方书之祖"的评价，确是当之无愧的。明确了这一点，读者在思想上才不至于受到局限而影响学习效果。

　　《伤寒论》名词、术语较多，有的较为抽象和概括。因此，在学习时首先要明确概念，搞清其实质的含义，而不应望文生义，单从字面上去理解。

　　《伤寒论》文辞古朴，言简意赅，叙述有详有简，有些条文应前后联系，互文见义。在学习时如有古汉语的基础，则较易于理解，故应学习古代汉语或文言虚字等知识，为钻研古典医籍创造条件。同时，要前后联系，全面理解对于辨证的关键、遣方用药的特点和异同点，要进行分析归纳，互相比较。

　　《伤寒论》成书于 1800 多年以前，又经历兵燹散佚，后经王叔和搜集残篇，重新编次，已非本来面目，故后世医家在钻研的基础上，又别出心裁，重新编排，如《伤寒来苏集》《伤寒贯珠集》等，条理更加清楚。特别是新中国建立以后，成立了中医研究院和中医学院等机构，编写了《伤寒论讲义》等新的书籍，质量更高。伤寒学说有待我们继承和发扬，这就要求我们要以历史唯物主义的观点对其进行深入的研究，取精去粗，使其更好地为人类健康服务。

第二章 《温病学》讲稿

第一节
《温病学》概要

一、温病学说发展概况

（一）起源于《黄帝内经》

温病学说，溯其根源最早载于《黄帝内经》。《黄帝内经》对温病的病名、病因、病机、脉证、治则及预后都有论及。例如，《素问·六元正纪大论》说："初之气，地气迁，气乃大温，草木乃荣，民乃疠，温病乃作。"这是温病病名的早期记载。《素问·生气通天论》说："冬伤于寒，春必温病。"《素问·刺法论》说："五疫之至，皆相染易。"这是温病、温疫病因的早期记载。《素问·平人气象论》说："人一呼脉三动，一吸脉三动而躁，尺热曰病温。"《灵枢·论疾诊尺》说："尺肤热甚，脉盛躁者，病温也；其脉盛而滑者，汗且出也。"这是温病脉证的简要记载。《素问·热论》说："今夫热病者，皆伤寒之类也。"该篇讲述了六经热病的证候，有的是狭义伤寒，有的是温病。随后《素问·刺热》所论述的证候，有的亦是温病。《素问·至真要大论》说"热者寒之""温者清之"，这是对温热病提出的治疗大法。还有《灵枢·热病》在论述热病针刺法时说："以泻其热而出其汗，实其阴以补其不足者。"吴鞠通指出"此一句实治温病之吃紧大纲"（《温病条辨·原病》第8条自注）。《素问·玉版论要》说："热病已得汗而脉躁盛，此阴之极也，死。"这是对温病预后的判断。

（二）孕育于《伤寒论》

《伤寒论》是中医学第一部系统论述外感热病证治的著作。《难经·五十八难》说："伤寒有五：有中风、有伤寒、有湿温、有热病、有温病。"这是对广义伤寒——各种外感病邪的大概分类，温病为其一。

《伤寒论·伤寒例》中引述："《阴阳大论》云：春气温和，夏气暑热，秋气清凉，冬气冰冽，此则四时正气之序也。冬时严寒，万类深藏，君子固密，则不伤于寒，触冒之者，乃名伤寒耳。其伤于四时之气，皆能为病，以伤寒为毒者，以其最成杀厉之气也。中而即病者，名曰伤寒。不即病者，寒毒藏于肌肤，至春变为温病，至夏变为暑病……凡时行者，春时应暖而反大寒，夏时应热而反大凉，秋时应凉而反大热，冬时应寒而反大温，此非其时而有其气。是以一岁之中，长幼之病多相似者，此则时行之气也……其冬有非节之暖者，名为冬温。冬温之毒，与伤寒大异……天有暴寒者，皆为时行寒疫也。"这段引文主要说明四个问题：第一，《难经》所谓"伤寒有五"之狭义伤寒的定义；第二，凡外感病皆称之为伤寒者，"以其最成杀厉之气"，故为外感病邪之代表也；第三，提出了伏气温病的理论；第四，揭示了时行疫病的病因。在《伤寒论》六经证治的398条原文中，只有第6条（太阳病，发热而渴，不恶寒者，为温病）明确论述了温病证候及误治后的变证。但值得探讨的是，其他397条虽无温病证治之明文，确有不少温病证治之实质内容，如桂枝二越婢一汤证、黄芩汤证、白虎加人参汤证、承气汤证，以及少阴病的阴虚热化证、厥阴病的热深厥深证等，均可能为温病证治的内容。

（三）发展于晋隋至明代

汉代之后，晋、隋、唐、宋、金、元及明等历代诸多医家，都对温病的脉证并治进行了深入研究，使温病证治逐步趋于完善，走向成熟。如金代刘河间认为："伤寒六经传变皆是热证。"故自制了双解汤、凉膈散、防风通圣散等解表清热的方剂，以适应临床需要。明代王安道指出："温病不得混称伤寒，因伏热在内，虽见病证，惟以里热为多，此当清里热为主，佐以清表之法，亦有见热清而表自解者。"（《医经溯河集》）

（四）成熟于清代

清代温病学家辈出，蔚为大观。如清代喻嘉言在《尚论篇·瘟疫》提出："未病前预服芳香正气药，则邪不能入，此为上也。邪既入，则以逐疫为第一要义。"进而提出三焦论治，指出："上焦如雾，升而逐之，兼以解毒；中焦如沤，疏而逐之，兼以解毒；下焦如渎，决而逐之，兼以解毒。"这些治则，为后世芳香化浊、清热解毒法的运用起到了很大启迪作用。此外，他在《医门法律·秋燥论》补充了《黄帝内经》论秋伤于燥之不足，并自拟了清燥救肺汤，发前人所未发。清代叶天士吸取前人的理论与经验，结合自己的实践体会，提出"温病上受首先犯肺，逆传心包"的论点，精辟解说了新感温病的传变规律，温邪之感染途径由口鼻而入，可以逆传心包，使《伤寒论》中谵语缘于阳明实热外无法解释的疑问得到解惑。并以卫气营血辨证作为温病的辨治方法，这在温病治疗上是一个重大贡献。同时代的薛生白及稍后的吴鞠通、王孟英等温病大家，为温病学说的建立做出了贡献。

（五）温病与伤寒的鉴别

温病与伤寒，虽同属外感热性病，但两者性质有所不同，证因脉治迥然有别，见表9。

表9　温病与伤寒鉴别表

	温病	伤寒
病因	温热病邪	寒邪
途径	温病多由于口鼻而入，邪袭太阴肺经	伤寒从皮毛而入，自外入里，邪袭太阳膀胱经
损伤	易伤阴	易伤阳
证候	温病初起恶寒轻，发热重，口微渴，无汗或少汗，小便微黄	伤寒初起多恶寒重，发热轻，无汗，头身疼痛，小便清利
脉象	脉浮数	脉浮紧
舌象	舌边尖红，微渴	舌质正常，苔薄白，不渴
病机	温邪客表	寒邪郁表
治则	热淫于内，治以辛凉，辛凉疏表解毒，以透泄邪热	辛温解表，驱散寒邪

（六）温病与温疫之关系

两者过去争议很多，因此要明确一下温疫的含义及其与一般温病的区别，从而正确认识两者之间的关系。

《素问·刺法论》说："五疫之至，皆相染易，无问大小，病状相似。"可知疫是指互相传染且可引起大流行的疾病，温疫即是指热性疫病。至于它与一般温病的关系，从现在的观点看，温病的范围很广，包括了大部分急性传染病在内，因此，就不能认为它绝对不传染，但也不等于说温病一发生就会引起大流行。一般说来，温热病在散发的情况下，不称为疫，若一旦引起大的流行，而且发病急剧的，则称为温疫，以区别于一般温病的发病情况。由此可见，温病与温疫的区别，主要在于流行情况的大小，传染力的强弱。清代周扬俊说过："一人受之谓之温，一方受之谓之疫。"（《温热暑疫全书》）

二、温病的病因

温病的致病原因是感受温热病邪（即一般所说之温邪），是在四时不同气候条件下产生的。外邪必须通过内在因素才能起作用，正如《灵枢·百病始生》说："风雨寒热，不得虚，邪不能独伤人。卒然逢疾风暴雨而不病者，盖无虚，故邪不能独伤人。此必因虚邪之风，与其身形，两虚相得，乃客其形。"《素问·金匮真言论》曰："夫精者，身之本也。故藏于精者，春不病温。"因此，外界气候的变化，虽能对人体产生影响，但是否致病，必须在正气虚弱的情况下，才能发生疾病。

（一）六淫

风、寒、暑、湿、燥、火为一年四时（季）不同之主气，称为六气。六气过极则为淫邪，称为六淫。由于四时之主气不同，感受的外邪也就不同，如春季多病风温、夏季多病暑温等。

（二）疠气

疠气又称戾气，是自然界中不同于六气的一种异气。它的特点是发病急剧，传染性强，故又名疫气。吴又可、杨栗山等认为戾气是自然界特有的一种异气，不同于六淫。

疠气的形成原因主要有二：一是气候不正，寒暖无常，疾风淫雨，或久旱若潦，以及山岚瘴气等郁蒸而成；二是环境卫生不良，污秽不洁物质，久则蒸腐，化为疠气，此乃传染性较强的致病因素。

（三）新感与伏邪

感邪后即时而发者，称为新感；感受温热之邪即时发病的，叫作新感温病。据近代何廉臣《重订广温热论》载："汪（石山）氏证治要诀云：……又有不因冬月伤寒，至春而病温者，此特春温之气，可名曰春温，如冬之伤寒、秋之伤湿、夏之中暑相同，此新感之温病也。"感受外邪未即时发作，过时而发者，叫伏邪。《素问·生气通天论》指出："冬伤于寒，春必病温。"《素问·热论》曰："凡病伤寒而成温者，先夏至日者为病温，后夏至日者为病暑。"新感与伏邪鉴别，见表10。

表10　新感与伏邪鉴别

	新感	伏邪
病机	感而即发，邪由表入里	感邪后伏而后发，邪由里出表
证候	初起在表，恶寒，多无里热	除新感诱发外，单纯伏邪一般不恶寒，初起即有里热现象
脉象	初起脉浮数	初起脉弦数，或沉不鼓指
舌苔	由薄白而转黄	初起往往舌绛无苔，继则厚腻，黄浊之苔渐生
斑疹	多出疹	多出斑
病势	病势轻	病势重
病程	治疗恰当，邪不内传，随时可愈，病程多不长	伏邪非透尽不愈，伏邪越深，病程越长

三、温病辨证纲领

温病学家在前人的基础上，根据温病的病因、病机、发病特点及传变规律，创立了切实可用的卫气营血辨证与三焦辨证，这两种辨证方法丰富了中医学理论，指导着温病辨证，提高了疗效。分别简述如下。

（一）卫气营血辨证

这是清代温病大师叶天士提出来的，以此作为温病的辨证大纲，有效地指导着临床实践。叶氏说："大凡看法，卫之后方言气，营之后方言血。"这就是说，温病的规律是卫分证之后才是气分证，营分证之后才是血分证，从而把温病的发病全过程分为四个阶段，对温病辨证具有纲领性的意义。其学术价值在于：卫气营血辨证的创立，使温病辨证更为详细、准确了。这是叶天士长期以来勤奋学习、大量实践智慧的结晶。下面，简述一下卫、气、营、血四个阶段的不同表现。

1. 卫分证候——外感温邪的轻浅阶段

其病机特点是温邪侵袭肺卫，导致轻度表证与上部咽喉或肺脏病变，临床表现是发热，微恶风寒，无汗或少汗，咽干、咽痒而咳，口微渴，舌略红、苔薄白或少津，脉浮数。

2. 气分证候——温热邪气入里的阶段

其病机是正邪激争，热炽津伤，多脏腑功能失常，证候类型较多。临床表现的主要特点是壮热，不恶寒反恶热，渴喜冷饮，小便短赤，舌红、苔黄，脉数有力。

3. 营分证候——热邪深入营血的初期阶段

其病机是邪热入营，心神被扰。临床表现是身热夜甚，心烦躁扰，甚或时有谵语，或斑点隐隐，口反不甚渴，舌质绛，脉细数。

4. 血分证候——热邪深入营血的深重阶段

其病机是热入血分，耗血动血。临床表现是热入营分证候进一步加重，并且有热迫血行的各种出血证，舌质绛紫。

需要说明的是，卫气营血辨证就像六经辨证一样，既有一般的传变规律，又有因人、因地、因时及因病而异的特殊传变特点。例如：伏气温病初起即表现为气分内热证。新感温病之温热邪盛者，初起即可见卫气同病，或邪热内传，表现为气营两燔、气血两燔证候。有的温病传变不是按照卫、气、营、血的顺传之势，而是温邪上受，逆传心包，很快表现为热入营血的危重证候。但若是湿热病候，则常常是稽留气分，停滞中焦，或邪留三焦，而经久不传营血。诸如此类，皆当"观其脉证，知犯何逆，随证治之"。

（二）三焦辨证

吴鞠通在喻嘉言、叶天士等人学术思想的影响和启发下，经过自己的长期实践和理论思索，编著《温病条辨》，创立了三焦辨证。这是在叶天士温病理论创新基础之上的又一次创新，这进一步丰富了温病学知识，使温病学理论体系更加完善。三焦辨证要点如下。

1. 上焦证候

这包括了"温邪上受"的手太阴肺经病变与"逆传心包"的手厥阴心包经病变，后者也就是手少阴心经的病变。肺的病变有两种证候：第一种即前面卫气营血辨证讲到的卫分证候，第二为卫气营血辨证气分证候"多脏腑功能失常"之邪热壅肺证。若温邪逆传心包，邪热扰心，或痰热蒙蔽心窍，则与部分"营分证候"相似。

2. 中焦证候

如果上焦手太阴肺经的病变不是逆传心包，而是顺传足阳明胃经，导致胃热炽盛，里热蒸腾，就是中焦温病。如果胃热大汗伤津，严重消耗肠道的水分而导致大便燥结不通，则表现肠腑热结证。肠腑热结证的病位在大肠，由于胃与肠的关系非常密切，胃热很容易导致肠燥，所以吴鞠通把胃与大肠的病变一同划入中焦，统称阳明温病。这两种阳明温病与六经辨证之阳明病主要证候相类似。脾与胃同属中焦，足太阴脾病多表现湿热困脾、气机郁阻的病变，其临床表现是：身热不扬，汗出而热不解，胸脘痞闷，恶心欲吐，身重肢倦，舌苔腻，脉濡等。总之，中焦温病的证候有两种类证，一种是温热邪气在胃肠，统称阳明温病；一种是湿热邪气困脾，统称太阴温病，这两种都属于卫气营血辨证的气分证。

3. 下焦证候

中焦温病不解，消灼真阴，消耗肝血、肾精，而出现下焦肝肾阴虚的证候。临床表现是：低热稽留不退，手足心热甚于手足背，咽干口燥，齿黑唇裂，神倦欲眠，耳聋，手指但觉蠕动，甚或瘛疭，心中憺憺大动，舌光绛软，脉虚细等。这属于卫气营血辨证之血分证的虚衰证候。

总之，三焦证候是温病发展过程中的三个阶段。三焦证候的传变规律主要是两种：一种是逆传，即"肺病逆传，则为心包"；一种是顺传，即"上焦病不治，则传中焦……中焦病不治即传下焦……始上焦，终下焦"。

将上述卫气营血辨证与三焦辨证综合分析可知，这两种辨证体系在临床中各有侧重，卫气营血辨证侧重于划分病变的阶段，而三焦辨证则侧重于划分病变的部位。因此，在临床实践中应将两者结合起来，融会贯通，从而使温病的辨证更为精细、准确，见表11、表12。

表11　卫气营血证治简表

	主要特征	其他症状	治法
卫分证	发热，微恶寒	头痛，体痛，脉浮	辛凉解表
气分证	但发热，不恶寒，反恶热	汗出，气粗，口渴，脉洪大，潮热谵语，便秘或自利灼肛，脉数实或沉实	清气攻下
营分证	舌质红绛	寸脉大，舌绛而干，反不渴，神昏谵语，舌謇肢厥	清营
血分证	舌质深绛或紫暗	斑疹透露，吐衄圊溺出血，神倦瘛疭，脉气虚弱，舌绛、苔少	凉血养血定风

表12　三焦证治简表

	经属	主要证候	治则	治法
上焦证	手太阴	发热恶寒，自汗，头痛而咳	轻清宣透	解表宣肺
	手厥阴	舌质红绛，神昏谵语或舌謇肢厥		清心开窍
中焦证	足阳明	发热不恶寒，汗出口渴，脉大	清凉透泄	清热救津
	足太阴	身热不扬，体痛且重，胸闷呕恶，苔腻脉缓		清热化湿
下焦证	足少阴	身热面赤，手足心热甚于手足背，心燥不寐，唇裂舌燥	潜镇滋填	养血滋阴
	足厥阴	热深厥深，心中憺憺，手足蠕动，甚则瘛疭		养肝息风

第二节
三焦辨证在温病学中的应用

三焦学说，导源于《黄帝内经》《难经》，而发展于温病学说。三焦的论述，在《黄帝内经》《难经》中，既有生理的论述，又有病理方面的记载，这为清代吴鞠通创立三焦辨证提供了理论本源。吴氏在叶天士治疗温病的经验基础上，结合自己的临证实践，将温病的发生发展过程中的一般治疗规律概括为三焦辨证，以此来指导临床，使我们在温病的辨治方法逐步得到充实和完善。

一、三焦在《黄帝内经》《难经》中的基本概念

（一）部位的划分

《灵枢·营卫生会》提道"上焦出于胃上口，并咽以上，贯膈而布胸中""中焦亦并胃中，出上焦之后""下焦者，别回肠，注于膀胱而渗入焉"。把躯体分为三个部分，而多有界限可循。

（二）生理功能

《灵枢·营卫生会》将三焦生理功能概括为"上焦如雾""中焦如

沤""下焦如渎"。上焦如雾，有生化蒸腾、如雾露灌溉之意，指心肺对人体营养的输布作用；中焦如沤，指脾胃腐熟水谷、运化精微的作用；下焦如渎，"渎"意为小沟渠，有决渎流通之意，指肝的疏泄条达、肾与膀胱的气化行水作用促进二便的生成和排泄。

《素问·五脏别论》曰："夫胃、大肠、小肠、三焦、膀胱，此五者，天气之所生也……故泻而不藏，此受五脏浊气，名曰传化之腑。"《灵枢·本输》曰："三焦者，中渎之腑也，水道出焉，属膀胱，是孤之腑也。"本文中的"孤"字，是独一无二的意思，言三焦为人体内最大之腑。正如张景岳所说："脏腑之外，躯体之内，包罗诸脏，一腔之大腑。"确是很好的概括。

《难经·三十一难》中"上焦者……主内而不出"，指呼吸受纳；"中焦者……主腐熟水谷"，指消化功能；"下焦者……主分别清浊，主出而不内"，指排泄作用，因而三焦各有分工。

《难经·六十六难》曰："三焦者，原气之别使也，主通行三气，经历五脏六腑。"说明三焦是人体阳气运行的通路。

（三）病理变化

上焦不通，则皮肤致密，腠理闭塞，玄府不通，卫气不得泄越，故外热。中焦"实则生热，热则闭塞不通，上下隔绝；虚则生寒，寒则腹痛洞泄，便利霍乱，主脾胃之病"（《千金要方·膀胱腑·三焦虚实》）。下焦主肝肾之病，实则二便不通，气逆不续，呕吐不禁；虚则二便不止，津液气绝。

从以上的引述，我们不难看出，前人对三焦的认识，尽管尚未一致，而实际上是把人体分为上、中、下三部，然后进行生理的概括。但还要指出的是，三焦（包括手少阳经）也是十二官之一，《素问·灵兰秘典论》曰："三焦者，决渎之官，水道出焉。"《素问·五脏别论》曰："夫胃、大肠、小肠、三焦、膀胱，此五者……故泻而不藏。此受五脏浊气，名曰传化之腑。"因此，我认为张景岳把三焦概括为"脏腑之外，躯体之内，包罗诸脏，一腔之大腑"的论断较为确切，其功能亦可说是五脏六腑的综合，为水谷水液代谢之道路和枢要，故三焦有"元气之别使，主持诸气"（《难经·三十八难》）之论。总之，三焦是人体上、中、下三部的总称，是人体阳气和水液代谢的通路，饮食的受纳腐熟，运化精微和糟粕的排泄，均和三焦的气化有关。概括而言，三焦是划分人体部位的方法，是对每个部位所属脏腑功能的概括，其功能也可说是五脏六腑的综合。如果正气不足，就会受到六淫和七情的侵袭，导致三焦所属脏腑功能失常，而发生相应的病变。

二、三焦辨证的渊源发展

（一）三焦分证始自《金匮要略》《尚论篇》

以三焦分证论治，早在《金匮要略·五脏风寒积聚病脉证治》即有简要论述。其原文第 18 条曰："三焦竭部，上焦竭善噫……上焦受中焦气未和，不能消谷，故能噫耳。下焦竭，即遗溺失便。"接着第 19 条曰："热在上焦者，因咳为肺痿；热在中焦者，则为坚；热在下焦者，则尿血，亦令淋秘不通。"明末清初，喻嘉言对瘟疫曾明确提出三焦论治："未病前，预饮芳香正气药，则邪不能入，此为上也。邪既入，则以逐秽为第一义。上焦如雾，升而逐之，兼以解毒；中焦如沤，疏而逐之，兼以解毒；下焦如渎，决而逐之，兼以解毒。"（《尚论篇·瘟疫论篇》）

（二）三焦辨证完善于《温病条辨》

把三焦辨证作为理法方药俱备的温病学说重要内容，则是由清代吴鞠通编著《温病条辨》一书完成。该书概述首列《原病篇》，以明温病之渊源；次以三焦为纲（分为上、中、下三篇），病名为目（风、暑、湿、燥、冬温等），仿《伤寒论》体例，进行自条自辨。对温病的三焦论治、传变规律，结合叶氏卫气营血的辨治方法，做了系统的阐发。他在《凡例》中说："《伤寒》论六经，由表入里，由浅及深，须横看；本论三焦，由上及下，亦由浅入深，须竖看。"并遵照叶天士"温邪上受，首先犯肺"之说，提出了"凡病温者始于上焦，在手太阴肺"，上焦病不解则传入中焦，中焦病不解则传入下焦。因此，吴氏所说的三焦既是温病的辨证纲领，又是温病病机的概括，它与《黄帝内经》所说的六腑之一的三焦名同而实异了。

三、三焦辨证是对三个不同病理阶段的概括

三焦病变各有不同的证候，标志着温病传变的三个不同阶段。

温病初起，病在上焦，这是概括叶氏"温邪上受，首先犯肺"和"凡病温者，始于上焦，在手太阴肺"而总结出来的。病在上焦，如果急骤传变为心包证候，则属逆传心包。病在上焦不解，进一步发展至中焦，则出现脾胃的证候，这是邪盛正不衰的疾病极期阶段，所以亦称阳明温病。

温病的晚期，处于邪弱正衰的阶段，属于病在下焦，出现肝肾亏损的证候。需要指出，温病学中的湿温病，多在卫气之间，所以用三焦辨证的方法按上、中、下三个阶段区分对待，是符合湿温病热在湿中、湿热交蒸和湿性重浊等三个从上而下的特点。湿温病的病理转化过程，用三焦辨证进行概括，是符合临床实际的。

四、三焦辨证是温病的辨证纲领与论治依据

以三焦辨证用于湿热病固然很好，而对其他类型的温病，用三焦辨证的方法去认识同样适用。如吴鞠通在《温病条辨》中，把温病分为九种，都是用三焦辨证去分析、辨证的。这是因为三焦辨证既有上、中、下部位的概念，又有脏腑生理、病理变化的概念；既有疾病早、中、晚期病理阶段的概念，又有疾病发生、发展、传变、转归的概念。但应该指出的是，我们在肯定三焦辨证优点的同时，亦应肯定吴氏灵活运用卫气营血辨证的特点。以风温为例，虽然列于上焦篇，而在疾病的发展、传变过程中，实寓卫气营血辨证于其内。他并不排斥卫气营血辨证，具体情况则在后面详述。

吴氏在《温病条辨·上焦篇》即列有风温、温热、温疫、温毒，冬温、暑温、伏暑、湿温、寒湿、温疟、秋燥等11种疾病，法58条，方46首；《温病条辨·中焦篇》病种相同，而法为102条，方88首，附方3首；《温病条辨·下焦篇》病种相同，法为78条，方64首，图1幅。合计238法，198方。这充分说明三焦辨证的内容相当丰富，治则、遣方、用药亦很完备，有利于我们很好地继承和发展。

三焦既可作为辨证纲领，又可作为论治的依据。故吴鞠通对三焦病证的用药提出了原则性的提示，他说"治上焦为羽，非轻不举"，意即上焦用药宜取气味轻清之品；"治中焦如衡，非平不安"，指中焦用药宜取气味轻重适中之品；"治下焦如权，非重不沉"，指下焦用药宜取气味重浊之品。这一原则的实质是要求治疗必须切合病情。如上焦病是温病初期，病邪尚浅，以轻清之品即可中病，早用苦寒或重浊之品，就会使邪气失于疏解或药过病所，犯了病轻药重的错误。下焦病是病的末期，病已入里，邪退正虚，如用轻清之品，则药力不能直达病

所，犯了病重药轻的错误，而不会起到治疗效果。这些治则确是从实践中来。

五、三焦辨证论治概要

（一）上焦病

上焦病，包括手太阴肺经和手厥阴心包经病变。

一）卫分证

肺经病包括全身发热症状和呼吸道症状。吴鞠通说："太阴为病，脉不缓不紧而动数，或两寸独大，尺肤热，头痛，微恶寒，身热自汗，口渴或不渴而咳，午后热甚。"这是因为温邪由口鼻而入，鼻气通于肺，肺合皮毛而统卫气，邪侵于肺，外则卫气闭郁，内则卫气失宣，而出现上述证候。如但热不恶寒者，治宜辛凉平剂银翘散。但咳，身不甚热，微恶寒，口渴，脉浮者，治宜辛凉轻剂桑菊饮。

二）气分证

（1）若温邪化热，由肺卫传入气分，而卫分之邪已解，症见大热，大汗，大烦，大渴，脉洪大，喘息，鼻扇，苔黄燥者，宜大清肺经热邪，治宜辛凉重剂白虎汤，以达热出表，大清气热。

（2）若汗大出，微喘，鼻扇，脉浮大而或散大者，宜清气热，益元气，救化源，清补两施，白虎汤加人参汤主之。

三）营血分证

1. 热郁营分

太阴温病，寸脉大，舌绛而渴，今反不渴者，热在营中也，清营汤主之。

2. 气血两燔

太阴温病，气血两燔者，舌绛脉数，烦扰不寐（尚有壮热口渴，烦躁，斑疹，脉弦滑数，舌苔黄燥），宜玉女煎去牛膝加玄参（知母、石膏、玄参、生地黄、麦冬）。

3.热迫营血

若因肺热伤及血络，血从上溢而咳血、衄血者（热邪深入血分，热毒炽盛，络伤动血，热甚动血），治衄血宜辛凉清润，治咳血宜甘凉肃降，方以银翘散合犀角地黄汤，或千金苇茎汤加味以凉血、散血而止血。

4.热发斑疹

太阴温病，不可发汗。发汗而汗不出者，发为斑疹。温病忌汗，病由口鼻而入，邪不在太阳，故不得发汗。若其人热甚血燥，而误汗之致温邪郁于肌表血分，而发为斑疹。疹与斑宜分别脏腑，疹多从肺，斑多属阳明，今简析之。

（1）风温之邪，先伤于手太阴肺经，故多发疹，宜从肺治。痧默（疹隐）未透者，疏解先开肺；继则痧默（疹隐）渐透、达而未足，目赤神烦，舌绛脉数者，疏解兼清热；疹已透足，赤焮云密，脉象数大，舌绛神烦者，清火养液；痧足渐回，热退胃开，而咳嗽未止，轻清理肺。故出疹期间，要慎防感冒，一受风寒，疹毒内陷，首先犯肺，易成咳喘肺炎之疾，即所谓"痧怕闭，疹怕隐"。

（2）斑多从阳明论治，因阳明主肌肉，故前人以白虎汤化裁为化斑汤，用生石膏以清肺胃之热，知母以清金保肺，甘草清热解毒和中，粳米清胃热而保胃津，加之玄参、犀角者，以热邪入营，血液受劫，必致心神不安，夜甚无寐，用之以清心凉营，败毒辟瘟也。如从风热陷入者，宜犀角（现用水牛角）、人中黄、大青叶、玄参、丹皮、黄芩、黄连之类；如从温热陷入者，宜鲜地黄、金银花、犀角（现用水牛角）、人中黄、大青叶、玄参、丹皮、黄芩、黄连之属，透营解毒；其斑虽生而热不解，又当甘寒育阴，以回津液。

5.热陷心包

如肺经之邪不解，内陷心包，机窍堵闭，则见舌质红绛，神昏谵语，或昏愦不语、舌謇肢厥等症。脉细数者，治宜清宫汤（莲子心、玄参心、连翘心、竹叶卷心、麦冬连心、犀角尖），或用安宫牛黄丸、紫雪丹、局方至宝丹等以清心凉营，豁痰开窍。若手厥阴心包经热盛，引动肝风，而现痉厥抽搐，脉弦数者，宜羚角钩藤汤（羚羊角、钩藤、桑叶、菊花、茯神、川贝母、竹茹、生地黄、白芍、甘草）以凉肝息风。

四）上焦温毒

咽喉肿痛，耳前后肿，面红，甚则耳聋，名大头瘟，治宜普济消毒饮去柴胡、升麻主之。

五）上焦湿温

1.湿温初起，邪遏上焦

肺之气分病，症见恶寒发热，发热不扬，汗出不畅，头重如裹，身重痛楚，咳嗽，口腻不渴，脘闷不饥，腹胀，便溏不爽，小便不利，苔白黄少而腻，脉濡缓者，宜三仁汤（杏仁、薏苡仁、白豆蔻、半夏、厚朴、木通、竹叶、滑石、甘草）以开肺化湿。

2.上焦湿热

上焦湿热证候，除肺的病变外，亦可见湿热酿痰、蒙蔽心包而现神昏谵语、表情淡漠、时昏时醒等症，治宜芳香开窍、化湿清热法，方如苏合香丸，用《温病全书》菖蒲郁金汤（石菖蒲、郁金、山栀子、竹叶、丹皮、连翘、灯心草、木通、竹沥、玉枢丹冲服5分，姜汁5滴）送服，见表13。

表 13　热陷心包证与湿热酿痰、蒙蔽心包证比较

证候	热陷心包	湿热酿痰，蒙蔽心包
病类	温热病	湿热病
病因	温热邪气	湿热邪气
病机	温热邪气，灼液成痰，蒙蔽心包，热邪偏盛	湿热郁蒸，酿成痰浊，蒙蔽心包，湿痰偏盛
身热	身热灼手	身热不扬
神志	神昏谵语，或昏睡不语，呼之能应	神识痴呆，时昏时醒，昏则谵语，醒则痴呆，呼之不应
舌象	舌謇短缩，质红绛，苔黄燥	苔白腻或黄腻
脉象	细滑数	濡滑或濡滑而数
治法	清心凉营，豁痰开窍	化湿清热，芳香开窍
方剂	清宫汤送服安宫牛黄丸，或送服至宝丹、紫雪丹	菖蒲郁金汤送服苏合香丸，或送服至宝丹

（二）中焦病

中焦病，主要包括手足阳明经和足太阴脾经的病变。脾胃同居中焦，以膜相连，互为表里，太阴阴土，得阳始运，喜燥恶湿，以升为贵；阳明阳土，得阴始安，喜润恶燥，以降为顺。因阳明主燥，太阴主湿，故温热、湿热（包括寒湿）病变为多。最常见者，一是温盛成热的燥热证，一是阴邪伤脾的寒湿病，或为寒热错杂、两伤脾胃的湿热病。就温病而言，在中焦主要是温热和湿热两大类。

一）温热证

（1）症见不恶寒，但恶热，大汗，大渴，脉洪大，虽属里热，当未实结，宜白虎汤以清热救津。

（2）如肠中燥实，而出现脘腹胀满、疼痛拒按，四肢厥冷，汗多浸渍，不大便七八日，舌苔老黄或焦黑起刺，脉沉实者，宜大承气汤，急下

存阴。这与伤寒阳明腑实的承气汤证是一致的，只是一从伤寒化热而来，一从温病热变而来。

（3）若纯下清水，并无粪便，为热结旁流，非燥屎阻结不通者可比，宜调胃承气汤以解热结。

这里要特别指出的是，在承气汤证治方面，吴鞠通在叶氏的经验基础上又有了新的发展，不仅比《伤寒论》中的承气汤证更加准确，而且还做了如下补充。

（4）正虚不能运药者，正气既虚，邪气复实，而勉拟新加黄龙汤（增液汤合调胃承气汤，加人参、海参、当归、生姜汁），此为邪正合治法。

（5）喘促不宁，痰涎壅盛，右寸实大，肺气不降者，宜宣白承气汤（瓜蒌皮、杏仁、生石膏、大黄），以杏仁、石膏宣肺气之闭，以大黄逐肠胃之结，此为脏腑合治法。这为我们用釜底抽薪法治疗肺炎痰喘开创了先例。

（6）左尺劳坚，小便赤痛，时烦渴甚，导赤承气汤主之。以治小肠热盛，小便点滴而痛，则以导赤散中之生地黄，去淡渗之药，加赤芍、黄连、黄柏之苦通火腑，芒硝、大黄降胃气而通大肠，此为两阳合治法。

（7）邪闭心包，神昏舌短，内窍不通，饮不解渴者，牛黄承气汤主之（安宫牛黄丸加大黄），以治邪闭心包、阳明大实不通，用牛黄丸开手少阴之闭，承气剂急泻阳明，救足少阴之消（阴液），此为两少阴合治。

（8）津液不足，无水舟停，以补药之体作泻药之用的增液汤（玄参、麦冬、生地黄）、增液承气汤（即增液汤加芒硝、大黄），以治阳明大热，津枯液燥，水不足以行舟，而粪结不下者，使下法更臻完备。

二）湿热证

湿温邪入中焦，则为太阴与阳明同病。其感邪途径有二：一是上焦湿热不解，渐传中焦；二是脾胃素虚，运化失常，湿热内蕴，复感湿热邪气，致内外合邪而发病。薛生白曰："太阴内伤，湿饮停聚，客邪再至，

内外相引，故病湿热。"(《湿热病篇》)

湿为阴邪，热为阳邪，两者同时侵入人体，互相裹结，胶着难解，决定了湿热病的缠绵难愈。因脾主运化水湿，脾失健运则湿不得除去，所以湿热病在中焦稽留时间最长，变化亦较多。但其转归一般可分为从阳化热或从阴化寒两途。一是从阳化热，由于患者素体阳盛，或其证候属于热重于湿，或在治疗过程中，使用大量温燥药，致使湿热病在发展过程中，湿渐退而热渐盛，最终化燥成温，转为温热病。湿热病一旦从阳化热，转为温热病，则按温热病辨证论治。二是从阴化寒，指患者素体阳虚阴盛，或其证候属于湿重于热，或治疗过程中寒凉药物过用，克伐阳气，致湿热病在发展过程中，湿不去而热渐退，最终发展为寒湿病。湿热病一旦从阴化寒，转为寒湿病，则属内科范畴，可采用温阳化湿治之，或从伤寒太阴、少阴论治。正如叶天士所说："在阳旺之躯，胃湿恒多；在阴盛之体，脾经亦不少。"(《温热论》)说明从阳化热、从阴化寒与人的体质强弱有着密切关系。但在温病而言，一般分湿重于热、热重于湿、湿热并重三种为多见，兹分述之。

(1)湿重于热：以湿为主，病变重心在足太阴脾经。症以身热不扬，汗出不畅，胸闷脘痞腹胀，口腻不渴不饥，便溏不爽，小便短少，身重肢楚，脉濡苔腻为主要特征。宜芳香化浊，苦温燥湿，方如藿香正气散（或五加减正气散，药用藿香、厚朴、陈皮、草果、薏苡仁、通草、滑石、茯苓），淡渗利湿清热等法，以祛湿为主，清热为佐。

(2)热重于湿：多见于暑湿病，以里热为主，而又夹有湿邪，病变重心在足阳明胃经。临床特点是高热、心烦、口渴等里热见症为主，又并见脘闷不饥、腹胀满等湿象，其舌红、苔黄腻，脉濡数。治宜清泄胃热，并祛脾湿，方如白虎加苍术汤（《温病条辨》）。

若身热午后为甚，热不为汗衰，脘闷腹胀，不饥不食，口苦而腻，便溏不爽，肛门灼热，小溲短赤，苔腻而黄，脉来濡数者，宜《霍乱论》连朴饮（黄连、厚朴、焦栀子、香豉、石菖蒲、半夏、芦根）加减，以清热为主，祛湿为辅。

（3）湿热并重：这是湿郁化热、热处湿中、湿热胶结难解的一类证候。症见胸闷脘痞腹胀，渴不多饮，或竟不渴，汗出热解，继而复热，脉缓身痛，舌苔薄黄而滑者。发表攻里，两不可施，徒清热则湿不退，徒祛湿则热愈炽，湿热两盛，不可偏治，方以黄芩滑石汤（《温病条辨》）或甘露消毒丹（《医效秘传》），前方以黄芩、滑石、茯苓皮清湿中之热，白蔻仁、猪苓宣湿邪之气，再加大腹皮、通草，共成宣气、利小便之功，气化则湿化，小便利则火腑通，而热自清矣。

（三）下焦病

主要包括足少阴肾经与足厥阴肝经的病变。湿病传至下焦，已进入末期。肾主津液，津液被劫，故温病"穷必及肾"。肝肾同源，肾阴不足，则不能养肝，故肝易受病，所以下焦病变重心在肝、肾。

一）温热证

温热日久不愈，由上、中焦而传至下焦，必致灼伤阴液，症见身热（午后甚）颧红，手足心热甚于手足背，口燥咽干，脉虚神倦，心烦不宁，舌绛、苔黄，脉虚数或细数者，治宜甘润存津，方宜《温病条辨》加减复脉汤（炙甘草、十地黄、白芍、麦冬、阿胶、麻仁）以复其津液。如少阴温病，真阴欲竭，壮火复炽，心中烦不得卧者，黄连阿胶汤主之，以育阴制阳，泻南补北。（《温病条辨·下焦篇》）

如厥阴阴虚而邪伏血分，症见暮热早凉，热退无汗，舌绛少津，或苔黄、脉细弦数者，宜青蒿鳖甲汤（青蒿、鳖甲、生地黄、丹皮、知母），以滋阴清热透邪。（《温病条辨·下焦篇》）

如厥阴阴虚风动，正虚邪退，症见神倦瘛疭，或肌肉瞤动，脉气虚弱，舌红、苔少，时时欲脱者，宜用大定风珠（即加减复脉汤加龟甲、鳖甲、牡蛎、五味子、鸡子黄），以柔肝潜阳息风。病邪深入下焦，肝肾之阴既伤，多见筋失所养而手指蠕动，或热深厥深，脉细促，心中憺憺大动，甚则心中痛者，宜用二甲复脉汤、三甲复脉汤以防惊厥，滋阴潜阳。

二）湿热证

如膀胱气化被阻，而现少腹胀满、小便不利者，治宜渗湿清热而利小便，方如《温病条辨》茯苓皮汤（茯苓皮、薏苡仁、猪苓、大腹皮、通草、淡竹叶）。大肠气机不利而见少腹硬满、大便不下者，宜《温病条辨》宣清导浊汤（皂荚子、蚕沙、猪苓、茯苓、寒水石）。皂荚子辛咸性燥，入肺与大肠，燥能除湿，辛能通上下关窍，"子"能直达下焦，通大便之虚闭；猪苓、茯苓、寒水石化无形之气以淡渗利气，蚕沙、皂荚子逐有形之湿。

三）湿热病的治疗禁忌

1. 忌大汗

治宜辛温芳透之品，宣透肌腠，微有汗出，邪从汗解。忌用大辛大温之药使其大汗，因湿性黏腻，不宜速去，辛热药温窜太过，易助热动湿，易导致湿热上蒙清窍，内闭心包，而见神昏耳聋之症。吴瑭所谓"汗之则神昏耳聋，甚则目瞑不欲言"也。（《温病条辨·上焦篇》43 条）

2. 忌大下

湿热邪气最易阻塞气机，可用苦寒燥湿，或导滞通下法，但在湿重于热的情况下，忌用峻下猛攻。因湿性黏滞，非一攻可下，否则不仅湿不解去，反伤脾阳，导致脾气下陷而成洞泄之疾。吴瑭所谓"下之则洞泄"也。（《温病条辨·上焦篇》43 条）

3. 忌滋补湿

热病多午后身热、口渴等见症，状若阴虚，但不是阴虚。如误用滋腻之品（生地黄、麦冬等）则滋腻助湿，恋邪不解。吴氏所谓"润之则病深不解"也。（《温病条辨·上焦篇》43 条）

4.忌温补

湿阻气机，阳气不通，易致肢凉、面白、乏力等症，此乃湿邪为患，而非虚寒之证，如误认阳气虚而用人参、黄芪，则壅滞助热，湿郁热蒸，病势必重。正如叶天士所说："不可就云虚寒而投补剂，恐炉烟虽熄，灰中有火也。"（《温热论》）

以上仅是扼要介绍，如暑湿、伏暑、温疟、秋燥、冬温等来不及介绍，至于上、中、下三焦寒湿证治，则属于内科范围，这里从略。

六、正确理解三焦辨证与卫气营血辨证的关系

学习三焦辨证的目的，在于能够分析温病的病理变化，确定病变部位，掌握病势轻重，了解病情的传变，归纳证候的类别，为制定治则治法、处方遣药提供依据。因此，我们在学习三焦辨证的同时，对卫气营血辨证亦应有进一步的认识，它同样是温病辨证方法之二。两者不可偏废，互有优缺。只有将两者很好地结合，才能提高我们临床辨证的能力。须知两者既有共同之处，又有一定的区别。

手太阴肺经的病变，相当于卫分证候，若热壅于肺而无表证者，则属气分范围；热陷心包的病变，则属营分的范围。但其病理变化，证候表现则不尽一致，前者为痰热内闭，后者为热损营阴。中焦是足阳明胃经和足太阴脾经的病变，虽均属气分范围，但并不限于中焦病变。只要邪不在表，而又未入营血的病证，则均属气分范围。下焦肝肾的病变和病在血分，其证候表现则迥然有别，前者是热伤肝肾之阴，其证属虚，后者为热迫血溢，其证属实。因此，把卫气营血辨证和三焦辨证有机地结合起来，才能更好地指导我们对温病的辨证论治。

三焦辨证虽有一定的传变规律，但由于病邪的性质不同，有的疾病初

起并不一定从手太阴肺经开始。如湿温初起，病变重心在足太阴脾经，而又稍兼邪郁肌表；再如暑风、暑厥，病一开始即现手厥阴心包经、足厥阴肝经的见证。正如王孟英所说："夫温热究三焦者，非谓病为上焦始，而渐及于中下也。伏气自内而发，则病起于下者有之，胃为藏垢纳污之所，湿温疫毒，病起于中者有之。暑邪夹湿者，亦犯中焦，天暑属火，而心为火脏，同气相求，邪极易犯，虽始上焦，亦不能必在于手太阴一经也。"所以，对于三焦辨证，要根据每一疾病而分别看待为宜。

第三节
温病证治选讲

一、风温

（一）卫分证

1. 银翘散证

证候：发热，微恶风寒，咳嗽，头痛，微汗或无汗，口微渴，舌边尖红、苔薄白，脉浮数。

治法：辛凉解表，疏风泄热。

方药：银翘散。

方解：此方为辛凉平剂，治上焦如羽，非轻不举。荆芥穗4钱（12g），豆豉5钱（15g），薄荷6钱（18g），解表发汗，薄荷尤善清散风热；桔梗4钱（12g），牛蒡子6钱（18g），清宣肺气；金银花1两（30g），连翘1两（30g），竹叶4钱（12g），清热宣透；甘草5钱（15g），解毒调和诸药。为散，每服6钱（18g），鲜根汤煎，香气大出，即取服，勿过煮，肺药取轻清，过煮则味厚而入中焦矣。

加减：

（1）胸膈闷者，邪阻气郁，加藿香、郁金芳香利气，宣透郁邪。

（2）口渴者，温邪灼津，加天花粉生津清热。

（3）项肿咽痛者，温毒上扰，津液被耗，加马勃、玄参解毒益阴。

（4）鼻衄，温邪上壅，阳络受伤，去荆芥、豆豉之解表，加白茅根、侧柏炭、栀子炭清热止血。

（5）咳嗽，加杏仁以宣肺利气。

（6）夹湿，加藿香、佩兰以化浊。

2. 桑菊饮证

证候：咳嗽较重，或发热，头痛，舌边尖红、苔薄白，脉浮数。

治法：辛凉轻透，泄热止咳。

方药：桑菊饮。

方解：此方为辛凉轻剂，用于风温初起感邪而邪偏重在肺者。桑叶2钱5分（7.5g），菊花1钱（3g），连翘1钱5分（4.5g），薄荷8分（2.4g），辛凉清透以泄风热；桔梗2钱（6g），杏仁2钱（6g），宣肺达邪；芦根2钱（6g），甘草8分（2.4g），清热生津；水2杯，煮取1杯，日2服。

加减：

（1）二三日不解，气粗如喘，是燥热灼于气分，加石膏、知母以清气热。

（2）舌绛暮热甚，为邪初入里，营分受病，加玄参、犀角以清营热；若见血分症状，去薄荷、芦根之解外，加麦冬、生地黄、玉竹、丹皮以凉血护阴。

（3）肺热甚，加黄芩以清热。

（4）渴甚，津受热灼，加天花粉生津止渴。

（二）气分证

1. 栀子豉汤证

证候：气分初热，表邪已解，舌苔微黄，心中懊恼，坐卧不安。

治法：清宣透热。

方药：栀子豉汤加味。

方解：栀子打14个（15g），清膈热；香豉4合（10g），轻透而达表邪。

加减：

（1）口渴，加天花粉。

（2）热盛，加黄芩清火。

（3）表未尽，加薄荷、牛蒡子以透邪。

（4）胸部郁闷，加藿香、郁金以利气。

2. 麻杏石甘汤证

证候：肺胃热盛，风温热聚肺胃，咳嗽气喘，身热烦渴，脉数，舌红、苔黄。

治法：清泻阳明。

方药：麻杏石甘汤。

方解：麻黄去节4两（12g），杏仁去皮尖50个（10g），炙甘草2两（6g），生石膏半斤（30g）。适于热壅于里、肺气失宣之证。麻黄、杏仁开泄肺气，石膏以清热，甘草调和诸药。麻黄辛温，原为发汗解表之药，石膏辛寒，善清阳明气分之热，但两药相伍，则麻黄不在发汗解肌，而主要在于宣肺定喘；石膏配麻黄，不在于清阳明之热，而在于清肺中邪热。

加减：

（1）如汗多，麻黄改用麻黄绒或炙麻黄。

（2）肺热盛者，加重生石膏用量，并可加黄芩、黄连。

（3）身热甚者，加重生石膏用量，并可加金银花、连翘。

3. 小陷胸加枳实汤证

证候：痰热结胸，面赤身热，渴欲凉饮，胸脘痞满，按之疼痛，呕恶，便秘，苔黄滑，脉洪滑。

病机：结胸为痰热结于胸脘而邪不在肺，故以胸脘疼痛为主；痰热阻肺必影响肺气之宣降，故咳喘痰嗽为必有之症。

治法：清热化痰，开结降气。

方药：小陷胸加枳实汤。

方解：黄连清热，瓜蒌化痰宽胸，半夏和胃止呕，枳实降气开结。加减呕恶较甚者，可入生姜汁少许。

4. 白虎汤证

证候：高热，面赤，汗多，口渴喜冷饮，舌红、苔黄而燥，脉洪数。

治法：清热生津。

方药：白虎汤。

分析：气分大热，无形热盛，治宜辛寒清气。"治中焦如衡，非平不安"，不可失之过轻，又不可失之于厚，要能关乎上下而斡旋于中，方为适宜。如白虎汤清经热、小承气汤通腑结，前者兼能宣透于上，后者主要泻夺于下，但总不失乎清荡于中。

加减：汗大出微喘，甚至鼻扇，脉浮大而芤或散大者，加人参。

5. 热结肠胃

证候：脘腹胀闷，日晡潮热，便秘，甚至谵语，腹痛拒按，苔黄燥，脉沉实有力。这是阳明腑实证，具有痞、满、燥、实的特点。

治法：荡涤积热。

方药：三承气汤（大承气汤、小承气汤、调胃承气汤）。

6. 湿阻脾胃

证候：脘腹痞满，身热，午后为甚，口渴，苔黄腻，为湿热郁阻脾胃。

治法：通泄湿热。

方药：连朴饮。

方解：黄连姜汁炒2钱（6g），厚朴2钱（6g），炒山药3钱（9g），半夏1钱（3g），鲜石菖蒲1钱（3g），豆豉3钱（9g），芦根2两（60g）。

偏湿者用三仁汤、藿香正气散。

7. 葛根芩连汤证

证候：肠热下利，下利色黄热臭，肛门灼热，腹不硬痛，苔黄脉数，为肺胃邪热下移大肠所致。由于内无燥屎，故按其腹部并无硬痛感觉。

治法：清热化湿止利。

方药：葛根芩连汤。

方解：葛根3钱（9g），轻清升发，有清热止利之功；黄芩3钱（9g），黄连1钱（3g），苦寒直清里热；炙甘草2钱（6g），甘缓和中。

此外，在气分证中，尚有痰热阻肺、腑有热结者，症见潮热便秘，喘促不宁，痰涎壅滞，脉右寸实大，治宜宣肺化痰，泻热攻下，方如宣白承气汤（杏仁、瓜蒌皮、生石膏、生大黄），以杏仁、瓜蒌、生石膏清宣肺热，生大黄通降腑气，此为上下合治之剂。

另有热阻胸膈、微兼腑实者，症见身热不已，烦躁不安，胸膈灼热如焚，唇焦咽燥，口渴便秘，舌心干、四边色红、苔或黄或白，脉浮滑而数，治宜凉膈散：芒硝1两（30g），大黄2两（60g），黄芩炒、栀子炒焦各8钱（24g），连翘1两（30g），薄荷7分（2.1g），竹叶15片（10g），清泻胸膈邪热。胸膈热盛，非清不去；肠中腑实，又非下不除。

（三）热入营分证

1. 热烁营阴

证候：身热夜甚，心烦躁扰，甚或时有谵语，斑疹隐隐，口反不甚渴，舌质红绛、无苔，脉细数。

病机：热邪内传，营分受病，故舌绛、无苔，脉数暮热。温热最易伤阴，理应口渴，今反不渴，是温邪已离气分，而入营分，营气为热邪蒸腾而上升自救，故不渴。不可误以为口反不渴是热邪已经解除，而不与清营泄热。

鉴别：一是或有斑疹隐隐，与血分斑疹透露不同；二是心神被扰，故见心烦躁扰，与阳明腑实、热盛神昏谵语不同，可从是否有便秘、腹部硬痛、苔垢等情况鉴别。

治法：叶天士指出："入营犹可透热转气。"所以宜用清营汤以清营泄热，使营分邪热转出气分而解。

方药：

（1）清营汤：犀角咸寒，清营分热；玄参、生地黄、麦冬、丹参甘寒，清营生津；黄连、金银花、连翘、竹叶轻宣苦寒，清热解毒。咸寒、甘寒、苦寒合用，共奏清营泄热之效。

（2）黑膏（《肘后方》）：鲜地黄半斤，凉血清营；豆豉1升，透热达邪；雄黄、麝香如大豆大，猪脂2斤。为透热转气最适用之方。

总之，大忌过早用寒滞之药，遏热留邪。即使入营已有相当时日，治则宜清营凉血，但仍要泄热，故清营汤一方面用犀角、生地黄、玄参清营分之热，一方面仍用竹叶、金银花、连翘等清透之品。

2.肺热发疹

证候：身热，咳嗽，胸闷，外发红疹。

病机：章虚谷说："斑为阳明热毒，疹为太阴风热。"风温病多偏于肺，故易于外发红疹。

治法：邪热郁肺，非宣肺泄热，则肺热不清；营分有热，非凉营泄热，则红疹不透。

方药：银翘散去荆、豉加生地黄、丹皮、大青叶、玄参方（《温病条辨》），或加蝉衣以散风热而透疹。

（四）热陷心包

1.逆传心包

邪在手太阴卫分，因误治失治，或因心气素亏而致热陷心包，是为逆传。这在风温病变中较多见，病势亦较凶险。

证候：高热，神昏谵语，或昏愦不语，舌謇，肢厥。

病机：高热、肢厥，热深厥深，邪热阻遏于内，故身体高热而四肢厥冷，亦即阳极似阴，真热假寒；痰热阻闭包络，神志被蒙，致神昏谵语，或昏愦不语；舌为心之苗，痰热阻于心窍，致舌謇。逆传心包，邪热内陷，灼液为痰，痰热阻闭包络，神志被蒙，则神昏谵语或昏愦不语。热入营分者，并无舌謇、肢厥之象，两者以此为辨。

治法：宜清心开窍，以清心包之热而开痰浊之闭。

方药：清宫汤（《温病条辨》）。

方解：犀角磨汁2钱（6g），咸寒，清心热；玄参心3钱（9g），麦冬连心3钱（9g），莲子心5钱（15g），清心滋液；竹叶卷心2钱（6g），连翘心2钱（6g），泄热。咸寒甘苦法，使心包邪热向外透达而解。清宫者，心包络为心之宫城，故名。清宫汤专清包络邪热。

加减法：

（1）热痰盛，加竹沥、梨汁各8匙。

（2）咳痰不清，加瓜蒌皮1钱半（4.5g）。

（3）热毒盛，加金汁、人中黄。

（4）渐欲神昏，加金银花3钱（9g），荷叶2钱（6g），石菖蒲1钱（3g）。

2. 热入心包，兼有腑实

证候：身热神昏，舌謇肢厥，便秘，腹部按之硬痛。

病机：热陷心包，故见身热神昏；腑实结滞，故见便秘、腹部按之硬痛。

治法：清心开窍，攻下腑实。

方药：牛黄承气汤（《温病条辨》）。安宫牛黄丸1丸，化开，清心包热闭，清心开窍；生大黄末3钱（9g），先服一半，未知再服，攻阳明腑实。

（五）热盛动风

1. 肝热盛动风

证候：风温病，热盛动风，身热口渴，头晕胀痛，神迷，手足躁扰，甚则瘛疭，狂乱痉厥，脉弦数，舌红、苔燥、无津。

病机：邪热内盛，故身体壮热；热极生风，上扰清室，则头晕胀，或神志昏迷，狂乱不宁；横窜经络，则手足躁扰，甚则瘛疭，痉厥而角弓反张。

治法：凉肝息风。

方药：羚角钩藤汤（《通俗伤寒论》）。羚羊角片先煎15钱（4.5g），钩藤后下3钱（9g），菊花3钱（9g），川贝去心4钱（12g），鲜地黄5钱（15g），桑叶2钱（6g），茯神木3钱（9g），生白芍3钱（9g），生甘草5分（1.5g），鲜竹茹5钱（15g），鲜竹茹与羚羊角先煎代水。

方解：以羚羊角、钩藤、桑叶、菊花凉肝息风；茯神宁神定志；热炼津液则痰生，故用川贝以化痰；火旺生风，风助火势，最易劫灼阴液，故用白芍、甘草、生地黄酸甘化阴，滋养血液以缓筋脉拘急；竹茹以宣通脉络。

2. 阳明热盛，引动肝风

证候：高热如焚，口渴喜凉饮，手足瘛疭，角弓反张，苔黄而燥。

病机：阳明无形热盛，引动厥阴肝风内动。

治法：大清气热。

方药：白虎汤加羚羊角、钩藤。

方解：白虎汤清泻阳明，羚羊角、钩藤凉肝息风。如阳明腑实引起者，须用调胃承气汤加羚羊角、钩藤。调胃承气汤攻下腑实，羚羊角、钩藤凉肝息风。

3. 心营热盛，引动肝风

证候：灼热肢厥，神识昏迷，手足瘛疭，舌质红绛、无苔。

病机：灼热肢厥，神识昏迷，为热陷心包之象；手足瘛疭，系肝风内动。

鉴别：阳明热盛动风，无神昏，苔必黄燥或焦黄、焦黑，口渴欲凉饮；心营热盛动风，必有神昏、肢厥，舌质绛而无苔。

治法：清心开窍，凉肝息风。

方药：清宫汤加羚羊角、钩藤、丹皮、紫雪丹。

方解：清宫汤清心开窍，羚羊角、钩藤、丹皮、紫雪丹凉肝息风。

（六）血分证治

治下焦如权，非重不沉，如三甲复脉汤，大多是滋填摄纳、扶正祛邪为主。

1. 血分实热

证候：温邪由营入血，舌质深绛或紫晦，谵语发狂，发斑、吐衄等症。

治法：凉血散血。

方药：犀角地黄汤，常与解毒、开窍、息风相配合。

2. 血分虚热

证候：热邪久羁，每多深入下焦，劫烁肝肾之阴，温病后期多易出现本症。身热，面赤，心悸，口干舌燥，手足心热甚于手足背，神倦耳聋，舌色虽绛而不鲜，或淡红色而干枯，脉细数或虚大、结代。

治法：滋阴养液。

方药：加减复脉汤。炙甘草、生地黄、白芍各6钱（18g），麦冬不去心5钱（15g），阿胶、火麻仁3钱（9g）。剧者加甘草1两（30g），生地黄、白芍各8钱（24g），麦冬7钱（21g）。

方解：吴鞠通云："热邪深入，或在少阴，或在厥阴，均宜复脉。"（《温病条辨》）又云："在仲景当时，治伤于寒者之结代，自有取于参、桂、姜、枣，以复脉中之阳；今治伤于温者之阳亢阴竭，不得再补其阳也。用古法而不拘用古方，医者之化裁也。"（《温病条辨》）

此外，温病到了后期，真阴亏损，而致手足蠕动而肢体瞤动，心中憺憺大动，外似瘛疭，但很缓慢无力，此为阴血不足，不能荣筋，筋脉失养，而致虚风内动，治宜育阴潜阳之大小定风珠（大定风珠、小定风珠），不宜再与凉肝息风法；尚有邪留阴分，夜热早凉，热退无汗，能食形瘦等余邪不清者，治宜滋阴透邪法，使阴分之邪透出阳分而解。吴鞠通说："夜行阴分而热，日行阳分而凉，邪气深伏阴分可知；热退无汗，邪不出表，而仍归阴分可知矣。"又说："邪气深伏血分，混处血络之中，不能纯用养阴，又非壮火，更不得任用苦燥。"以青蒿鳖甲汤入阴搜邪为治。

（七）热烁真阴

1. 阴虚阳亢

主证：心中烦不得卧，身热，舌红、苔黄，脉细数。

病机：本病为阴液亏虚而阳热亢盛之候。吴鞠通曰："少阴温病真阴欲竭，壮火复炽。"由于热邪深入少阴，阴液被耗，而不能上滋心阴，而致心火亢炽于上，肾水虚竭于下，逐渐造成水虚火炽，而产生心中烦而不得卧之见症；舌红、苔黄、脉细数、身热均为阴虚阳亢之象。故本病之重心在于少阴之心肾，即叶天士曰："阳亢不入于阴，阴虚不受阳纳。"

治法：清热育阴。

方药：黄连阿胶汤。

方解：方中以黄连、黄芩清热祛邪，鸡子黄、芍药、阿胶以救真阴，本方之用共奏清热育阴之效。

2. 肝肾阴伤，虚风内动

主证：身热不甚，手足心热，面色潮红，心悸，神倦，或手足蠕动，甚则瘛疭。或耳聋失聪，口干，舌绛，脉虚数或结代。

病机：温病后期，因热邪久留，耗伤肝肾之阴，而成为正虚邪陷之证候。由于热势隐伏，肝肾阴伤，故致身热不甚；面色潮红、手足心热是阴虚内热的特征；阴血亏虚，神失所养，故心悸、神倦；阴不敛阳，虚风内动，故手足蠕动，甚则瘛疭；肾开窍于耳，肾精不能上承则耳聋失聪，此与少阳之耳聋属于清窍不利者迥然有别；口舌干燥、舌红绛为阴液枯涸之征；脉虚数或结代为正虚邪恋、血脉瘀阻之象。

治法：滋阴清热，养血息风。

方药：青蒿鳖甲汤、大定风珠加减。

方解：前方，青蒿配鳖甲以滋阴入络搜风邪，并清除久留之热；丹皮、生地黄凉血养阴，知母生津润燥，对夜热早凉、热恋不退者较宜。后方用干地黄、麦冬、阿胶、鸡子黄滋补阴血；五味子、甘草酸甘化阴；龟甲、鳖甲、牡蛎潜阳息风，此为治疗虚风内动的主要方剂。但本方偏滋腻，故临床应审气分邪热已除而纯属阴亏风动者，可酌情使用。见表14、表15。

关于三宝鉴别，吴鞠通云："大抵安宫牛黄丸最凉，紫雪次之，至宝又次之。"实际此三方均属清心开窍之剂，适于热入心包、神昏谵语之证。不过安宫牛黄丸清心解毒之力最优，紫雪丹则以息风清热之力较胜，至宝丹开窍力量虽优于安宫牛黄丸、紫雪丹，但清热之力稍逊。

附　风温痰热痉厥（丁甘仁医案）

徐孩，发热6天，汗泄不畅，咳嗽气急，喉中有痰声辘辘，咬牙嚼齿，时时抽搐，舌苔薄腻而黄，脉滑数不扬，筋纹色紫，已达气关。前医迭进羚羊角、钩藤等，病情加剧。良由无形之风温与有形之痰热互阻肺胃，肃降之令不行，阳明之热内炽，太阴之温不解，有似痉厥，实非痉厥，即为马脾风（又名风喉、暴喘）之重症，徒治厥阴无益也。当此危急之候，非大将不能去敌，拟麻杏石甘汤加减，冀挽回于万一，处方如下。

麻黄1钱（3g），杏仁2钱（6g），石膏3钱（9g），甘草1钱（3g），浙贝母3钱（9g），天然黄2钱（6g），郁金1钱（3g），鲜竹叶30张，竹沥5滴，鲜芦根1两（30g）。

二诊：昨投麻杏石甘汤加减，发热较轻，咬牙、嚼齿、抽搐均定，佳兆也。唯咳嗽气逆，喉中尚有痰声，脉滑数，筋纹缩退，口干欲饮，小便短赤，风温痰热交阻肺胃，一时未易清除，仍击鼓再进。

上方去竹叶，加马兜铃1.5钱（4.5g），冬瓜子3钱（9g），芦根加至2两（60g）。

三诊：两进麻杏石甘汤以来，身热减，气急平，嚼齿、抽搐亦平，惟咳嗽痰多，口干欲饮，小便短赤，大便微色黄。风温已减，痰热亦有下行

表 14　温病证治简表

类别	病机	主证	辨证要点	主法	主方
卫分证	邪在卫表	发热，恶风，口干，头痛，脉浮数			
		夹风	发热较重，恶风，咽痛，口干微渴，舌质偏红	辛凉平剂，疏风清热	银翘散
		风热袭肺	但咳，身热不甚，口微渴，偏肺经症状者	辛凉轻剂，轻透风热	桑菊饮
		夹湿	有身重，胸闷，泛恶，口干不欲饮，舌苔偏腻等症	加藿香等化湿药	
气分证	热入气分	发热，不恶寒而恶热，口渴，口苦，溲黄赤，脉数，舌苔黄或黄白相兼			
		气分初热	口渴心烦，坐卧不安，苔黄白相兼	清透邪热	栀子豉汤
		肺胃热盛	高热，咳嗽，气急，口渴，苔黄等	清热宣肺平喘	麻杏石甘汤
		痰热结胸	面亦，身热，胸膈痞满，呕恶，便秘，苔黄滑，脉洪滑	清热化痰开结	小陷胸加枳实汤
		气分大热	大热，大渴，大汗，脉洪大	辛寒清气	白虎汤
		热结肠胃	脘腹胀满，疼痛拒按，便秘，日晡潮热，谵语，舌黄燥，脉沉实有力	汤涤积热	三承气汤
		湿热交阻肠胃	胸闷泛恶，脘腹胀满，或见下利黄秽，苔黄腻	开泄湿热	王氏连朴饮
		肠热下利	下利黄臭，肛门灼热，苔黄，脉清数，腹不硬痛	苦寒清热止利	葛根芩连汤

续表

类别	病机	主证	辨证要点		主法	主方
营分证	邪热内陷营分	高热夜甚，斑疹隐隐，心烦，夜寐不安，甚则神昏	热烁营阴	身热夜甚，心烦躁扰，或有谵语，反不渴，舌红绛，无苔，脉细数	清营泄热	清营汤
			肺热发疹	身热，咳嗽，胸闷，发红疹	营肺泄热，清营透疹	银翘散去荆芥、豆豉或加生地黄、丹皮、玄参、大青叶方
热陷心包	误治或失治或素亏，为逆传	高热神昏，舌謇肢厥	逆传心包	或昏愦不语	清心开窍	清营汤
			热入心包	微兼腹实便秘，腹部按之硬痛	清心开窍，攻下腑实	牛黄承气汤
热盛动风	热极生风，阴阳无制，营分热盛；阳明热盛，营分热盛	高热口渴，手足瘛疭	肝热盛动风	头晕胀痛，痉厥，脉弦数，舌红，苔燥，无津	凉肝息风	羚角钩藤汤
			阳明热盛引动肝风	高热如焚，神迷狂乱，抽搐，角弓反张	清泻阳明，凉肝息风	白虎汤加羚羊角、钩藤
			心营热盛引动肝风	灼热肢厥，舌绛，无苔	清心开窍，凉肝息风	清营汤加羚羊角、钩藤、紫雪丹
血分证	邪热入血，耗血动血	舌深绛，无苔，发斑疹，出血，神昏	血分实热	热象严重	凉血散血	犀角地黄汤（常与解毒开窍息风剂配合）
			血分虚热	阴伤严重	滋阴养血	加减复脉汤

表 15 心包证治简表

	温邪内陷心包	痰浊蒙蔽心包	胃热熏蒸心包
神智	昏迷多兼痉厥	昏迷或似明似昧	谵语或狂躁
热象	高热	热不甚高或外热不壮	日晡潮热或高热
大便	一般无明显变化	可能溏泄	多秘结或下利臭秽
腹部	无明显体征	无明显体征	硬、满、痛
脉象	细数、弦数	濡数、滑数	沉滑有力
舌苔	舌纯绛鲜泽，或干绛少苔，或有黄白苔但底必绛	舌白腻满布，或黄腻垢苔，舌质不一定绛	苔黄燥，或黄厚腻
治法	开窍——凉开	开窍——温开	通下，也可兼用开窍法
方药	安宫牛黄丸（犀角、朱砂、琥珀、牛黄、麝香）、紫雪丹、至宝丹	苏合香丸、玉枢丹	三承气汤，兼用开窍时多选用紫雪丹

之势，脉仍滑数，余焰留恋，然质小体稚，勿使过之，今以制小其剂。

蝉衣8分（2.4g），川贝、浙贝各15钱（4.5g），金银花3钱（9g），桑叶3钱（9g），通草8分（2.4g），杏仁3钱（9g），炙远志5分（15g），连翘1.5钱（4.5g），冬瓜子、天花粉3钱（9g），马兜铃1.5钱（4.5g），荸荠汁1酒杯。

二、暑温

（一）概论

凡发生于夏季的外感疾患，前人概称为暑病。《素问·生气通天论》云："因于暑，汗，烦则喘喝，静则多言。"《金匮要略·痉湿暍脉病证治》提出："太阳中热者，暍是也。汗出恶寒，身热而渴。"随着医学的不断发展，历代医家加深了对暑病的认识，提出了不少新的见解，金元四大家的李东垣以动静分阴暑、阳暑。张洁古以静而得之为中暑，动而得之为中热。朱丹溪以感邪程度分为冒暑、伤暑和中暑等不同类型，作为轻重虚实的鉴别。明代张凤逵、清代叶天士对暑病的证治均有较详尽的叙述。至吴鞠通提出"阴暑偏乎湿，阳暑偏乎热"的分类，并创立了暑温的病名，在证治上亦较为系统，只是温暑界限仍欠清楚。现根据《温病条辨》中之暑温为主，并参考《伤暑全书》《六因条辨》和《时病论》等，综合归纳，加以介绍。

（二）病因

暑温为感受暑热之气而发的温病，若本人元气素亏，不能防御暑热之侵，则更易发病。李东垣云："暑热者，夏之令也，人或劳倦，或饥饿，元气亏乏，不足以御天令亢热，于是受伤而为病。"雷少逸云："其时天暑地热，人在其中，感之者皆称暑病。"

此外，暑夏多湿，因而本病每多兼湿，出现夹湿的证候，故王孟英说"暑令湿盛为多兼感"，确有临床指导意义。

（三）病机

暑邪性质属热，其证候表现出显著热象。初起即见壮热烦渴、汗出、背微恶寒等气分症状。若兼感外寒，表气被郁，亦可出现头痛、恶寒等卫分症状。但因暑热内遏，虽有恶寒，而口渴、心烦等里热现象必然显著；如果兼湿，又多出现胸窒脘闷、苔腻等现象。由于火邪合于心，凡气阴两虚者最易直犯心包而出现神昏谵语、舌绛、肢厥等危候。

（四）辨证论治

张凤逵《伤暑全书》说："暑病首用辛凉，继用甘寒，终用甘酸敛津，不必用下。"为治疗暑温总则。王纶《明医杂著》云："治暑之法，清心利小便最好。"这可作为暑温夹湿的治疗总则。因为暑病心火过亢，所以治宜清心利小便，使湿热从小便而出，则热可退，温可除。薛生白在他所著的《湿热病篇》自注中说："湿轻暑重则归于阳明，暑少湿多则归于太阴。"这就扼要地指出了暑湿证的病理机制。若暑湿两盛或湿重于暑者，则应与湿温篇结合研究。

一）卫分证治

证候：头痛身热，恶寒无汗，身形拘急，脘闷心烦，舌苔薄腻或白腻，脉浮紧或浮缓。

病机：暑气炎热，固多暑温，如贪凉饮冷，怕热冷浴，致暑为寒湿所遏。寒郁肌表，故头痛身热，无汗恶寒，肢体拘急；湿邪内阻，则脘闷苔腻；暑热内郁，则心烦不安。

治法：疏解表寒，化湿涤暑。

方药：新加香薷饮（《温病条辨》）。香薷、川厚朴、连翘各2钱（6g），金银花、鲜扁豆花各3钱（9g），水煎服。

方解：本方即三物香薷饮去扁豆，加金银花、连翘、扁豆花而成。香薷辛温香透，解表祛暑；厚朴理气化湿；扁豆花清热涤暑。

加减：如微恶寒，发热而盛，无汗，口渴，心烦，便溏者，可用黄连香薷饮（《类证活人书》）化裁：黄连7钱（21g）酒炒，香薷2钱（6g），厚朴1钱（3g）（一方有扁豆、甘草）。本方所治以里热为甚，故加黄连。

二）气分证治

1. 暑入阳明胃

证候：恶热心烦，头痛且晕，面赤气粗，燥渴汗多，背微恶寒，脉洪大而芤。

病机：暑为火热之邪，最易伤气耗津，故见恶热心烦。暑热上蒸，燔灼阳明，故头痛且晕，面垢色赤。暑热内蒸，迫津外泄，故燥渴多汗而呼吸气粗，热盛汗多，伤及气液，则背微恶寒，脉洪大而芤。

治法：阳明热盛，须清气泄热；元气津液耗伤，又须益气生津。

方药：白虎加人参汤。

方解：白虎汤清气泄热，加人参以益气生津。

加减：如暑热虽盛而津气未伤者，可以白虎汤直清气热，以保津液。

2. 暑伤津气

证候：身热息高，心烦溺黄，口渴自汗，肢倦神疲，脉虚无力。

病机：里热炽盛，上灼心肺，故见身热息高，心烦溺黄；口渴自汗，多津液已伤；肢倦神疲，脉虚无力，为元气虚衰。与前证相较，本证邪热轻而津伤较重。

治法：清热涤暑，益气生津。

方药：王氏清暑益气汤（引《温热经纬》）。西洋参、石斛、竹叶、荷梗、知母、粳米各3钱（9g），麦冬2钱（6g），黄连8分（2.4g），甘草1钱（3g），西瓜翠衣4钱（12g），水煎服。

方解：津气两虚，故以西洋参、石斛、甘草、粳米、知母以益气生津，滋养肺胃；暑邪尚盛，故以黄连、竹叶、荷梗、西瓜翠衣以清热涤暑。

3. 津气欲脱

证候：身热已退，汗出不止，喘息欲脱，脉散大。

病机：暑邪虽退，但气阴大伤而不内敛，致汗出不止；气短不足以息，脉来散大，喘息欲脱，皆为津气大虚、化源告竭之势。

治法：益气阴，敛津液。

方药：生脉散或加味三才汤。人参、麦冬、天冬、生地黄、五味子，水煎服。

方解：以人参补益元气，取麦冬之甘、五味子之酸，以酸甘化阴，守阴益阳，亦即酸甘敛阴之意。脉不敛，再作服。

注意：本方纯属补敛之剂，若湿热未尽者，切不可轻用，以免留邪为患。徐灵胎曾说："生脉散是伤暑之后存津液之方也，用此方者，须详审其邪之有无，不可徇俗而谓治暑之剂也。"确属经验之谈也。

4. 暑湿阻于中焦

证候：壮热烦渴，汗多溺短，身重胸痞，脉洪大。

病机：暑多兼湿，薛生白曰："湿轻暑重则归于阳明，暑少湿多则归于太阴。"本证热渴、汗多、溺短、脉洪大等，与白虎汤证无异，但身重、胸痞等症则为夹湿之征，属热重湿轻证候。

治法：清阳明胃热，兼化太阴脾湿。

方药：白虎加苍术汤（《证治准绳》）。白虎汤加苍术3钱。

方解：以白虎汤清阳明之暑热，加苍术以祛太阴之湿邪。

5. 暑湿弥漫三焦

证候：身热面赤，头晕耳聋，胸闷脘痞泛恶，下利稀水，小便短赤，咳痰带血，不甚渴饮，舌红赤、苔黄滑。

病机：暑湿内郁，蒸迫于上，则见身热面赤，头晕耳聋。叶天士云："湿乃重浊之邪，热乃熏蒸之气，热处湿中，蒸淫之气上迫清窍，耳为失聪，不与少阳同例。"（少阳耳聋，必夹寒热往来、口苦咽干等症。）湿阻中焦，则脘闷泛恶，苔黄滑，而不甚渴饮；暑湿阻于肠道，分清泌浊失职，则小便短赤，下利稀水；暑湿侵肺，肺气不宣，则胸闷、咳痰带血。

治法：清宣上、中、下三焦之暑湿。

方药：三石汤（《温病条辨》）。滑石3钱（9g），生石膏5钱（15g），寒水石3钱（9g），杏仁、金银花各3钱（9g），竹茹、通草各2钱（6g），金汁1酒杯冲。

方解：以杏仁宣开上焦肺气以达膀胱，石膏、竹茹清泻中焦之热，滑石、寒水石、通草泻下焦湿热，金银花、金汁则涤暑解毒，共奏清宣三焦暑湿之功。

三）营分证治

证候：心烦口干，夜寐不安，时有谵语，脉虚，古亦。

病机：暑易入于心，故易出现邪入心营之证候；心营耗损，故脉虚古赤；热扰心神，则心烦不寐，甚或谵语。如舌绛神昏，为邪热内陷心包。

治法：咸寒苦甘法（清心凉营）。

方药：清营汤。

加减：如营分热盛，邪陷心包，宜用清营汤送服安宫牛黄丸，以清心开窍，或配合紫雪丹，以清热开窍，解毒通神。

四）血分证治

证候：灼热烦躁，斑色紫黑，舌绛、苔焦，甚则神昏妄笑。

病机：本证斑色紫黑，舌绛、苔焦，系邪热极盛、阴血大伤之象，故灼热烦躁；邪毒燔灼于营血，则斑色紫黑，舌绛、苔焦；心主血，血热内陷心包，心神错乱，故神昏妄笑。

治法：凉血泄热，解毒，清心开窍。

方药：神犀丹（《温热经纬》）。犀角、菖蒲、黄芩各6两（180g），生地黄、金银花各1斤（500g），粪清、连翘各10两（300g），板蓝根9两（270g），豆豉8两（240g），玄参7两（210g），花粉、紫草各4两（120g）。各生晒，研细（忌火炒），以犀角、地黄汁、粪清和捣为丸（切勿加蜜，如难成丸可将香豉煮烂），重3钱（9g）。

方解：方用犀角、粪清、金银花、连翘、玄参、黄芩、板蓝根凉血解毒，生地黄、花粉生津养液，紫草、香豉凉血透斑，菖蒲芳香开窍，合奏凉血解毒、清心开窍之效。

五）瘥后证治

证候：暑温新瘥，精神不爽，头目不清，微烦微渴。

病机：病虽瘥而精神不爽，且微作烦渴，是伏暑未净之故。

治法：清泻伏邪。

方药：清络饮（《温病条辨》）。鲜荷叶边、鲜双花（金银花）、丝瓜皮、鲜竹叶心各2钱（6g），鲜扁豆花1枝。

方解：本方所用药品味薄气轻，不但善涤暑热，且能保肺清心。

加减：如虚赢少气，舌红、口干，恶心欲呕者，可用竹叶石膏汤。如正气尚虚，神疲，不饥不食，眠差，舌红、少津，脉虚无力，治以加味三才汤。

附　暑厥、暑风、暑瘵、暑秽

暑温除了兼寒、兼湿外，由于发病证候不同，因而又有暑厥、暑风、暑瘵、暑秽之分，为了便于鉴别，见表16。

表16　暑厥、暑风、暑瘵、暑秽证治简表

病名	病机	主要特征	治法	方药	备注
暑厥	暑热闭窍	猝然昏倒，不省人事，手足厥冷，面垢，齿燥	开窍，清心，泻热	先用安宫牛黄丸、紫雪丹，苏醒后再以竹叶、玄参、连翘、生地黄、麦冬、天冬等药以清营解暑	注1
暑风（或暑痫）	暑热引动肝风	四肢抽搐，角弓反张，牙关紧闭，脉弦劲或滑数	清热，平肝，息风	清营汤加丹皮、钩藤、生石决明、羚羊角粉，抽搐甚加蜈蚣、全蝎、地龙、僵蚕之属	注2
暑瘵	暑热侵肺，迫血妄行	骤然吐血，衄血，咳嗽气喘，烦热口渴，头目不清，脉芤大，舌赤乏津	涤热，清肺，凉血	雷氏却暑调元法去半夏、粳米，即用石膏、滑石、茯苓、人参、麦冬、甘草，加生地黄、石斛、丹皮、墨旱莲以凉血止血（体虚）	
暑秽	暑湿秽浊，蒙蔽清窍	猝然闷乱，烦躁呕恶，头痛而胀，胸脘痞闷，甚则神昏耳聋	芳香化浊，辟秽	藿香、佩兰、陈皮、半夏、厚朴、鲜荷叶	
冒暑	冒受暑热或暑湿	身热口渴，咳嗽无痰，胸闷胁痛，脉濡滑而数，两小有力	暑热，清热宣肺；暑湿，清凉涤暑	雷氏清凉涤暑法：滑石、连翘、茯苓、甘草、青蒿、扁豆、通草、西瓜翠衣，加杏仁、瓜蒌皮清宣肺卫暑湿之邪	

注 1：暑厥有寒热之分，暑厥是暑热闭塞机窍所致，切忌用寒厥治法，如四逆汤等，但亦不可骤于寒凉，恐内闭之邪，遏伏不出，致成危候，所以初起急宜芳香开窍。

注 2：针刺人中、十宣出血效果较好。神识苏醒后，再进清营解暑之剂以肃余邪。暑瘵初起体实者，可用雷氏清宣金脏法，药用牛蒡子 1.5 钱（4.5g），川贝 2 钱（6g），马兜铃 1 钱（3g），杏仁 2 钱（6g），瓜蒌皮 3 钱（9g），桔梗 1.5 钱（4.5g），桑叶 3 钱（9g），杷叶 3 钱（9g）为引，加黄芩、黑栀子。如属暑湿伤肺，宜用清络饮加杏仁苡仁滑石汤，以清涤暑湿之邪。

（五）小结

（1）暑病名目繁多，范围较广泛，有冒暑、暑厥、暑风、暑瘵、暑秽等，暑温仅是其中的一种。

（2）暑温、湿温、伏暑，证本一源，前后要相互印证，不可偏执。

（3）暑为阳邪，来势急骤，故很快即见壮热，但治疗得当，很快即愈，不似湿温之势虽缓，而病程长。

（4）暑性属热、属火，壮火可以食气，所以感受湿邪，多伤气分，同时热盛伤津液，阴分亦必累及，势必气阴两伤，故清气热、益气阴、保津液为治暑温之大法。

（5）暑必夹湿，有湿多湿少之异，宜随证而施治。

（6）瘵后诸证当以轻清之剂，以清余邪。

（7）夏季暑湿固多，然寒证亦不少，寒有外寒、内寒之分。外寒大多由于乘凉过久或露宿于外，肌肤受邪，寒邪外束而恶寒头痛、发热无汗等症，宜香薷饮辛温发汗以解外寒；内寒多由过食生冷瓜菜，寒中胃肠而产生腹痛、吐、泻。治用大顺散，系治阴暑方，药用干姜炒 1 钱（3g），甘草 8 分（2.4g），杏仁、肉桂各 6 分（1.8g），为细末，每服 3 钱（9g），水 1 杯，煎 7 分服。如烦躁，井花水调下 1 钱（3g），甚则理中汤、四逆汤等温中以祛内寒。

（8）暑温热盛于胃，或暑瘵热渴、咳血之证，均可食西瓜，确有涤暑解渴止血之效，却无凉遏瘀凝之弊。前人称西瓜为天然白虎汤，确有其实践意义。

（9）小儿稚阳之体，易受暑热而引起暑风者颇多，暑风与暑厥之鉴别，其证候一为四肢抽搐，一为神昏肢厥；其病机一为肝风内动而在于肝，一为暑热内陷而在心包，故前者治宜凉肝息风，后者宜清心开窍。

附　暑温医案

1. 王孟英案

许少卿妻，夏初患感，向某十进清解（所谓寒之不寒，是无水也），病不略减，延诊孟英。脉象弦洪豁大，右手为甚，大渴大汗，能食妄言，面赤足冷，彻夜不瞑。孟英曰："证虽属温而真阴素亏，久伤思虑，心阳外越，内风鸱张，幸未投温散，当可无忍，予龙、牡、犀、珠、龟、鳖、贝母、竹沥、竹叶、辰砂、小麦、玄参、丹参、麦冬为大剂，投之。外以烧铁焠醋令吸其气，牡蛎粉扑止其汗，生附子捣贴涌泉穴，渐以自愈，而阴不易复，频灌甘柔滋填，月余始能起榻，季夏流行，惟情志不怡，易生惊恐。予麦冬、人参、熟地、石英、茯神、龙眼、甘草、小麦、大枣、三甲（牡蛎、鳖甲、龟甲）等药。"

2. 古今医案按

江应宿治洪岳兴，年六十余，六月中旬，劳倦中暑，身热如火，口渴饮冷，头痛如破，脉虚豁，二三至一止，投人参白虎汤三帖，渴止热退。惟头痛，用白萝卜汁吹入鼻中，良愈（释：萝卜汁能清热散瘀，去风止痛，故外治头痛）。

附 中暑

中暑俗称"发痧"。由于夏季较长时间在高温或烈日之下劳动，感受暑热或暑湿秽浊之气，邪热内郁，蒙蔽清窍所致，甚则动风痉厥，体虚者耗伤津气，易致虚脱。

（一）诊断与辨证要点

（1）初起头晕，头痛，胸闷，乏力，口渴，恶心欲吐，全身酸痛不适，甚则汗闭高热，烦躁不安，严重者神志不清，谵语，昏倒或汗多，尿少，四肢抽搐，肌肉痉挛，小腿转筋酸痛，或汗出肢冷，面色苍白，心慌气短。

（2）有在闷热环境中或烈日下劳动时间过长的发病史。

（3）注意观察体温、脉搏、血压、有汗无汗、有无小便及脱水等情况。

（4）中暑昏迷者，须注意与流行性乙型脑炎、脑型疟疾相鉴别。

（二）治疗方法

（1）迅速将患者移卧阴凉通风的地方，松解衣服，先用温水巾敷头部及擦全身，后用井水敷头部，或用50%酒精擦全身，并扇凉散热，给饮冷开水、冷茶、淡盐水、西瓜汁等。

（2）体针：十宣（先刺出血）、百会、人中、涌泉、神门等督脉和手少阴、手厥阴经穴为主。痉挛者，上肢加针合谷、曲池，下肢加针委中、承山；发热者，加大椎、曲池。上列各穴，均应用强刺激反复行针，以迅速控制症状。百合、人中以泄热开窍，神门泻手少阴之热，中冲以振心主之功能，委中砭刺出血以泻血分之热。

（3）耳针：神门、交感。

（4）刮痧疗法。

（5）成药：辟秽开窍。①行军散 1 分（0.3g），开水化服。用于中暑头目昏晕，心胸烦闷，呕吐，甚至不省人事。②辟瘟丹 2～4 片吞服。用于中暑头晕、呕吐。③玉枢丹 2 分（0.6g），开水化服。用于头昏、胸闷、呕吐、恶心、苔腻等症。

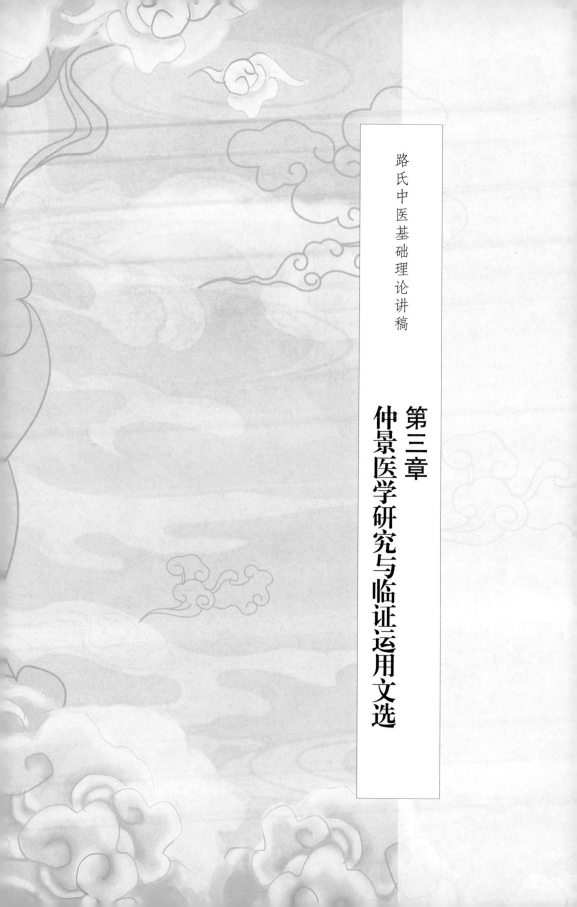

第三章 仲景医学研究与临证运用文选

第一节
对《伤寒论》痞证的探讨与五泻心汤的临床应用

痞者，否也，闭塞不通之谓。元代朱丹溪说："痞与否同，不通泰也。"（《丹溪心法·痞》）否，本是《周易》中的一个卦名，天地不相交，不通而成否。在《素问·六元正纪大论》中有"地气腾，天气否隔"之语，用以说明五运六气的变异。把痞作为临床证候加以论述始于《伤寒论》。五泻心汤是仲景用来治疗痞证的方剂，故将痞证与五泻心汤合在一起介绍。

一、痞证

痞是证候，不是独立的病名。《伤寒论·辨太阳病脉证并治》对于各种不同性质的痞证，做了较为全面的论述，对于指导临床治疗有着重要的意义。

（一）痞证的证候特征与鉴别

痞证的证候特征，《伤寒论》154 条（条文顺序按赵开美本，下同）明确指出为"心下痞，按之濡"。心下，系指胃脘部，清代钱天来说："胃居心之下，故曰心下也。"（《伤寒溯源集》）濡者，软也。患者有觉胃部满闷不舒，按之柔软而不痛。但应指出，临床所见痞证，亦有按之痛者。这是由于胃气壅滞较甚之故。《伤寒论》中对痞证的描述，还有"痞"与"痞硬"之分，可见"按之濡"并不是绝对的。痞证，不痛为常，痛则为变。因此，不可执一而论，应知常达变。仲景《伤寒论》中之痞是以"但满而不痛"为其特征。

痞证是无形的邪结，内里并无痰水等有形之结。在临床上，由于痞证与大结胸、小结胸、心下支结、胀满等证颇相类似，须加以鉴别。

1. 与结胸的鉴别

131 条说："病发于阳而反下之，热入因作结胸；病发于阴而反下之，因作痞也。"138 条说："小结胸病，正在心下，按之则痛，脉浮滑者，小陷胸汤主之。"大结胸、小结胸是由于客邪内陷与有形之痰水相结而成，仲景以"病发于阴""病发于阳"来说明人之体质的强弱和有无痰水内结，用此来区分结胸与痞证。在临床表现上，结胸以"心下满而硬痛"为特征，无论大结胸、小结胸都有疼痛症状，这与痞证之心下满而不痛、按之濡迥然有别。

2. 与心下支结的鉴别

《伤寒论》146 条云："伤寒六七日，发热，微恶寒，支节烦疼，微呕，心下支结，外证未去者，柴胡桂枝汤主之。"发热微恶寒、支节烦疼属太阳，微呕、心下支结属少阳，为"太少并病"。所谓心下支结，是心下感觉支撑胀闷，或有顶痛感，或在正中，或偏于两胁，为两者之间的主要区别。

3. 与胀满的鉴别

痞证只是自觉胃脘痞闷而外无形迹，胀满则不仅内有胀感，外亦有行形迹可征，叩之鼕然，位置较痞证偏下，靠近大腹。

上面所谈痞证与其他病证的鉴别，只是举例而已，痞证的部位在心下，病变重点在于气，故仲景称之为"但气痞耳"，这是辨证的眼目所在。

（二）痞证的成因与病机

关于痞证的成因，历代医家作了许多深入浅出的论述。归纳之全文为5种。

1. 误下邪陷致痞

太阳或少阳误下皆可成痞，论中151说："脉浮而紧，而复下之，紧反入里，则作痞。"163条说："太阳病，外证未除，而数下之，遂协热而利，利下不止，心下痞硬。"此两条为太阳误下，脾胃受损，邪热乘虚内陷而成痞。149条说："伤寒五六日，呕而发热者，柴胡汤证具，而以他药下之……若心下满而硬痛者，此为结胸也……但满而不痛者，此为痞。"是少阳误下而致。清代尤在泾注云："结胸及痞，不特太阳误下有之，即少阳误下亦有之。"（《伤寒贯珠集》）

2. 伤寒汗解成痞

伤寒汗解之后，胃气未复，失其健运，胃虚食滞而成痞。论中157条云："伤寒汗出解之后，胃中不和，心下痞硬。"

3. 伤寒劫后成痞

伤寒劫之太过，大邪解后，胃虚而浊气不降，饮邪上逆而成痞。161条说："伤寒发汗，若吐、若下，解后，心下痞硬。"清代张路玉云："汗、吐、下法备而后表解，则中气必虚，虚则浊气不降，而饮邪上逆，故作痞硬。"（《伤寒缵论·伤寒绪论》）

4. 邪气化热成痞

伤寒邪气内传化热，邪结胃脘而成痞。如165条云："伤寒发热，汗出不解，心中痞硬。"宋代成无己说："伤寒发热，寒已成热也；汗出不解，表和而里病也。吐利，心腹濡软为里虚；呕吐而下利，心下痞硬者，是里实也。"（《注解伤寒论》）

5. 蓄水成痞

因蓄水、膀胱气化不利而致痞。如156条云："本以下之，故心下痞，与泻心汤。痞不解，其人渴而口燥烦，小便不利者，五苓散主之。"

关于痞证的成因，《伤寒论》论述较多，其形成的机制没有详述。个人认为，脾胃气机升降失常是痞证病机的关键。

还应指出，由于其发病原因及人体体质强弱的差异，《伤寒论》中痞证的病机重点不尽相同，有虚、实、虚实夹杂之区别。如 161 条旋覆代赭汤证和 163 条桂枝人参汤证，即属于虚痞。其病机重点是中气虚衰，虚则不运，导致升降失常。黄元御说："心中痞硬，缘中气虚败，不能分理阴阳，升降倒行，清浊易位。"（《伤寒悬解》）病机属实者有两条，即 154 条大黄黄连泻心汤和 165 条大柴胡证汤，邪盛而正不虚，火邪郁结，升降失常，痞塞不通；半夏泻心汤证、生姜泻心汤证、甘草泻心汤证、附子泻心汤证的病机重点为虚实夹杂，寒热并见，中脘痞塞。病机重点尽管有所不同，但最终均要导致脾胃气机升降失常，才能出现心下痞之证。

（三）痞证的治疗原则

1. 理脾胃，调升降

清代吴达《医学求是》云："明乎脏腑、阴阳、升降之理，凡病皆得要领。"纵观痞证的全部条文，虽方药各异，但调其升降则无一致。仲景治痞诸方，无一不是以此为宗旨。如大黄黄连泻心汤以黄芩、黄连与大黄同用，泻热破结，调其升降；旋覆代赭汤以人参与旋覆花、代赭石共施，补中降逆，调其升降；半夏泻心汤以黄芩、黄连与干姜、半夏相伍，辛开苦降，寒热并用，调其升降。因此说，理脾胃、调升降是仲景治痞最根本的原则。

2. 兼有表证时，视表里缓急而治

痞为里病，在兼有表证时，应视表里缓急而治。仲景已明确提出这一原则，如 163 条说："太阳病，外证未除，而数卜之，遂协热而利，利下不止，心下痞硬，表里不解者，桂枝人参汤主之。"164 条说："伤寒大下

后，复发汗，心下痞，恶寒者，表未解也。不可攻痞，当先解表，表解乃可攻痞。"

3. 视病机重点及兼证的不同而施治

《素问·至真要大论》云："谨守病机，各司其属，有者求之，无者求之，盛者责之，虚者责之。"仲景遵《黄帝内经》之旨，治痞时总以病机重点及兼证不同而分别论治，有是证而用是药。属虚者立旋覆代赭汤和桂枝人参汤补益中气；属实者，立大黄黄连泻心汤以去邪实；若虚实夹杂、寒热并见者，则立半夏泻心汤、附子泻心汤等方以虚实兼顾，寒热并用。我认为，不仅伤寒误治后可以成痞，即使在温病及内科疾病中，由于情志不畅，脾胃纳运失司，湿热阻滞中焦，气机升降失常等因素也可致痞。特别是在消化系统疾病中尤其多见，且常伴有嗳气、呕吐、下利等症。若治不得法，必将导致脾胃虚弱，使病情迁延难愈；若治疗得当，往往随着痞证的改善，病情也随之向愈。然而，研究痞证的临床意义还不止于此，仲景制定的诸泻心汤，首创了辛开苦降、寒温并用的治疗。对治疗消化系统的某些疾病，具有很大的指导意义。

二、五泻心汤的临床应用

五泻心汤是《伤寒论》中以"泻心"命名的五个方剂，组方严谨，配伍精当，用药简练。下面就《伤寒论》五泻心汤的主要证候、方药分析，并结合个人临床病例，分述于下。

（一）大黄黄连泻心汤

《伤寒论》154 条云："心下痞，按之濡，其脉关上浮者，大黄黄连泻心汤主之。"

　　此为表证误下，无形邪热内陷于心下，气机闭塞而成痞。如清代钱天来说："其脉关上浮者，浮为阳邪，浮主在上，关为中焦，计为上焦，因邪在中焦，故关上浮也。按之濡，乃无形之邪热也。热虽无形，然苦寒以泄之，不能去也，故以此汤主之。"（《伤寒溯源集》）

　　条文中所述症状甚简，根据热结于胃的病机，还应有一系列内热壅盛的表现，临证每多兼见心烦，或吐血、衄血，或小便赤黄，大便不爽，舌红、苔黄，脉数等症。

　　本方《伤寒论》仅由大黄、黄连二味药组成，应有黄芩。《千金翼方》注云"此方必有黄芩"，宋代林亿也认为："看详大黄黄连泻心汤，诸本皆二味，又后附子泻心汤用大黄、黄连、黄芩、附子，恐是前方中亦有黄芩，后但加附子也，故后云附子泻心汤，本云加附子也。"观《伤寒论》中，诸泻心汤皆是黄芩、黄连合用，本方独用苦寒，清泄邪热，故用黄芩无疑，论中恐有遗漏。

　　方中大黄、黄连、黄芩均为苦寒之品，大黄泻热和胃开结，黄芩、黄连清热消痞。论中206条有"心下痞满，不可攻之"的告诫，且131条更明言痞因误下而得，故治痞应当禁下，似无疑义。但本方用大黄之意不在攻下，而是取其清泄邪热。清代吴又可《温疫论》指出："黄连苦而性滞，寒而气燥，与大黄均为寒药，大黄走而不守，黄连守而不走，一燥一润，一通一塞，相去甚远。"因此如果单用黄连，虽有清热之功，却无破结之力，势必无效，若与大黄配伍，则既能清热，又能破结，相得益彰，可见仲景制方熟谙药性，寓意深远。

　　本方不取煎剂，而以麻沸汤（滚开沸水）浸渍，目的在于取其气之轻扬而舍其味之重浊，变苦寒沉降之剂而为轻扬之品，以清利上部无形邪热。正如徐灵胎所说："此又法之最奇者，不取煎而取泡，欲其轻扬清淡，以涤上焦之邪。"（《温热经纬》）

　　此方为治疗热痞而设，其作用主要是清泄无形郁热，临床上凡属热邪壅滞、胃失和降病证均可使用，如吐血衄血、湿热黄疸、眼目红肿、口舌生疮等。《金匮要略》用此方治疗心气不足，吐血衄血。证之临床，对于热邪壅盛而引起的各种出血疗效明显。《本草备要》云："时珍曰：用大黄、黄连、黄芩，乃泻心包、肝、脾、胃四经血中之伏火也。"唐容川亦指出："心为君火，化生血液……火升故血升，火降即血降……泻心即泻火，泻火即止血，得力于大黄一味，逆折而下，兼破瘀逐陈……气逆血升，得此猛降之药，以损阴和阳，真圣药也。"（《血证论》）

（二）附子泻心汤

《伤寒论》155 条："心下痞，而复恶寒，汗出者，附子泻心汤主之。"附子泻心汤证是在大黄黄连泻心汤证的基础上，又兼见恶寒汗出、表阳不固的证候。仲景用寒温并用、邪正兼顾之法，在大黄黄连泻心汤的基础上加用附子，苦寒辛温并投，三黄清热理痞，附于温经护阳，并行而不悖。

本方的煎药法独特，值得重视与效法。仲景用附子另煎取汁，麻沸汤浸泡三黄，与之合服。其目的如尤在泾《伤寒贯珠集》所说："按此证，邪热有余而正阳不足，设治邪而遗正，则恶寒益甚，或补阳而遗热，则痞满愈增，此方寒热补泻，并投互治，诚不得已之苦心，然使无法以制之，鲜不混而无功矣。方以麻沸汤浸寒药，另煎附子取汁，合和上服，则寒热异其气，生熟异其性，药虽同行，而功则各奏，乃先圣之妙用也。"

中药的煎药法直接影响着药效，从大黄黄连泻心汤和本方法的煎药法可以看出，仲景把辨证论治的精神贯穿于每一个环节，值得我们认真效法。徐灵胎曾说："煎药之法，最宜深讲，药之效不效，全在于此……方虽中病，而煎法失度，药必无效。"（《医学源流论》）

个人体会，临床应用附子泻心汤，关键在于抓住阳虚兼有郁热的病机，至于条文中的恶寒、汗出，只是举例而已。

（三）半夏泻心汤

仲景此方为寒热互结、虚实夹杂之痞而设。《伤寒论》149条："伤寒五六日，呕而发热者，柴胡汤证具，而以他药下之，柴胡证仍在者，复与柴胡汤……但满而不痛者，此为痞，柴胡不中与之，宜半夏泻心汤。"条文中对半夏泻心汤的症状叙述较简，只提"但满而不痛"，参考《金匮要略·呕吐哕下利病脉证治》："呕而肠鸣，心下痞者，半夏泻心汤主之。"并根据生姜泻心汤、甘草泻心汤条文分析，本证当有呕吐、下利之症。归纳起来，半夏泻心汤的主要证候应该是心下痞满而不痛，呕吐肠鸣，便溏或腹泻。

半夏泻心汤由半夏、黄芩、干姜、人参、甘草、黄连、大枣7味药组成。误下后脾胃受损，邪热内陷，致使脾胃升降失常，寒热错杂痞塞于心下。胃之浊阴不降则呕，脾之清阳不升则肠鸣下利。法当辛开苦降，补中消痞，调和寒热。方中药物可分三组，散痞者必以辛，故用半夏、干姜辛温散寒开结；泻心者必以苦，故用黄芩、黄连苦寒泻热；交阴阳、和上下者，必和其中，故用人参、甘草、大枣甘温补中。诸药相配，辛开苦降，寒热并用，补泻同施，以恢脾胃升降之职，消除痞满。一旦心下痞得除，脾胃升降功能恢复正常，则呕吐、肠鸣、下利等症自愈。

半夏泻心汤是五泻心汤中的代表方剂，生姜泻心汤、甘草泻心汤皆由此方加减而来。后世温病学家多用此方化裁治疗湿热病，如叶天士每于此方中去参、枣、草之温补，加杏、朴、枳等加强苦辛通降之效，治疗湿温、暑温等证。临证中，凡属中虚、寒热互结、升降失常所致的诸证皆可用本方加减化裁施治。

（四）生姜泻心汤

《伤寒论》157条云："伤寒汗出解之后，胃中不和，心下痞硬，干噫食臭，胁下有水气，腹中雷鸣，下利者，生姜泻心汤主之。"伤寒汗出，外邪解后，脾胃损伤，升降失常，寒热互结，故心下痞硬；脾胃既虚，则不能运化水谷，以致饮食停滞，故干噫食臭；脾虚水饮不化，水走肠间而下泄，则腹中雷鸣下利。生姜泻心汤由半夏泻心汤减少干姜用量，加生姜而成，意在去干姜之守，加生姜之散，重用生姜为主药，与半夏相配，以和胃降逆、宣散水气而消痞满，治疗干噫食臭、肠鸣下利诸症。清代吴谦认为，此方"备乎虚水寒热之治，胃中不和，下利之痞，焉有不愈者乎"。（《医宗金鉴》）

生姜泻心汤证的症状特征，条文中叙述较详，但从病分析和以药测证，呕吐症状也是较突出的。《伤寒论》其他重用生姜的汤方，均有呕吐一症。如吴茱萸汤重用生姜6两，小半夏汤用生姜与半夏相配，两方均重用生姜治呕。《本草纲目》说："姜为呕家圣药，盖辛以散之，呕乃气逆不散，此方行阳而散气也。"临床凡属中虚而升降失常，清浊混淆，吐利并作之证，皆可用本方加减化裁施治。

（五）甘草泻心汤

此方亦是半夏泻心汤的变方。见于《伤寒论》158条："伤寒中风，医反下之，其人下利日数十行，谷不化，腹中雷鸣，心下痞硬而满，干呕，心烦不得安。医见心下痞，谓病不尽，复下之，其痞益甚。此非结热，但以胃中虚，客气上逆，故使硬也，甘草泻心汤主之。"

甘草泻心汤证所现之症状，是屡经误下所致。如条文中自注云："但以胃中虚，客气上逆，故使硬也。""胃中虚"是谷不化、腹中雷鸣、下利日数十行的成因；"客气上逆"言误下后，在表之邪内陷而上逆于胃，是心下痞、干呕、心烦不得安的成因。《灵枢·口问》说："中气不足，溲便为之变，肠为之苦鸣。"甘草泻心汤证以痞利俱甚为其临床特征。

甘草泻心汤即半夏泻心汤重用甘草至四两而成。方以甘草命名为君，仿以大枣甘以补中，缓客气之逆，益中州之虚；干姜、半夏辛以通达；黄芩、黄连苦寒泄痞清热。

《伤寒论》本方无人参，而《千金要方》《外台秘要》中有人参，应从之。因论中半夏泻心汤、生姜泻心汤均有人参。此证以中气虚弱为病机重点，更应有人参，考论中治虚痞的旋覆代赭汤、桂枝人参汤，仲景均用人参以补虚消痞，《金匮要略》载此方亦有人参。

李时珍《本草纲目》记载：人参"主心下痞气"；日人吉益东洞《药征》云"主心下痞坚、痞鞭"，可见人参是补虚消痞的要药。甘草泻心汤是屡经误下脾胃大虚，人参故当必用。

《金匮要略·百合狐惑阴阳毒病脉证治》记载，用此方治疗"狐惑之为病，状如伤寒，默默欲眠，目不得闭，卧起不安。蚀于喉为惑，蚀于阴为狐，不欲饮食，恶闻食臭，其面目乍赤、乍黑、乍白。蚀于上部则声喝，甘草泻心汤主之。蚀于下部则咽干，苦参汤洗之。蚀于肛者，雄黄熏之"。我治狐惑病常用本法，取得较好效果。

三、结语

《伤寒论》五泻心汤，由于组方谨严，配伍精当，符合脾胃的生理特性和常见的病理表现，故善治消化系统疾病。据个人体会：大黄黄连泻心汤善治胃热气滞之热痞，如热邪壅滞、胃失和降、吐血衄血等无形之郁热，皆可使用。附子泻心汤适于内有胃热气滞之热痞，外有恶寒汗出、表阳不足之兼证，属于内热外寒之寒热错杂证候，故用三黄清热泻痞，附子温经扶阳；至于汗出恶寒，系举例性质，关键在于抓住兼有阳虚的病机。叶天士治热陷成痞，只根据"冷饮不适"的病情，即用本方，值得学习和借鉴。

半夏泻心汤、生姜泻心汤、甘草泻心汤，虽均用苦寒之芩、连以清热泻痞，辛温之姜、夏以散寒降逆，辅以参、草、枣而健脾和胃。但由于三方证的病机症状表现各异，因此，治则、用药亦有所不同。半夏泻心汤适于湿热中阻，胃失和降，开结泄痞，其治在胃；生姜泻心汤重用生姜，主治胃虚、水饮、食滞之痞，适于湿热阻滞，水结于肠间，而见腹中雷鸣，吐利并作，便下热臭者，其治在脾；甘草泻心汤主治中虚较甚，症见频繁下利，故重用甘草至四两，以健脾益气，和胃缓中补虚。对此，清代王旭高总结为："半夏泻心汤治寒热交结之痞，故苦辛平等；生姜泻心汤治水与热结之痞，故重用生姜以散水气；甘草泻心汤治胃虚气结之痞，故加重甘草以补中气而痞自除。"（《王旭高医书六种》）此三方，由于病机均为寒热错杂，虚实互见，主症为心下痞满，兼症而有所侧重，故在寒热并用、补泻兼施、开结散痞的前提下，仅仅用一药之变异，而其主治重心即不同。可见仲景制方之妙，变化无穷，真可谓圆机法活矣。

在运用泻心汤时，必须验之于舌，以作为辛开或泄法的重要依据。叶天士在《外感温热篇》明确指出："再人之体，脘在腹上，其地位处于中，按之痛，或身痛，或痞胀，当用苦泄，以其入腹近也。必验之于舌，或黄或浊，可与小陷胸汤或泻心汤，随证治之；或白不燥，或黄白相兼，或灰白不渴，慎不可乱投苦泄。其中有外邪未解、里先结者，或邪郁未伸、素属中冷者，虽有脘中痞满，宜从开泄，宣通气滞。"说明应从舌苔上分清湿热的偏重而辨证用药，如热偏重而舌苔黄浊者，宜用苦泄法；湿偏重而舌苔白，或黄白相兼，或灰白不燥者，当用开泄法。这在临床实践中有着重要的指导意义，补充了《伤寒论》未论及舌苔之不足。

其次，值得提出的是，在用泻心汤时一定要注意煎药方法，始能提高疗效。如大黄黄连泻心汤，以麻沸汤渍之，须臾去滓，分温再服，其中有深意存焉。以麻沸汤渍服，意取其气，不取其味，使苦寒沉降之剂，一变而为轻扬清淡、泻痞清热之妙品。附子泻心汤，以麻沸汤渍三黄，取其轻清之气，以治气分之痞结，附子另煮取汁，取其辛温醇厚之性，直入下焦，以发挥其复阳止汗的作用。总之，仲景根据《黄帝内经》"辛甘发散为阳，酸苦涌泄为阴"的药物性味功能理论，在泻心汤中创制辛开苦泄的配伍方法，运用于痞证的治疗。也就是利用苦寒药物能泄、能降，辛温药物能通、能开的功能，以芩、连苦寒清泻邪热，使胃气下降，姜、夏辛温助阳气，以利脾气之开。两者相伍，泄中有开，通而能降，确能起到调理脾胃、升清降浊、斡旋气机的作用。且辛散无劫阴之弊，苦寒无伤阳之虞，相反相成，相得益彰，开创了辛苦合用、寒热并施的先例，历经1700 多年而应用不衰，足证其有着较高的理论和临床价值，有待我们进一步的钻研和运用，更好地为"四化建设"服务。

　　以上仅是个人学习和临床运用的体会，不当之处，望予指正。

第二节
对《金匮要略》狐蜮病的认识及其临床运用

狐蜮病以口腔、咽喉、眼及前后二阴黏膜、皮肤等部位多发性溃疡为主症，是一个独立的综合性疾病。本病始见于《金匮要略》一书，张仲景对认识和治疗狐蜮病做出了重要贡献。狐蜮病临床变化较多，症状缠绵难愈，容易造成误诊。治疗常有反复，至今仍属于疑难病症之一。因此，有必要进一步研究《金匮要略》，探讨狐蜮病的辨治规律。

一、张仲景对狐蜮病的认识和贡献

《金匮要略·百合狐蜮阴阳毒病脉证治》篇指出："狐蜮之为病，状如伤寒，默默欲眠，目不得闭，卧起不安，蚀于喉为蜮，蚀于阴为狐，不欲饮食，恶闻食臭，其面目乍赤、乍黑、乍白。"又说："病者……初得之三四日，目赤如鸠眼；七八日目四眦黑。若能食者，脓已成也。"从上述原文看，张仲景认为狐蜮病的主要临床表现有三方面，即咽喉部损害、阴部损害和眼部损害。他在 200 年左右，首次提出咽喉口腔、二阴、眼部的蚀烂溃疡之间具有内在的联系，是一个独立的综合性疾病，并命名为狐蜜病。

　　张仲景把狐蜜病和百合病在一篇中进行讨论，是有一定寓意的。这对于我们理解狐蜜病的原文、探讨其病机多有裨益。如百合病中即有"如寒无寒，如热无热"的描述，可以佐证狐蜜病的"状如伤寒"，不一定有恶寒发热，而是一种自我感觉。百合病有"意欲食，复不能食，常默默，欲卧不得卧，欲行不能行，饮食或有美时，或有不欲闻食臭时"等症状（百合病者，百脉一宗，悉致其病也），而狐蜜病中亦有相似的记载。由此可知，两者的临床见症，在精神情志和饮食两个方面相近似，在病机上多属于热病后期，余毒未尽，也有共同之处。

　　狐蜜病的治疗，《金匮要略》有内治法、外治法，内治法以甘草泻心汤为主方，脓成者用赤小豆当归散以排脓；外治法又分熏、洗两种。即张仲景所谓"蚀于下部则咽干，苦参汤洗之。蚀于肛者，雄黄熏之"。后世虽有所发展，但治疗仍未能超出仲景制定的治则和治法范围。

　　狐蜜是中医病名，与西医的白塞病相似。白塞病以口腔复发性溃疡、虹膜睫状体炎、生殖器部位的疼痛性溃疡以及结节性红斑样皮疹和痤疮样皮疹为主症，并可累及血管及神经、消化系统。目前，西医对该病病因尚不十分清楚，虽然有感染、感染过敏、自身免疫等学说，惜均未被完全证实。治疗用抗生素、肾上腺皮质激素、免疫抑制剂等药物有一定疗效，但很难根治。近年来患者常在西医确诊后来中医求治，从而促进了中西医在本病上的合作。中医诊断为狐蜜病的患者，西医往往诊断为白塞病，而西医诊断为白塞病的患者多符合中医的狐蜜病的表现。因此，临床辨治狐蜜病可以中西医合参，以确定狐蜜病的诊断，按中医狐蜜病的理论治疗白塞病，充分发扬中医中药治疗的优势，是治愈本病的关键所在。

　　这里需要特别指出的是，张仲景在200年左右，对本病已有较详细的论述。他认识到尽管狐蜜病发病的部位有所不同，却是一个独立的综合性疾病。仲景既确立了治则与方药，又主张内外合治，应用至今仍有很好的治疗效果。较之西医对本病的认识要早 1700 余年，这值得我们重视，以提高民族自尊心、自信心。仲景对狐惑病的认识，在世界医学史上是首屈一指的，他对狐惑病的治疗同样也做出了重要贡献（500 年希波克拉底才记录了本病；1937 年比支特氏才有详细描述，但至今仍无肯定疗法；菲利普氏认为小剂量激素无效，大剂量可控制本病；在泽氏认为大剂量激素可使病情加重，甚至并发感染，引起中枢神经系统症状，导致死亡）。

二、有关狐惑病机制的探讨

狐惑病是涉及人体几个脏腑的综合性疾病，其临床表现可分为局部和全身两组症状。在判断本病时两者并非居于同等部位，局部症状是确诊本病的基本条件。咽喉、口腔、眼、前后二阴的损害是互相联系、不可分割的。局部损害有时呈单一性，有时同时出现，或此愈彼现，反复发作。大抵病轻可单见，病重可同见，始病常单见，久病多同见。全身表现常见"状如伤寒，默默欲眠，目不得闭，卧起不安""不欲饮食，恶闻食臭""脉数，无热微烦，默默但欲卧，汗出"等，虽不像局部症状那样具有特殊性，但在反映其病机方面却有重要意义。临床凡见一处局部症状兼有全身表现者即应考虑本病，凡见两处以上局部症状兼有全身表现者可确诊本病。

应该指出，狐惑病不仅仅见于伤寒热病后期，亦有由于内伤杂病发展而来者，临床上并不少见，不宜概谓狐惑必为伤寒而致。如素体阳盛之躯，外受湿热邪毒，两阳相搏，火热上攻，可见"目赤如鸠眼"。如失于治疗，热毒亢盛则易腐而成脓。

狐惑病的病因病机，《金匮要略》一书未明确论述，除通过其临床表现和治疗方法进行推断外，还应参考后世医家的见解和我们自己的临床实践来综合分析。如《诸病源候论》说狐蟚病"由湿毒气所为也"，《千金要方》亦说"此由温毒气所为"。我认为本病由湿热邪毒所致，多侵犯肝、脾、胃等脏腑。肝经为足厥阴之脉，起于大趾从毛之际，入毛中，过阴器，循喉咙之后，上于颃颡连目系，环唇内；脾经为足太阴之脉，起于大趾之端，夹咽，连舌本，散舌下；胃经为足阳明之脉，起于鼻之交颊中，还出夹口，环唇，下交承浆，循喉咙。肛为阳明之下口。故湿热邪毒蕴积日久，则蒸腐气血，化为瘀浊，循肝脾胃经，上则蚀于咽喉、口唇、舌、目，下则蚀于二阴。肝开窍于目，眼胞属脾土，面部属阳明，故见目四眦黑、目赤如鸠眼、其面部乍赤乍黑乍白等症，古人以其状如虫蚀，上下同病，故又称狐蟚（蟚，唐容川认为应读 yù）。若病久不愈，而湿热蕴结，多损肝肾之阴。肝主筋，开窍于目；肾藏精，主骨生髓。肝肾阴亏，其临床表现常见咽干口燥，两目干涩，视力减退，筋脉失养，神志恍惚，虚烦不安，腰酸骨楚等症。若病变后期，阴损及阳，或湿热伤阳，病从寒化，可见脘腹胀满，神疲食少，形寒肢冷，小便频数清长，大便溏薄等症（本病病程长，病情顽固，常有双目失明而其他症状仍反复发作如故）。

三、狐蟚病的辨证论治体会

狐蟚病是独立的综合性疾病，其不同的发展阶段临床表现不同，反映出来的内在病机亦有所区别，临床仍应注意辨证论治，遣方用药宜恰中病机，才能取得预期效果。本病在临床并不少见，而是多被忽视，或诊为口疮，或以为目疾，或按阴疮治疗，易造成误诊，贻误病情，治疗而鲜有效果。

　　临床治疗狐𧏾病，宜根据病机区分为不同阶段，用不同方法。以湿热为主而化燥伤阴不明显者，溃烂部位渗出物多，甚至有膜状物覆于溃疡之上，常兼见口苦而黏，不欲饮水，便溏尿赤，苔腻，脉濡而数。治疗宜清热解毒燥湿为主，内外治法兼施。内服药以调理脏腑功能，祛除病邪，用甘草泻心汤化裁，常加苦参、黄柏、败酱草、土茯苓、地肤子、炒槐角、密蒙花、决明子等药。甘草泻心汤以甘草为君药，取其性味甘凉，清热泻火解毒；配合黄芩、黄连之苦寒，以清热泻火而燥湿；干姜、半夏辛温以开窍散结，除其郁结之湿热；大枣、人参性温味甘，虑其助热留湿，多弃而不用。苦辛杂用，寒热并投，共奏苦辛通降、清热解毒燥湿之功。加苦参、黄柏、败酱草、土茯苓之属，以增强其清热泻火、祛湿解毒之力。前阴溃疡加用地肤子，肛门溃疡加用炒槐角，眼部损害明显加用密蒙花、决明子等药。苦参味极苦而性寒，具有清热燥湿杀虫的作用。《名医别录》称其"安五脏""利九窍""疗恶疮"。其清热燥湿的功效与黄芩、黄连、龙胆草相近，而其苦愈甚，其燥尤烈，其力直达诸窍，一般医家多畏其味苦难服，亦嫌其峻烈，过去多外用而很少入煎剂内服。但毒疮恶癞非此莫除，如辨证准确，其功效甚捷，诚为治疗狐𧏾病的要药，不单外用，内服亦佳。外用药以作用于局部，其力专一而直达病所，先以苦参汤加黄连、白矾、马鞭草、桃仁、甘草之属，水煎熏洗阴部，再以冰蛤散外敷患处，以清热燥湿，止痛敛疮。口腔溃疡可外用冰硼散或锡类散。

　　若病变经久不愈，见咽干口燥，两目干涩，视力减退，腰酸膝软，舌红而干，脉细弦而数，是湿热蕴久化燥、损伤肝肾之阴所致，治疗宜有所变化。应以养肝血、益肾阴为主，稍佐以清热利湿之品，可酌情选用一贯煎、杞菊地黄丸等方加味。若病至后期，阴损及阳，脾肾阳衰，而见形寒肢冷、脘腹冷痛胀满、神疲食少、小便清长而频数等症者，亦应首先顾其阳气，法随机转，可选用理中汤、肾气丸等方加减变化，切勿专事清利一法，而贻害于人。

本病就诊患者多迁延日久，病程逾年，反复发作。临床所见病症有达8年以上的，患者备受其苦，而医者根治又属不易。宜早认证，早治疗，以减少患者痛苦。狐蜜病病程长，病症顽固，故治疗本病不但要有法有方，且贵在恒守。临床常见患者用药多时而见效较微，坚持用药则病有转机而终于痊愈者，故守方是治愈本病必不可少的条件之一。《素问·汤液醪醴论》云："病为本，工为标。标本不得，邪气不服。"医者必须向患者说明病情，以增强战胜疾病的信心，使其坚持治疗，不轻试则止，反复更医，医患密切配合才能提高疗效。本病治疗后期，应注意勿致苦寒过用，化燥伤阴。患者症状全部消失后，不宜立即停药，仍应嘱其服药一个阶段，以资巩固，预防复发。

四、病例介绍

焦某，女，22 岁，初诊日期 1974 年 4 月 15 日。

患者自 1966 年患口腔溃疡，始则肿痛起泡，继则脱皮溃烂，形成溃疡，疼痛异常，靠"封闭"暂止，反复发作，始终未愈。1967 年见面部红肿，红肿消退后遗留块块白斑。1968 年发现前阴、眼睑、鼻腔黏膜等多处溃疡发生。1972 年见消化道溃疡。经多家西医医院诊断为白塞综合征。多方治疗效果不佳，而来我院求治。症见口腔、阴部溃疡蚀烂疼痛，伴头晕，视物模糊，畏寒，低热（37~38℃），咽干而痛，眠差多梦，心悸而烦，不思饮食，右胁隐痛，下肢水肿，倦怠乏力，大便微溏，小便黄赤。检查见口唇、舌、上腭、鼻黏膜有小片状溃烂多处，浅在性溃疡，表面附有灰白色渗出物，妇科检查见大阴唇、阴道口有 3 处豌豆大小的深溃疡，边缘不整，无明显红晕，表面有坏死白膜覆盖。舌质稍红、苔薄腻，脉弦细，左脉兼小滑。诊断：狐蜜病（白塞综合征）。证属湿热化浊，阻遏脉络，气滞血瘀，上下相蚀。治法：苦辛通降，清热解毒燥湿。方用：甘草泻心汤化裁。甘草 10g，干姜 6g，马尾连 6g（因无黄连），黄芩 10g，半夏 10g，败酱草 12g，土茯苓 24g，决明子 10g，5 剂，水煎服。

二诊至五诊：守方不变，随证增损，增加苦参、川楝子、黄柏、地肤子、炒槐角，服药共 20 剂。外用：苦参 30g，马尾连 10g，白矾 6g，桃仁 10g，地肤子 15g，水煎熏洗阴部。

六诊：药后上部溃疡减轻分泌物减少，大阴唇溃疡缩小。仍畏寒，低热，不思饮食，心悸，右胁隐痛，膝关节痛，舌红、苔黄腻，脉细数。病有转机，原方加减，稍减清热解毒药量。内服方：生甘草 10g，川黄连 6g，黄芩 6g，半夏 10g，干姜 6g，紫草 6g，败酱草 10g，川楝子 10g，枳壳 10g，焦三仙（焦麦芽、焦神曲、焦山楂）各 15g，6 剂，水煎服。外用方：苦参 30g，当归 12g，桃仁 12g，马鞭草 30g，甘草 12g。水煎熏洗阴部，然后外敷冰蛤散。口腔外敷冰硼散。

七诊：症状减轻，原方照用。

八诊：药后自觉症状消失，溃疡愈合，嘱停用外用药，仍予前内服药 6 剂，以巩固疗效。

随访：1975 年 9 月 24 日，已愈 8 个月余，未复发。1978 年 1 月 26 日患者来告：去年 10 月生产 1 男孩，宿疾至今未复发，身体健康，特来看望道谢。

第三节
运用经方治疑难病症举隅

一、引言

（一）何谓经方

"经方"始见于《汉书·艺文志》，本意即方术，《后汉书》有《方术传》，仲景在《伤寒杂病论》序中有"曾不留神医药，精究方术""余素尚方术"之说。《词源》解为古代医药方书的统称。实际上汉以前已有不少方书，如《黄帝内经》载方 13 首，马王堆汉墓出土的《五十二病方》、甘肃出土的《流沙坠简》等。《汉书》中载有"经方十一家"，并述："经方者，本草石之寒温，量疾病之浅深，假药味之滋，因气感之宜，辨五苦六辛，致水火之齐，以通闭解结，反之于平。"这段文字实际是讲什么是"方"，而为什么要称其为经方却没有明确说明。因此，我们还是要从"经"与"方"的本意来探究"经方"的内涵。

"经"字的现代含义非常丰富，有 20 种之多。但究其本意，在《说文解字》中对"经"的解释为："经，织也。从糸。经，编织品的织线。"又说："织之从系谓之经，必先有经，而后有纬，是故三纲、五常、六艺谓之天地之常经。"由此"经"的意思可引申为基本的、重要的、经典的。至汉文帝，始设"经博士"之职，此时"经"已初具法定经典之意。此后随着时代的发展，对被尊称为典范的著作或宗教的典籍，及在某个专业内有重要影响的书籍，均冠以"经"字，以示其学术地位的重要性，如《易经》《道德经》《墨经》《黄帝内经》等。

"方"字也是中国字的基本字形，因此引申义也很多。其本意是耕地时一耜起出的土。有方形之意，与圆相对。如《孟子·离娄上》所说"公输子之巧，不以规矩，不能成方圆"，又见《周礼·考工记》所说"圆者中规，方者中矩"。又可引申为法度、准则之意，见《毛专》"方，则也"，《淮南子·主术训》"智欲圆（圆通、灵活）而行欲方"。亦作方药、药方解，《论衡·定贤》"譬犹医之治病义，方施而药行"。

东汉张仲景"勤求古训，博采众方"，在汉以前中医理论和经验的基础上，结合自己的临证实践，创造性地治理、法、方、药于一炉，编纂而成的《伤寒杂病论》，被后人尊为"方剂之祖"，为后世创制时方之源泉。至清代，"经方"就专用于指代仲景书中的处方，俾与唐、宋以后出现的时方相区别。总之"经方"应是经典医籍中收载的、用于治疗各种不同疾病的方药。

《伤寒杂病论》全书载方314首（伤寒112方），并对每方的煎药方法、服法、护理、加减用药等均做了详细的说明，不但应用时易于掌握，更有助于领会法随证变，方从法出，既有原则性、又有灵活性的"辨证论治""执简御繁"的规律。所以晋、唐以后，医家无不推崇《伤寒杂病论》为中医必读的经典著作。特别是明、清时代温病学说的成长，显然是在该书基础上发展起来的。正如陈修园所云："《内经》详于针灸，汤液治病，始自伊尹，至仲景专以方药治病，而集群圣之大成。"对"经方"的应用，有人提倡不但要师其法，更要遵其方，这与仲景"虽未能尽愈诸病，庶可以见病知源，若能寻余所集，思过半矣"之意不苟吻合。

（二）经方的特点

1. 依法统方

《伤寒论》中虽收载 112 方，但按其治疗大法而言，总不离汗、吐、下、和、温、清、消、补八法，清代徐大椿所著《伤寒论类方》就将 112 方归为十二类，认为："不类经而类方，盖方之治病有定，而病之变迁无定，知其一定之治，随其病之千变万化，而应用不爽。此从流溯源之法，病无遁形矣。"

2. 以方示法

仲景组方，不仅治疗大法明晰，切中病机，而且方中各药组合也很有奥义，需长期钻研并结合临床实践颖悟体会，始能窥其真髓。如真武汤是个温阳利水的方剂，又加用芍药，似不易理解，但却能反映出仲景的整体思想观和娴熟的组方技巧，及治未病发于机先的指导思想。《千金要方》中说"至于仲景，特有神功""处方用药，皆须临事制宜"。

我在临证中主张师其法、用其方，但须随证应变，用药讲究轻灵、活泼。什么叫轻灵？

（1）是用药剂量不宜过大。初病、久病用药宜轻，急症、危症用量当重，讲究的是各药间剂量的轻重有度，寓轻灵流动于平庸之中，重浊黏腻之品宜少用。吴鞠通有言"治上焦如羽，非轻不举"，十剂中"轻可去实"是也。如曾治一喉肌软化患者，历经数年，中西药遍尝，一见药则欲吐。我诊时处方用药仅 7 味，重 27g，效尚满意，以病在上、药宜轻清灵动故也。

（2）是各药间的组合、配伍要适宜。所谓升降相因，开合有度。

（3）是各药剂量比例适度，君、臣、佐、使轻重不一。古人论："中医不传之秘在于剂量。"确是临证实践中来。

什么叫活泼？就是善于抓主症，随症变化而不呆板、硬套成方，这需要熟练掌握每味药的特点，到关键的时候，可以收到四两拨千斤的效果。好像打攻坚战，正面拿不下来，叫名神枪手从侧面就解决了。所以虎狼攻逐之品少用为宜，不能使蛮劲。要达到这样的效果，经方是开阔思路的源泉。

3. 药少力专

《伤寒论》中应用的药物只有 80 多种。其中 5 味以上的处方，所使用的药物只有 25 种。有人统计《伤寒杂病论》中载方 262 首，由 1～3 味药组方的达 133 首，占 50.76%。如桂枝汤本治太阳中风，在原方基础上加重桂枝用量，即成为治"奔豚，气从少腹上冲心者"之剂；除去桂枝、姜、枣，加大芍药、甘草剂量，即成为治脚挛急和腹痛的芍药甘草汤。一方加减变化达 19 首之多，其变化之妙，可见一斑。

后人之所以将仲景之书尊为"方剂之祖"，就是它常给人以启迪，我每次学习都有新的收获。希望大师班的同学也多读仲景之书，带着问题读，结合临证，善思多悟，进步最快。易水张洁古云："仲景为万世法，群方之祖，治杂病若神，后世医家，宗《内经》法，学仲景心，可以为师矣。"

二、经方运用举隅

（一）当归四逆汤合黄芪桂枝五物汤化裁治疗颈神经根炎案

1. 病案摘录

路某，女，34 岁，高级化验员。初诊日期：1974 年 1 月 6 日。

患者于半年前清晨睡醒后，突然感觉颈项、肩背剧烈疼痛，活动受限，呈强迫右侧头位，伴酸楚麻木感，自认为是"落枕"，采取颈部电疗、按摩，非但病情不减，反而加重，头部不能抬起，上肢活动困难，咳嗽、喷嚏、吃饭均可引发疼痛加重。再经热敷、针灸等治疗效微。发病 18 天后到某医院就诊，经检查诊断为：颈神经根炎，左侧胸锁乳突肌炎，左侧斜方肌炎。又先后用乌洛托品、维生素及超短波、离子导入、电针等治疗 5 个多月，病情有所缓解，但疗效不甚显著，遂要求中药治疗。诊时见：颈部疼痛拘紧，左侧微肿，转侧不能，稍动则疼痛加重，并向两背部放射，遇冷则剧，得暖则舒，伴双肩沉重麻木，腰膝酸软，足跟痛不能久行，周身畏寒怯冷，手足欠温。月经提前，周期 20 天左右，量少色暗。观形体丰腴，面色晦滞不泽，舌淡、苔薄白，脉沉涩小紧、尺弱。患者近年曾有多次人工流产史。

四诊合参，辨为：禀赋素虚，肾阳不足，冲任失调，风寒外袭，气血痹阻。治以温经散寒，补肾通阳，调补冲任。方用黄芪桂枝五物汤合当归四逆汤加减。

处方：生黄芪 9g，桂枝 9g，当归 9g，白芍 9g，赤芍 9g，秦艽 15g，通草 3g，细辛 2g，沙苑子 12g，菟丝子 9g，狗脊 12g，桑椹子 12g，豨莶草 12g。水煎，日 1 剂，分 2 次温服。

服药 10 剂，颈肩症状好转，肢体畏寒、足跟痛也见减轻。但仍感病处酸楚沉重，下肢似绳捆绑，舌红、无苔，脉左沉细、右沉弦小缓。为寒湿凝滞、肝肾不足之候。仍依上法，加重温肾扶阳，佐以育肾阴之品。处方：生黄芪 6g，桂枝 6g，当归 12g，鸡血藤 15g，补骨脂 6g，淡附片 先煎 6g，锁阳 12g，白芍 6g，沙苑子 12g，鹿角胶 烊化 6g，菟丝子 9g，木瓜 6g，川牛膝 6g，炒苍术 6g，巴戟天 6g。水煎，日 1 剂，分 2 次温服。

服上方 20 余剂，诸症继见好转，颈肩疼痛明显减轻，下肢轻灵，身微畏寒恶风，平素易患感冒，大便溏薄，舌脉如前。药既见效，再依前法，佐入和营固卫之品。

处方：生黄芪 15g，党参 6g，桂枝 6g，防风 3g，炒白术 6g，当归 10g，鸡血藤 6g，补骨脂 9g，淡附片 先煎 6g，锁阳 12g，白芍 15g，沙苑子 6g，川牛膝 6g，木瓜 6g，丹参 18g。14 剂，水煎，日 1 剂，分 2 次温服。

此后在上方基础上，又辅以温肾调经等法调治数月，诸症消失，月经正常，病获康复，随访至今未见复发。

2. 辨证要点

（1）患者系女性，曾有多次人工流产史，平素见足跟痛，腰膝酸软，月经前期量少，说明肝肾气血俱不足。

（2）受凉后颈肩部突发肿胀疼痛，活动受限，肢体畏寒怕风，遇冷则诸症加重，显为风寒之邪痹阻经脉所致。

（3）血虚不能滋养经脉、关节、肌肤而见麻木，麻属气虚，木属血瘀，左主血，右主气，故左侧为重。

3. 综合分析

其病机实为素体气血亏虚，营卫不固，风寒外袭，寒凝经脉，气血痹阻，加之肾气失充、冲任不固所致。《金匮要略·血痹虚劳病脉证并治》谓："血痹阴阳脉俱微（《金匮要略心典》指人迎、趺阳、太溪而言），寸口关上微（阳气不足），尺中小紧（阴寒内盛），外证身体不仁，如风痹状，黄芪桂枝五物汤主之。"《伤寒论·辨少阴病脉证并治》第351条曰："手足厥寒，脉细欲绝者，当归四逆汤主之。"该案病机与上述所论相合，故取黄芪桂枝五物汤合当归四逆汤加减化裁，益气温经，通阳行痹，补肾调冲。先后加入活血通络、祛湿行痹、益气固卫、温肾调经之品，随证治之，药证切合，故见效机。该案患者体质素虚，难能速效，治须缓图，更需灵活变通，小制其剂，坚持治疗，终使顽疾告愈。

4. 方药心得

黄芪桂枝五物汤是桂枝汤去甘草加黄芪而成，方中只一味芍药，补血之力不足，故合用当归四逆汤，又黄芪与当归相配则成当归补血汤，用于气血不足、营卫失调的痹证，效果很好。对体质偏热者，我常以桑枝易桂枝，五爪龙易黄芪，用量一般在20～30g，并酌加祛风通络之品，如络石藤、海桐皮、防风、防己、忍冬藤、乌蛇等，以加强活血通络搜风的力量；对血瘀有热者，用赤芍易白芍，热瘀明显者赤芍、白芍同用，再选用鸡血藤、寻骨风、制乳香、制没药等活血化瘀止痛之品；肝肾偏于阴虚者，合二至丸、龟甲胶；偏于阳虚者，可选二仙汤、肾气丸、右归饮等方剂化裁。临证若能辨证准确，组方合理，均能收到较好疗效。当归四逆汤也是一张很好的温经通脉、宣痹散寒的方子，我在临床中常用它治疗因血虚寒凝、筋脉失养所致的脉络不通诸证，如雷诺病以及气血双亏之虚痹、产后痹等，效果满意。

（二）真武汤加减治疗顽固性口渴案

1. 病案摘录

孟某，女，56岁，退休干部。初诊日期：2004年5月16日。

2003年3月间，患者不明原因出现口干渴，初始较轻，饮水能解，此后呈进行性加重，近1个月来口渴益甚，每昼夜饮水5～6暖瓶，仍不解渴。经医院多项检查，排除糖尿病、尿崩症、干燥综合征等相关疾病，因诊断不明，西医无特殊治疗，转求中医，屡用增液承气汤、白虎汤、沙参麦门冬汤、生脉饮、消渴方等养阴清热、益气生津方药百余剂，然口渴依然不解。诊时见：烦渴多饮，饮不能解，喜热饮而恶凉，尿频量多，伴有头晕目眩，心悸多梦，周身困重，腰膝酸楚，下肢冷凉，伴轻度水肿，饮食可，大便秘，三日一行，舌质黯红、边见齿痕、苔薄黄不燥，脉沉细略数。辨证为：阳虚水泛，气不化津。宜温阳利水，化气生津。方以真武汤加味。

处方：制附子_{先煎}8g，白芍12g，炒白术15g，茯苓15g，太子参10g，麦冬10g，生山药10g，芡实12g，金樱子12g，生姜3片为引。水煎，日1剂，分2次温服。

服药7剂，口渴大减，每昼夜喝水减至2～3暖瓶，大便通畅，下肢肿消转温，此为肾阳渐复、气化得行之佳兆。既见进步，以原方出入，淡附片先煎减为6g，再进10剂，病情逐渐好转，其后改为金匮肾气丸缓缓调理，使口渴尽失。

2. 辨证要点

（1）烦渴喜热饮不解，虽尿频量多，但见下肢轻度水肿，为湿浊水饮内阻之征。

（2）周身困重，腰膝酸楚，膝下欠温而畏冷，为素体肾阳不足之候。

3. 综合分析

口渴症临床常见，在现行的《中医内科学》教科书中，有消渴病，无口渴症（1989 年出版的《中国医学百科全书·中医内科学》，我参与了口渴症章节的编写）。如果将消渴作为一个病种来讲解，多认为是阴虚、燥热、血瘀所致。本案在初治时，见烦渴不解，大便秘结，心悸多梦，舌红、苔黄，脉细数，误以为是阳明热盛、耗气伤津所致，遂投清热泻火、益气生津及增液通便等法，与教科书选方用药的思路一致。而口渴不解，究其因乃问诊不详、辨证不精所致。试观本案虽见烦渴多饮，心悸，多梦，便秘，但又周身困重，腰膝酸楚；脉虽见数象，却非弦滑实数而是沉细略数；舌苔薄黄，但不焦燥；更见膝下欠温而畏冷，轻度水肿。这些症状实均为阳虚水泛、气不化津、津不上承所致（口渴症辨治详见《中国医学百科全书·中医内科学·口渴》）。

《伤寒论》316 条："少阴病，二三日不已，至四五日，腹痛，小便不利，四肢沉重疼痛，自下利者，此为有水气。其人或咳，或小便利，或下利，或呕者，真武汤主之。"82 条："太阳病，发汗，汗出不解⋯⋯心下悸，头眩。"从上述分析可知，系阳虚失于固摄，故小便频而量多；阳虚不能制水，水湿泛滥于上下内外，水气凌心则心悸，上犯清阳则眩晕，泛滥肌肤则周身困重，足跗水肿；阳虚温煦失职，故下肢畏冷而欠温；阳虚则寒盛，寒邪凝滞，故大便秘而不硬，数日一行，此为冷秘；肾阳虚衰，虚阳浮越，则可见心烦多梦，舌红、苔黄，脉沉细小数，而非弦滑实数，故用真武汤温阳化气行水。小便频而量多，乃肾阴亏虚；津不上承而口渴喜饮，为脾胃气阴津亏，故配太子参、生山药、麦冬益气生津，滋养脾阴，加芡实、金樱子益肾固摄。后用金匮肾气丸缓补肾阳，徐徐调治，终使口渴得除，诸症尽失。余常谓：临证治病，若病机错杂，见症纷繁，则应详为辨证，谨察病机，识常达变，方能药到病除。

4. 方药心得

（1）真武汤是治疗少阴病阳虚水泛的方子，因阳虚必然气虚，所以临床上我常在方中加入参、芪，以增强益气行水之力。

（2）少阴是三阴之枢，本阴而标阳，既可从阴化寒，也可从阳化热，但无论化寒或化热，都是体质阴阳偏衰的表现。临床上经常可见到同一性质问题相互转化的矛盾表象，如少阴病常见的下利腹痛，本案则为便秘；条文中有小便不利，本案为小便频多。由于阴阳相互消长转化的病势不同，其病变也表现不一。辨证时应详审细查，本案就是很好的例子。方中附子用量不宜过大。无论是从气血阴阳的方面，还是药物毒性的角度，都应循序渐进，以平为期。

（三）麻黄汤合芍药甘草汤治疗全身颤抖案

1. 病案摘录

颜某，男，36岁，公司职员。初诊日期：2004年7月16日。

患者于1个月前因天热汗出，为解暑热而用冷水冲凉后出现阵发性全身颤抖，始为一日偶发，继而逐渐加重，甚时每日发作10余次，每次持续约30分钟，伴见畏寒恶风，得衣被而不减。赴西医综合医院就治，经相关检查均未发现异常，又用西药物治疗毫无进展，万般无奈，求治中医。诊见：颤抖时发，周身痛楚，以四肢为甚，虽时值盛夏，天气炎热，却身着绒衣厚裤，然仍寒栗不止，无发热，汗出，饮食、二便均可，舌淡红、苔薄白，脉弦紧小数。四诊合参，辨证为寒冷骤袭，客于腠理，玄府闭塞，痹阻经脉。治以解表散寒，柔肝缓急。方用麻黄汤合芍药甘草汤加减。

处方：麻黄 12g，桂枝 10g，荆芥 12g，防风 12g，白芍 15g，炒杏仁 10g，炙甘草 10g。3 剂，日 1 剂，水煎，分 2 次温服。

并嘱服药后宜微汗，忌大汗，避免受风饮冷，食宜清淡。药服 1 剂，身觉微有汗出，颤抖减，恶寒轻，再服则厚衣除，又经五诊，改益气养血、荣筋通络之剂调理，诸症皆杳。半年后患者来诊他疾时，告谓病未再发。

2. 辨证要点

（1）冷水冲凉后出现阵发性周身颤抖，舌淡红、苔薄白，脉弦紧小数，此为寒邪袭表，痹阻经脉。

（2）病延月余，时值盛夏，仍着绒衣，恶寒，无汗。

3. 综合分析

《伤寒论》第 3 条谓："太阳病，或已发热，或未发热，必恶寒，体痛，呕逆，脉阴阳俱紧者，名为伤寒。"第 35 条："太阳病，头痛，发热，身疼，腰痛，骨节疼痛，恶风，无汗而喘者，麻黄汤主之。"本案是在暑热汗出、腠理开泄之际，突然用冷水冲浴，致营卫被郁，寒滞玄府，筋脉拘急，而致颤抖频发。颤抖为其主症，但与热极生风、肝风内动之颤证不同。更与 82 条水气凌心之身瞤动不一。虽病延月余，但恶寒、无汗、身痛等风寒束表之证仍在，显系麻黄汤证无疑。脉见弦紧小数，弦为肝脉，肝主筋，紧属寒象，寒性收引，寒凝筋脉，玄府闭郁，故见全身颤抖挛缩时发。脉见小数，为营遏卫郁，病久有欲化热之势，故合用芍药甘草汤，以养阴和营，缓急止挛，并防麻黄、荆芥过汗伤阴。通过审病因，求病机，抓主症，顾兼症，活用经方，使病获愈。

4. 方药心得

麻黄汤中麻黄为主药，麻黄微苦而辛，性热轻扬，为肺经专药，但用量须适度。过大则有汗多耗津伤阳、加快心率、升高血压之虞。《本草备要》等书提出"夏月禁用"之戒。我在用药时，多依证情而定，虽夏秋只要麻黄证具，不必过慎，但轻者可用麻黄绒。如今年9月初，诊一5岁患儿，因高热伴见咳喘而住院，经抗菌消炎、止咳退热药输液治疗，反复不愈遂出院来诊。症见恶寒无汗，鼻流清涕，发热39℃，咳喘，声音重浊，痰黄，咯出不爽，脉滑数。遂用麻杏石甘汤化裁，2剂热退，咳喘止，诸症平。麻黄根虽云汗止，临床同样有一定的止咳平喘作用，外感一般生用。仲景用法先煎10余沸，掠去浮沫，再入他药同煎，表明当时对麻黄的使用已积累了丰富的经验，先煎则有减毒增效之能。关键是辨证准确，三因制宜，凡表虚自汗、阴虚盗汗忌用，如肾虚喘咳当禁用、慎用。

芍药甘草汤在《伤寒论》是治疗脚挛急的方子，实际腹痛和周身疼痛都能用。我在治疗妇科病、痹证及肝脾不和疾病，如肠易激综合征等，常用本方，效果比较理想。至于疼痛的性质，只要配伍得当，虚实都可用，所以仲景用芍药治腹痛，除配以甘草外，虚者加饴糖、当归等补养药，实者配大黄。桂枝加大黄汤及小建中汤方都重用芍药，而所治却有虚实的不同，这就是一个有力的证明。芍药用量12~30g，对痞满腹肌紧张拒按者，可赤芍、白芍同用或酌加活血药，甘草10~15g，虚者炙用，实者生用。

（四）麻黄加术汤化裁治疗类风湿关节炎案

1. 病案摘录

张某，女，45岁，2004年11月24日初诊。

诉2年前因淋雨致关节酸痛沉重，遍及周身，疼痛部位固定不移，而以两肩及指关节为著，有晨僵现象。经某医院检查，血沉43mm/h，类风湿因子阳性，诊断为类风湿关节炎。予以布洛芬、瑞贝林及中药数十剂，未见明显效果。刻诊：双肩关节酸痛加剧，周身困重，恶风寒而无汗，无发热，气短，纳呆，大便偏稀，舌淡红、边见齿痕、苔白腻，脉濡而细数。治以祛风散寒，健脾除湿为法。方用麻黄加术汤合麻杏薏甘汤加味。处方：麻黄先煎3g，桂枝9g，炒杏仁9g，炒白术9g，薏苡仁12g，陈皮6g，姜半夏9g，羌活9g，甘草3g。水煎，日1剂，分2次温服。

二诊：服上药4剂，微汗出，恶寒除，疼痛稍减。但虑罹病两载，脾虚湿困，气血已衰，原方去陈皮、半夏，加生黄芪15g，防风12g，防己12g，炒谷芽20g，炒麦芽20g。7剂，日1剂，水煎，分2次温服。

三诊：关节疼痛显著减轻，晨僵现象已不明显，纳食增加，大便成形，舌淡红、苔薄白腻，脉弦细。上方略有进退，进60余剂，诸症消失，血沉15mm/h，类风湿因子阴性。随访1年未复发。

2. 辨证要点

（1）恶风寒而无汗。

（2）肩关节酸痛，舌淡红、苔白腻，脉濡数。

3. 综合分析

本案关节痛处固定不移，沉重酸痛，此乃湿邪为患所致，当为着痹。因病已2年，久病必虚，脾恶湿，湿胜则伤脾，易阻气机，故气短，纳呆不饥。恶风寒乃风寒湿束表之征。《金匮要略·痉湿暍病脉证治》云"湿家身烦疼，可与麻黄加术汤发其汗为宜""病者一身尽疼，发热，日晡所剧者，名风湿。此病伤于汗出当风，或久伤取冷所致也。可与麻黄杏仁薏苡甘草汤"。本案与《金匮要略》所述主症相符，故选二方加减，以祛风散寒，健脾除湿。二诊时，患病已久，年近七七，知其气血已虚，故加益气健脾之品，以培化源而获痊愈。

4. 方药心得

麻黄加术汤是治疗风湿束表无汗之方，喻嘉言谓："麻黄得术，虽发汗而不至多汗；术得麻黄，亦可行表里之湿。"（《金匮要略浅注》）在《神农本草经》中苍术、白术不分，《名医别录》始明有苍、白二种，宋元时期将二术分列。二药均归脾胃经，有健脾燥湿之功，其中白术味苦，性甘温。《素问·脏气法时论》云："脾欲缓，急食甘以缓之，用苦泻之，甘补之。"所以白术重在补脾而善守，前人有以白术代党参之用的记载；苍术味辛苦温，气雄味辛，能散能行。明代戴思恭谓："开发水谷气，其功最大。"我在临证时常二药同用，脾失健运者侧重用白术，脾虚泄泻宜炒用，便秘宜生用，最大可至30～60g；湿阻中焦、升降失职者侧重用苍术。二药合用，一守一走，一补一燥，中焦气机调畅，则三焦通达，湿无以成也。我还喜将杏仁和薏苡仁同用，薏苡仁甘、淡，微寒，入脾、肺、肾经，有健脾渗湿之功，《本草求真》有薏苡仁"上清肺热，下理脾湿"之说；杏仁苦辛性温，功专苦泄润降，兼能辛宣疏散，具有"气化湿亦化"之意。二药合用，一来宣降肺气，二来渗利三焦湿热，水道得通，则湿自去也。

（五）猪苓汤治疗结核性脑膜炎案

1. 病案摘录

王某，女，62岁，退休职工。初诊日期：2004年8月16日。

患肺结核近20年，于2004年6月初出现低热，头痛，呕吐，继而出现意识障碍，而住入某院治疗，经CT、脑脊液培养等检查，确诊为结核性脑膜炎。经抗痨、利尿及中药安宫牛黄丸等治疗，病情得以控制，但意识仍时清时昧，午后出现发热，体温37.5～38℃，伴头痛、呕吐，又经西医综合治疗60余天，病情未能进一步好转。经人介绍邀余诊治。诊时除上述症状外，并见颈项强硬，反应较迟钝，口渴欲饮，烦躁，夜寐不安，语言不利，纳谷呆滞，小便不畅，大便两三日一行，舌红、少苔，脉弦细略数。辨证：患者久患肺痨，本为阴虚之体，痰浊自生，复患结核性脑膜炎而并发脑水肿。四诊合参，属阴虚水热互结，水气痰浊上蒙清窍之候。遂以育阴清热利水，佐以息风涤痰开窍为治，方用猪苓汤加味。

处方：猪苓20g，茯苓15g，滑石块18g，泽泻18g，阿胶烊化12g，天麻 15g，石菖蒲 15g，郁金 10g，钩藤 后下 15g，远志 12g，生大黄 后下 3g。水煎，每日 1 剂，分 2 次服。同时用药液送服冰片胶囊，每次 1g，日 2 次。

服药 7 剂，患者体温稍退，意识转清，头痛亦轻，大便通畅，呕吐尽除，但仍语言欠流利，小便不爽，纳食不馨。效不更法，原方减生大黄，再进 15 剂药后，发热杳，意识清晰，语言较前流利，反应亦渐灵敏，纳食增多，头痛消失，小便畅行，精神好转，体力也增，已能下地活动。邪热杳，蓄水除，痰浊清，阴液得复，清窍通灵。仍宗原法，依上方略有进退，再进 30 余剂，诸症皆愈，遂回家调养。

2. 辨证要点

（1）低热，烦躁，颈项僵硬，夜寐不安。

（2）口渴欲饮，小便不畅。

（3）舌红、少苔，脉弦细略数。

3. 综合分析

病家久患肺痨，本为阴虚之体，今因结核性脑膜炎而病脑水肿，屡用甘露醇、呋塞米等利水之剂，虽水液出，不无阴液更伤之虞，《医宗金鉴》赵羽皇曰："盖伤寒表虚最忌亡阳，而里虚又患亡阴。亡阴者，亡肾中之阴，与胃家之津液也。故阴虚之人，不但大便不可轻动，即小水亦忌下通。倘阴虚过于渗利，则津液反致耗竭。"屡用利水之剂，犯虚虚之戒，则虚热自生，故见发热头痛，烦躁呕吐，夜寐不安；湿热结于下焦，虽渴欲饮水而反小便不利。与《伤寒论》第 223 条"若脉浮，发热，渴欲饮水，小便不利者，猪苓汤主之"及 319 条"少阴病，下利六七日，咳而呕渴，心烦不得眠者，猪苓汤主之"所述相符，故诊为阴虚水热互结膀胱、水气痰浊上蒙清窍之候。方用猪苓汤加味，可收育阴利水而生津液之功。加石菖蒲、郁金、远志醒脑开窍，天麻、钩藤平肝息风涤痰，其治最妙在加少量生大黄，虽大便并不干结，但神识不清亦可用釜底抽薪、导浊祛痰、标本同治之法。本案既着眼整体，又重点突出守法守方，坚持治之，终使难治之病得以获效。

本案粗观诸症似为五苓散证，但据烦躁呕吐、夜寐不安等症分析，可知为阴虚热盛无疑。五苓散与猪苓汤，一为温阳化气祛水，一为滋阴清热利尿，两者迥异。

4. 方药心得

猪苓汤是滋阴清热利水的方子，在临床上使用率较高，常用于老年性下元不足而见的小便不利、小便见蛋白尿、潜血甚则尿血诸症，如急慢性肾炎、老年性阴道炎等。从本方可以看出仲景解决"清热易助燥，利尿可伤阴"矛盾时处方选药的技巧。所以《医宗金鉴》赵羽皇谓："阿胶质膏，养阴而滋燥。滑石性滑，去热而利水。佐以二苓之渗泄，既疏浊热而不留其壅瘀，亦润真阴而不苦其枯燥。是利水而不伤阴之善剂也。"我在临床应用时对阴虚较重者常加二至丸、熟地黄等以增加育阴之力；对热在气分者，加知母、黄柏；热在血分者，加茜草、丹皮、生地黄、白茅根。本方虽用于下焦病变，但总属水液运化失常所致，故我在运用时常根据病情酌加宣上、畅中之品，以利气化而通调水道，效果更为满意。

冰片出自《本草纲目》，入心、肺经，功能清热、散郁、止痛，用于中风热病神昏、中暑、痰厥、惊痫、痈肿、疮疖，多用于丸、散，剂量 0.1～0.2g。

（六）白虎加桂枝汤治疗痛风性关节炎案

1. 病案摘录

张某，男，53岁，干部，2004年3月25日初诊。

诉右侧第1跖趾关节、踝关节肿痛，反复发作2年余。患者素嗜膏粱厚味，烟酒无度，于2002年春节突然发生右侧第1跖趾关节红肿，疼痛剧烈，伴右侧踝关节轻度肿痛。经某医院检查，血清尿酸832μmol/L，白细胞 16×10^9L，血沉28mm/h，诊断为急性痛风性关节炎。经用秋水仙碱、吲哚美辛等药，肿痛缓解。但每因劳累、饮酒等疼痛复发，且逐渐加重，波及踝关节和膝关节，痛剧时关节功能活动受限，不能行走。近半年发作次数增多，服用西药及中药汤剂，未见好转。刻诊：右侧第1跖趾关节、踝关节肿痛剧烈，局部皮肤黯红而热，膝关节轻度疼痛，伴头痛头晕、心胸烦闷，时有汗出，口渴喜冷饮，小便短黄，舌体胖、质黯红、苔黄腻，脉弦滑数。属湿热壅盛痹阻，注于下焦所致。治宜清热除湿、祛风通络，方用白虎加桂枝汤化裁。

处方：生石膏_{先煎}30g，知母12g，粳米15g，生甘草10g，生薏苡仁30g，桂枝10g，防己12g，土茯苓20g，晚蚕沙_{包煎}15g，全蝎5g，制乳香、制没药各10g，乌梢蛇12g，忍冬藤30g。7剂，日1剂，水煎，分2次微温服。嘱患者注意休息，多饮水，宜清淡饮食，忌肥甘烟酒等食物。

二诊：诸症明显减轻，舌质仍红、苔薄黄微腻，脉弦细小滑。原方去全蝎、忍冬藤、乳香、没药，加生黄芪15g，赤芍15g，萆薢12g，生谷芽20g，生麦芽20g。14剂，日1剂，分2次温服。

三诊：诸症基本消失，再以上方10剂配制为丸，每次10g，每日2次，口服，以善其后。随访1年，病未复发。

2. 辨证要点

（1）心胸烦闷，时有汗出，口渴喜冷饮，苔黄腻，脉弦滑数。

（2）跖趾、踝关节红肿疼痛。

3. 综合分析

《金匮要略·疟病脉证并治》云："温疟者，其脉如平，身无寒但热，骨节疼烦，时呕，白虎加桂枝汤主之。"患者以骨节肿痛剧烈为主症，且有阳明热盛之汗出、渴饮、尿黄、舌苔黄腻等兼症，故以白虎加桂枝汤清热通络，加防己、生薏苡仁、土茯苓、忍冬藤祛风清热利湿，制乳香、制没药、乌梢蛇、全蝎活血止痛，通络除痹。二诊时诸症减轻，故去全蝎、忍冬藤，加黄芪，取防己黄芪汤意，以加强益气活血蠲痹之功。

4.方药心得

白虎汤是治疗阳明气分热盛的代表方，以清热生津见长。对其应用的四大症早已为业内所公认，但我结合多年的临床实践，认为这种说法似乎有些局限。比如我在治疗湿热痹时，因病情复杂，多寒、湿、热、瘀互见，有时还兼夹中、下焦诸症，治疗起来比较棘手，所以常取白虎汤之意，与大秦艽汤、独活寄生汤等治痹之剂合用，既可清热祛湿，又可通络止痛。那么我是如何把握使用白虎汤的呢？如温病见有高热，烦渴，或多汗，或汗后喜饮、舌红绛、脉滑数或洪大及余热未尽者；如杂病可见有烦躁，汗出，或喜饮，或多汗口渴并见，夜寐不安，旧病症状加重（风湿热关节疼痛加重），舌红、苔黄，脉滑数或洪大等。尤其注意在如下情况当忌用或慎用，如表证未解、恶寒无汗者；发热而不烦渴者；汗虽多，而面色㿠白，手指凉者；脉轻取虽洪大而重按则虚软者；舌苔厚腻者；脾胃素虚的老人或中气不足者等。

石膏是治疗热病的有效药物，自仲景以下，善用者代不乏人，如明代的缪仲淳，清代的顾松园、吴鞠通，近人张锡纯、郭可明等。用量少则十余克，多则几百克，各有特色，总以病愈为期。近20年，由于植物化学和药理学的应用，有学者对白虎汤的退热机制进行了实验研究，石膏与粳米同煎，可增强其离子的溶出，在胃酸的作用下，部分钙离子变为可溶性钙盐，从而发挥解热作用。经与从事化学研究的朋友请教并查阅资料发现，在加水量一定的情况下，钙离子的溶出是有限度的，因此随意加大石膏用量是否合适，尚有待探讨。且钙离子可抑制心率，对高热患者有降低心率的作用，而脾胃虚寒或心功能不全者则应慎用，或配合桂枝、人参等使用。

（七）甘姜苓术汤合四逆汤加味治疗强直性脊柱炎案

1.病案摘录

王某，男，26岁，农民，2003年4月28日初诊。

诉腰脊部疼痛 3 年，病因田间劳作汗出、复受雨淋而致。脊柱强直，后仰及左右转动受限，双臀部疼痛，行走困难。于 2003 年 11 月在北京某医院行腰椎 CT 检查示：轻度骶髂关节炎伴骨端软骨硬化。血清 HLA-B27 阳性，血沉 25mm/h，C- 反应蛋白阳性，类风湿因子阳性，抗 "O" 阴性，诊断为强直性脊柱炎。3 年来四处求医，用中西药物无数，病情仍不断加重。刻诊：腰脊部疼痛，怕冷，自感冒凉气，如坐冷水中，晨僵现象明显，腰髋部活动受限，伴身重，乏力，畏风，多汗，口不渴，纳食、睡眠尚可，大便溏薄，小便调，舌淡红、苔白滑腻，脉沉细。证属肾气不足，劳作汗出时外受寒湿、痹阻经络所致。治宜散寒除湿，温经通络，方用甘姜苓术汤合四逆汤加味投之。

处方：干姜 10g，云苓 15g，炒白术 15g，炮附子_{先煎}8g，黄芪 15g，五爪龙 20g，炒杜仲 12g，徐长卿 15g，炙甘草 10g。7 剂，日 1 剂，水煎，分 2 次服。

二诊：腰部寒冷好转，舌脉同前，继用上方 14 剂。

三诊：诸症有所减轻，大便成形，舌偏红、苔薄白微腻，脉沉细。原方去附子，加生地黄 15g，狗脊 15g，再进 30 剂。

四诊：腰脊臀部疼痛、寒冷感明显减轻，腰部活动好转，恶风、汗出已止，舌淡红、苔薄白，脉弦细。宗上方稍有出入，继进 100 余剂，诸症消失。嘱其增加营养，适当锻炼，避居潮湿之地，防止感受风寒。于 2005 年春节随访，未见反复，且能参加农业劳动。

2. 辨证要点

（1）腰脊部冷痛，如坐凉水中，身重乏力，畏风冷。

（2）多汗，大便溏薄，口不渴。

（3）舌淡红、苔白滑腻，脉沉细。

3. 综合分析

《金匮要略·五脏风寒积聚病脉证并治》云："肾着之病，其人身体重，腰中冷，如坐水中，形如水状，反不渴，小便自利，饮食如故，病属下焦，身劳汗出，衣里冷湿，久久得之，腰以下冷痛，腹重如带五千钱，甘姜苓术汤主之。"《伤寒论》352条："……四肢疼，又下利厥逆而恶寒者，四逆汤主之。"腰为肾之府，劳作汗出，受冷感湿，肾府受戕，着而不去，经脉痹阻，阳气不行，故见体重，腰痛胀、重着，腰冷如坐水中，口不渴等。本案依其病因、病机、症状，实属"肾着"之病，故选甘姜苓术汤温阳散寒，健脾除湿。俾寒散湿除，阳气来复，肾府自健，诸症自消。加附子，与干姜、炙甘草相配，则为四逆汤，温阳散寒之力加强；黄芪、五爪龙、徐长卿健脾益气，除湿通络；杜仲强腰脊、祛风湿，药合病机，故收良效。

4. 方药心得

徐长卿，出自《神农本草经》，为蓼科植物的根及根茎或带根全草，味辛性温，归肺、胃、肝、肾经，功善散风止痛、祛湿止痒，可用于多种疼痛，如风湿痹痛、腰痛、胃痛、痛经等，因气芳香，不宜久煎。用量6～15g。

姜，是姜科植物姜的根茎，是我们生活中常见的食品和处方中不可缺少的药品。其最大的特点，一是辛散善走，二是性温驱寒。由于炮制方法的不同，有姜汁、生姜、生姜皮、煨姜、干姜、炮姜之别。其中姜汁辛散之力最强，可开痰止呕，用于中风痰迷心窍，口噤昏厥，或呕吐不止；姜皮辛凉，最善行水。生姜辛、微温，有散寒解表的作用，外感初期与解表剂同用，可增强发汗的作用；还有脾胃虚寒、浊气上逆时可止呕，素有"呕家圣药"之称，常与炮姜、制半夏、竹茹等药物相配以增效；生姜的化痰行水作用很好，如真武汤，方中不用人参，而用生姜，以行四肢之水气；但其温性偏弱，下利时应改用干姜。煨姜是将生姜用纸包裹润湿后，入火煨熟而成，这样可除去生姜的辛散之性，而保留了温胃和中作用。炮姜是干姜炒制而成，随其炮制后炭化程度的增加，散剂之性减弱，而有温经止血功效。

（八）桂枝芍药知母汤化裁治疗干燥综合征案

1. 病案摘录

马某，女，55 岁，干部，2004 年 4 月 18 日初诊。

患者诉口眼干燥 5 年，伴全身关节疼痛 3 年。发病无明显诱因，初起仅唾液减少，眼睛干涩，后逐渐加重，以致不能进干食，需饮水方能吞咽。于 3 年前出现全身关节疼痛，以手指关节为主，伴膝、肘、肩及腕关节疼痛，手指关节肿胀变形，足踝关节时有肿胀，行走时酸痛无力。曾按类风湿关节炎治疗，病情始终未能控制。2003 年 5 月到北京某医院就诊，查：类风湿因子阳性，ANA 阳性，血沉 34mm/h。腮腺 ECT 检查：腮腺无功能。诊断为干燥综合征。予泼尼松等治疗，口干稍有减轻，但全身关节疼痛仍无缓解。刻诊：症如上述，兼见畏寒肢冷，四末不温。每遇寒冷或阴雨天加重，但干燥症状稍有好转；遇热或晴朗天气疼痛稍缓，但干燥症状加重。渐致手指屈伸受限，日常生活难以自理，伴头晕目眩，胸闷不舒，口渴不多饮，纳食欠佳，大便溏薄，每日 3～4 次，双下肢微肿，形体瘦弱，舌红有裂纹、无苔而干，脉沉细。诊为素体气阴两亏，复因风寒湿邪痹阻肌肉骨节，郁久化热而成。治宜温经祛风除湿，益气滋阴清热。方用桂枝芍药知母汤化裁。

处方：桂枝 10g，赤芍、白芍各 12g，知母 10g，麻黄 先煎，去浮沫 6g，炮附子 先煎 10g，炒白术 15g，干姜 10g，防风 10g，生石膏 先煎 20g，生地黄 15g，羌活 10g，生黄芪 20g，制乳香、制没药各 6g，乌梢蛇 10g，炙甘草 10g。7 剂，日 1 剂，水煎，分 2 次温服。

外用：制乳香 15g，制没药 15g，威灵仙 20g，伸筋草 20g，透骨草 30g，制川乌 10g，制草乌 10g，防风 15g，防己 15g。煎水，泡手、浴足，每次约 30 分钟，日 2 次，每剂洗 4 次。

嘱治疗期间避风寒湿，少量频饮温开水。

三诊：药后诸症无明显变化，舌红有裂纹、无苔，脉同前。继前法治疗。

六诊：口眼干燥明显减轻，关节疼痛缓解，活动自如，舌偏红、苔薄少津，脉弦细。按上方配制蜜丸，每次 20g，每日 2 次，口服，以善其后。半年后随访，病情稳定，已能做家务劳动。

2. 辨证要点

（1）唾液减少，眼睛干涩，全身关节疼痛。

（2）畏寒肢冷，双下肢微肿，大便溏薄。

（3）头晕目眩，胸闷不舒，口渴不多饮，纳食欠佳。

（4）舌红有裂纹、无苔而干，脉沉细。

3. 综合分析

干燥综合征，中医无相应病名，属燥痹范畴。20 世纪 80 年代初，我查阅大量资料，并结合临床实践，根据《素问·阴阳应象大论》"燥胜则干"之旨，提出"燥痹"的病名。认为其主要病机为阴血亏虚，津枯液涸。该病证候复杂，久治难愈，十分棘手。《素问·痹论》曰："风寒湿三气杂至，合而为痹。"《素问玄机病原式》云："诸涩枯涸，干劲皱揭，皆属于燥。"本案初有阴津亏虚之干燥诸症，久病不愈，阴损及阳，风寒湿邪乘虚流注于筋脉骨节，阻滞筋脉，气血运行不畅，而致诸肢节疼痛。风寒湿痹阻，郁久化热伤阴，使干燥诸症逐渐加重。所以既有唾液少、目干涩、关节疼痛等阴血不足的一面，又见畏寒肢冷、四末不温、大便溏薄的阳虚不能温煦的一面；既有燥热所致胸闷不舒、口渴的表现，又有渴饮不多、下肢微肿之阳虚水气不化的症状。故以桂枝芍药知母汤加减以祛风除湿，温经散寒，滋阴清热，加生石膏、生地黄助芍药、知母养阴凉血，清解郁热；黄芪益气固表，泄阴火，解肌热；羌活、乌梢蛇、制乳香、制没药祛风通络，活血止痛。本方寒热并用，补泻同施，诸药合力，使顽症得以缓解。

4.方药心得

从本案可见，燥痹病情复杂，往往使人无从下手，属疑难病，其发病率有上升趋势。由于本病是由燥邪而致阴津亏损，气血亏虚，使肢体筋脉失养，燥瘀互结，导致肢体疼痛，甚致肌肤枯涩甲错等症。所以治疗时，在生津增液、滋阴润燥的同时，佐以疏风通络、活血化瘀、祛风化痰等药物，并时时顾护脾胃，以防滋阴黏腻之品有碍脾运。

用风药宜选甘辛平、甘辛寒或辛苦平、辛苦微温之品，如防风、秦艽、丝瓜络、忍冬藤、桑枝等；活血化瘀之味可用甘寒、苦微寒、辛苦温之属，如丹参、赤芍、丹皮等，若用温热的当归、川芎等药，其量宜小。大苦大寒之剂，因非实热，更应慎用、少用，以苦能化燥之故。有关细节大家可参阅我主编的《实用中医风湿病学》和《路志正医林集腋》。

这次应颜老德馨之邀，来大师班讲课，我想了很久，给大家讲什么？如何才能使各位收获最大？当然我们都是做临床的，一定要从临证讲起。但只是讲一方一药，这不是大师班的目的。我们的目的是培养中医高级人才，能用中医思维方式独立分析问题、解决问题能力的人才。读仲景书，循仲景所思就能达到这个目的。所谓"授人以鱼，不如授人以渔"。

附　本篇读后感

晚生吕志杰，读了路老此篇三则文选，感想良多。首先，对路老的学术成就之渊源有了深入了解。原以为路老不是研究仲景医学的大师，而是杂家。读了文选才认识到，路老同古今名医一样，其临床成就根源于仲景医学。

正如路老所说"读仲景书，寻仲景所思，就能运用中医思维方法独立分析问题，解决问题""培养中医高级人才"。请问，你想成为"中医高级人才"吗？那就从"读仲景书"入门吧。

读了文选具体感想有三：①读了首文，可知路老之所以善治脾胃病，原来他老人家对仲景书之痞证与五泻心汤证有深入研究，善师仲圣调治脾胃之大经大法也。②读了第二文，才知路老既研究《伤寒论》，又研究《金匮要略》，是一位系统研究仲景医学的学者。以此为基础，路老既善治热，又善治杂病。③读了第三文，使我真真切切地认识到，路老之所以成为"国医大师"，是因为他对经方有深入研究，临证善于变通用之。路老运用经方治疗的案例，都是疑难杂病，诸如颈神经根炎、顽固性口渴、全身颤抖、类风湿关节炎、结核性脑膜炎、高热水肿、痛风性关节炎、强直性脊柱炎、干燥综合征等。这9个案例，都是病情复杂，寒热虚实，令人无从下手。路老治之，都获得满意疗效。路老的高明，缘于师仲圣四诊合参、辨病求因治本之方法，以经方为主，随证化裁治之。这并非一日之成，需要潜心经典，博览群书，勤于临证，久而久之，千锤百炼，才能成就名副其实的"国医大师"。

你想学习路老宝贵的临床经验吗？请从这里开始吧。

第四章
经方、温病方与时方医案选粹

在前面《伤寒论》及《温病学》讲稿，对其中某些理论做了探讨。理论源于实践，反过来指导实践。几十年来，我在临床上经方、时方都用，积累了一些经验。以目前普遍观点，经方指张仲景《伤寒论》与《金匮要略》之方；时方指汉代之后至清代一千多年间众医家方书之方，其中包括温病医家创作的方剂。下面，我将运用经方、温病方为主的部分医案作一选讲。医案选自《路志正医林集腋》和近年临床验案，有的是我亲自整理的，有的是随诊的弟子研究生、进修生及子女协助整理。每则医案后新增读案心得，均系吕君志杰教授笔墨，这对读者确有启发与裨益。

第一节
经方医案

《汉书·艺文志·方技略》记载有"经方十一家"。张仲景撰写《伤寒杂病论》"乃勤求古训，博采众方"而成。后世言经方者，盖指仲景书之方。仲景书所以被称为"圣书"，张氏之所以被尊为"医圣"，是因为仲景先师在"勤求古训……并平脉辨证"。即在勤奋实践的基础上，创立了中医学辨证论治之体系。这个体系将理法方药融为一体，为后世临证之准绳，垂训千古！

我们学习经典，学用经方，既要学其术，指具体的理法方药知识，更要明其道，即辨证论治之规律。具体来说，每一首经方之方证，都有相对独立性；而每一类经方（如桂枝汤类等）都有其随证变法、依法变通之加减变化规律。因此，对经典经方，必须下一番功夫，融会贯通，活学活用，才能临证不乱，准确立法处方，化裁用药。

一、危急重症案

（一）泻心汤法为主治愈重症心痹衄血发热案

近年来，中医治疗心脏病，在理论上有了较大的发展，治疗上积累了丰富的经验，取得了可喜的成果。其治多以活血化瘀、益气养阴等法，只要辨证准确，用药精当，确有良效。而治疗器质性心脏病，恒以"虚者补之"的原则，用益气养心法等处理。但对于素有器质性心脏疾患，又患新感的患者，往往囿于脏器损伤，畏攻而恐伤正。不知新感之后，引起恶寒发热者有之；壮热咳喘，肺系感染者有之；肺胃热盛，热伤阳络，咯血衄血者有之，从而形成本虚标实之候。根据标本先后缓急的治疗规律，理应先治其标，该清则清，应泻则泻，或清补兼施，不宜畏攻而养病，求稳而助邪，致贻误战机。应遵《黄帝内经》"有故无殒，亦无殒也"之旨，自能收到"邪去则正安"之目的。

余曾治一王姓患者，男，年方十五，因心悸、气喘、咳嗽、发热月余，于 1985 年冬收入住院。患者原有风湿性心脏病二尖瓣狭窄及关闭不全和血小板减少病史。入院时体温 38.7℃，心率 120～140 次 / 分，心界扩大达左侧前线，肝大于肋下 7cm 可触及，全身皮肤可见大片出血点。西医诊断为：风湿性心脏病合并亚急性细菌性心内膜炎。给予地高辛、氢氯噻嗪等强心利尿剂，因青霉素过敏、红霉素胃肠反应严重而用白霉素（吉他霉素）静滴以抗感染。治疗 10 天后效果不佳，仍发热，并出现鼻衄，经耳鼻喉科医生予双侧鼻腔填塞后，鼻衄未止，又见咳血查血。小板 2.8 万 /mm^3，血红蛋白 7.6g%，红细胞 251 万 /mm^3，经输血及用止血药，出血仍未停止，血红蛋白及红细胞有继续下降之势。鉴于患者病情危重，险象丛生，顾此失彼，治疗甚为棘手，除下病危通知外，于 1986 年 1 月 6 日约中医会诊。

患者面色无华，两颧浮红，半卧位，咳嗽喘促不宁，虚里跳动应衣，鼻道仍用棉花堵塞，咳血，质稠而黏，大便干，数日未行，舌边尖红、苔薄黄而干，脉数疾，按之幅幅然，毫无缓和之象。此乃气阴两虚、肺胃蕴热、热迫血溢之证，且气阴虚甚，而火热亢极。其治疗，不扶正则有阴阳欲脱之势，不泻火则有燎原莫制之虞，必须标本兼顾，治以益气养阴，清泻肺胃。处方如下：太子参 15g，沙参 15g，天冬、麦冬各 9g，黛蛤散布包 6g，百合 15g，旋覆花布包 12g，大黄粉冲服 1g，天竺黄 3g，杏仁 9g，炙甘草 6g。

本方以太子参、沙参、天冬、麦冬、百合急护气阴，恢复正气；以天竺黄、黛蛤散直清肺热；用杏仁、旋覆花肃肺降气，气降则火亦降，火降则血无外溢、上逆之虞；加大黄者，寓意颇深，且是本方的关键所在。大黄能荡涤肠胃，清泻火邪，有釜底抽薪之功，且胃络上通于心，胃火一清则心君得宁，大黄并能凉血止血化瘀，使血止而无留瘀之弊，可谓一举三得，用量虽小而作用颇大，在方中有举足轻重的作用。

上方出入旬余，患者发热除，咳衄止，诸症平复，血小板升至 11 万 / mm³，血红蛋白 11.5g%，其父母喜形于色，称谢不已，接其出院。（选自《路志正医林集腋》"心痹衄血发热——风心病合并亚急性细菌性心内膜炎"）

志杰读案心得：当今社会有一种偏见，认为中医只能治疗慢性病，不能治疗急性病。回顾历史，远自秦汉时期的扁鹊、华佗、张仲景，乃至历代名医大家，到当代中医治疗急腹症等，无数事实史料证明，中医不但善于诊治慢性病，而且善于治疗急危重症。路老上述治愈案例，足以纠正当今之偏见。我辈当自强，为中医争光。

路老治疗该案使患者转危为安，其宝贵的经验首先是辨证准确，论治精当，有胆有识，标本兼顾。取得疗效之关键是敢用、善用大黄。大黄是一味古老而神奇之药，《神农本草经》记述得最为精细，张仲景运用得丰富多彩。《金匮要略·惊悸吐衄下血胸满瘀血病脉证治》曰："心气不足，吐血、衄血，泻心汤主之。"陈修园注《十药神书》谓："余治吐血，诸药不止者，用《金匮要略》泻心汤百试百效，其效在生大黄之多，以行瘀也。"唐容川《血证论》说："大黄一味，既是气药，又是血药，止血不留瘀，尤为妙药。"可能有的读者要问，路老于方中只用大黄 1g，何谓之多？张锡纯《医学衷中参西录》说，大黄"若轧作散服之，一钱之力可抵煎汤四钱"。如上所述，路老将大黄"一举三得"之用真是妙哉！此外，路老治咯血（支气管扩张）方中亦用大黄粉。

（二）桂枝甘草汤、茯苓四逆汤治疗尿毒症 2 例

慢性肾炎尿毒症后期，出现喘促气急，胸腹翕张，神志失常，常是病危的征象，极易发生呼吸衰竭而造成死亡。在进修期间，遇 2 例尿毒症暴喘欲脱患者，经路老采用中医扶阳抑阴法抢救，奏效甚捷，特予以整理。

案一：石某，女，26 岁，已婚，内蒙古马达市人。1984 年 11 月 1 日入院。主诉双下肢水肿 7 年，头晕、恶心 11 个月。症见：面色晦暗，虚浮无华，烦躁不宁，夜寐不安，下肢水肿，小便短少，舌淡、苔黄腻，脉沉滑。化验结果：血红蛋白 4g%，尿常规：蛋白（＋＋＋），红细胞 2～5 个 / 高倍视野，尿糖（＋＋＋），尿素氮 68mg%，非蛋白氮 75mg%。二氧化碳结合力 24.3 容积 %，血沉 120mm/ 小时。酚红试验：15 分钟 10%，30 分钟 1%，1 小时、2 小时无标本。肾图：双侧各段不清，呈水平状延长，肾功呈重度受损。中医诊断：水肿（气虚湿聚），眩晕（浊犯清窍）。西医诊断：慢性肾炎，尿毒症。11 月 30 日，患者病情加重，猝喘，胸闷，短气不续，呼吸急促，不能平卧，彻夜难寐，除输氧外，先后应用氨茶碱、呋塞米、冠心苏合丸、硝酸异山梨酯、地西泮等药未能控制。至 12 月 2 日重复应用上药仍未效，症状加重，面色灰暗，唇发绀，呼吸每分钟 30 次，吸气若不能容，呼气若不得还，必不时拊其胸背，有随时将脱之势。患者已三昼两夜未得稍寐，晚八时烦躁不宁，反复颠倒。舌淡胖有齿痕、苔秽滑腻，脉沉细数。脉证合参，属秽浊中阻，充斥三焦，气机阻滞，心阳欲绝。急当扶阳抑阴，仿用仲景桂枝甘草汤：桂枝、炙甘草各 10g，煎水 100mL，顿服。服药不到 10 分钟，其喘若失，酣然入睡。次日晚餐后，患者自搬木椅观看电视，神态自若，判然两人。

讨论：本病例抢救用药之简（2 味药），药价之廉（6 分钱），收效之

速（不到 10 分钟），使病区医护人员、患者及其陪伴十分惊奇。为何病重药少，用药根本没有涉及尿毒症，而收到如此显著疗效？我们认为当时患者的症结在于浊阴充斥，心阳式微，血失气帅，血行无力，即《素问·生气通天论》云："阳不胜其阴，则五脏气争，九窍不通。"故采用急则治标、甚者独行的法则，扶阳抑阴，温通心阳为先，首选复心阳之祖方桂枝甘草汤。桂枝辛温，入心助阳；炙甘草甘温，和中益气。两者相配，辛甘合化，使心阳得复，血脉流畅，气有所载，其喘自平。

张锡纯曾治一妇"忽发喘逆，迫促异常，须臾又呼吸停顿，气息全无，约十余呼吸之倾，手足乱动，似有蓄极之势，而喘复如故。若是循环不已，势近重危"，张氏分析病由"逆气上干，填塞胸膈，排挤胸中大气，使之下陷，夫肺悬胸中，须臾无大气包举之，即须臾不能呼吸"，予"桂枝尖三钱，煎汤饮下，须臾气息调和如常"。张氏治上案实与本病例用桂枝甘草汤复心阳、畅气血之意相合，而平息喘逆之效又如此相似，看来并非偶然之巧合。除桂枝外，方中炙甘草具有补益中气作用，借补中阳来助胸阳，阳气宣畅输布则清阳升，浊阴降，症大减。由此体会到胸中大气为全身之主，实为生死第一关键，抢救垂危患者之要害。对于慢性肾炎尿毒症心阳欲脱患者，选用桂枝甘草汤从心治喘，缓解险情，临床少见报道，这是学习收获之一。（选自《路志正医林集腋》"扶阳抑阴法治疗尿毒症两例"）

志杰读案心得：此案尿毒症病情之危重，疗效之神奇，令人难以相信。应当相信的是，经方用之得当，疗效之神奇，这是历来无数案例验证的事实。静下心来运用中医理论加以分析，此案之疗效自有其道理。分析如下：以生理而言，《黄帝内经》有"心为阳中之太阳"之论，心阳不明，则阴云密布；离照当空，阴云自散。柯琴说："桂枝甘草汤为补心阳之峻剂。"在《伤寒论》治"发汗过多，其人叉手自冒心，心下悸，欲得按者"（64），为补益心阳之单捷小剂，可振奋心之阳气。取之助心阳以驱散阴霾，晴空万里，故服药后立见神奇功效。俗话说"四两拨千斤"，经方用得好，方证相应，就是如此。遗憾的是，此案没有进一步治疗情况及随诊结果。

案二：丁某，女，41 岁，已婚，工人，1984 年 11 月 29 日入院。主诉腰痛、水肿 10 年，呕吐 8 个月，加重 1 个月入院。症见面色无华，软弱无力，动即喘喝，暮寒夜热，下肢肿胀，呕吐频作，手足逆冷，身冷添衣不减，下利日十余行（常服大黄煎剂），舌淡胖、苔薄黄微腻，脉沉细无力。化验：血红蛋白 3.8g%，尿蛋白定性（＋＋），尿素氮 70mg%，肌酐 9.9mg%，酚红试验"0"。肾图：双侧各段不清，呈水平延长，属无功能图形。中医诊断：虚损（阴阳两亏），呕吐（秽浊中阻）。西医诊断：慢性肾炎（尿毒症期）。12 月 22 日因肺部感染下病危通知。23 日临睡前，突然胸闷憋气，心悸加重，张口抬肩，翕胸撷肚，气喘欲窒，语言困难，烦躁不安，面色惊恐，神志恍惚，舌淡润、苔薄，脉细数。证属阴寒内盛，浊气上冲（重症）。治以温阳救逆，选仲景茯苓四逆汤：茯苓 30g，党参 15g，制附子先煎 6g，干姜、炙甘草各 3g。头煎服后，喘闷递减，安然入睡。

讨论：患者长期服用大黄泻剂，呕、利频作，脏腑败馁，已成虚损痼疾，所以肺受外邪侵袭，病即告危。呕、利、水肿为脾阳欲绝；息促、张口抬肩为肾阳衰微，纳气无权。茯苓四逆汤为益阴回阳之重剂，从组成看，由四逆汤加人参再加茯苓而成，其意在于：①寓干姜附子汤之意，以破阴回阳，阳气得复，则阴霾四散。②寓茯苓甘草汤之意，针对水饮为患，先治其水，不治厥而厥自回，不治喘而喘自安。③重用茯苓在于养心宁神，降逆平冲，利水通阳。张锡纯《医学衷中参西录》记载："李姓女子，头目眩晕，心中怔忡，呕吐涎沫，有时觉气上冲，昏蒙不省人事……遂俾单用茯苓一两，煎汤服之，服后甫五分钟，病即减轻，旋即煎渣再服，益神清气爽，连服数剂，病即痊愈。"可见重用茯苓对平冲降逆有独特的作用，这是学习收获之二。（选自《路志正医林集腋》"扶阳抑阴法治疗尿毒症两例"）

志杰读案心得：《伤寒论》第69条曰："发汗，吐下之，病仍不解，烦躁者，茯苓四逆汤主之。"此方即回阳救逆的主方（生附子一枚，去皮，破八片，干姜一两半，炙甘草二两）加茯苓四两、人参一两而成。总的功效是回阳益阴，兼伐水邪，主治阴阳两虚证候。吴谦《医宗金鉴》中说"茯苓感太和之气化，伐水邪而不伤阳，故以为君"而重用。现代临床观察大剂量茯苓（60～120g）治心力衰竭有较好疗效，实验研究也证实了茯苓在30g以上有稳心、利尿作用。我自己治疗过1例老年人重度心衰而重度水肿，以及多器官病变者，以茯苓四逆汤为主方取得意外之显著疗效。总之，以上所述意在使读者相信，此案尿毒症病危患者，辨证准确，处方得当，茯苓四逆汤治之可转危为安。

二、内科病医案

（一）救治发热误用小柴胡汤、白虎加桂枝汤案

发热病因甚繁，涉及病种广泛，不论内伤、外感均可引起，而临床以外感六淫及疫疠之邪为多。其发病较急，一般先有恶寒发热，或先微恶寒，旋即发热，或但热不寒，甚则从表入里，高热不退。其治当本《黄帝内经》"其在皮者，汗而发之"之旨，风寒者辛散之，风热者清解之，表里俱盛者双解之，自可热退身凉，脉静神安。而湿邪郁表之发热，往往迁延时日，难以速效。除湿为阴邪，其性黏腻之原因外，人们往往对湿邪为患的多发性认识不足，非夏令和梅雨季节则常易忽视之，更加湿邪最易阻滞气机，弥漫三焦，兼症众多，不易辨析，致使治不中的，也是造成病久不愈的常见因素。

余曾遇一患者，霍某，男，30 岁。因发热月余不愈入院。因起居不慎而发病，每日下午先恶寒，甚则需盖两床棉被，继之发热，体温在 38℃左右，最高达 39.5C，约五六个小时后身出大汗，直至翌日凌晨热始渐退，至日晡又复作。头疼而沉重如裹，肌肉酸楚，面色淡黄，微咳痰黏，不易咳出，大便黏滞不爽，口干而腻涩，渴不欲饮，胸闷脘痞，食少纳呆，舌黯红、苔腻微黄，脉濡缓。曾在某医院住院做各种检查，除白细胞总数、血沉、抗"O"较高外，余肥达氏反应、血培养、胸片、肝功能、B 超、类风湿因子等均无异常发现。西医迭进青霉素、链霉素、氨苄西林、布洛芬等药，无济于事。又在当地请中医诊治。余观前医治则方药，有因寒热往来诊为邪在少阳而用小柴胡汤者，有因发热恶寒、舌红苔黄、白细胞总数高而进辛凉解表、清热解毒药者，有因寒热更作、大汗出、肌肉酸楚诊为温疟而用白虎桂枝汤者，更有因午后发热、大便不爽诊为中气下陷而进补中益气汤者。药后诸症不减，发热日甚，于是来京求治。以上诊治，看似颇有道理，而实未切中本质。本患者为炊事员，有面色淡黄、胸闷脘痞、口黏口干、渴不欲饮、食少纳呆、大便不爽、舌苔黏腻诸症，其素体湿邪内蕴可知。又因起居不慎发病，肌肉酸楚，头痛沉重如裹，汗大出而邪不去，脉象濡缓，其外感风湿、湿郁肌表之征明矣。其治当疏风祛湿、调和营卫为主，佐以宣气化湿。书方如下：防风、防己各 10g，炒苍术 9g，炒杏仁 10g，秦艽 9g，晚蚕沙包煎 15g，川萆薢 12g，银柴胡 12g，赤芍、白芍各 10g，地骨皮 10g，霜桑叶 6g。服药 4 剂后，患者热退汗止，脉静身凉，月余痼疾霍然而寥。

治湿邪为患，应首先分辨在表在里、兼寒兼热、在何脏何经、在气分血分在表者，宜宣发卫气，芳化湿浊，不宜用辛温峻剂骤发其汗，因湿性黏腻，不易速去，若大汗出后，但使风气去，而湿邪不除也，必用芳香宣散之品，宣畅气机，使卫气充盈于肌表腠理之间，缓缓作汗，使风与湿俱去之。湿邪在里者，常弥漫三焦，需上、中、下同治，宣畅肺气，健运脾胃，分利湿浊。诸法并举，而宣畅肺气为治湿之一大关键，肺主一身之气，气化则湿亦化。故本病用杏仁、桑叶轻清宣肺；用苍术调理中焦，燥脾祛湿，脾运一健，则湿无留恋之地；用蚕沙、萆薢渗湿于下，使邪有出路；因本病重点在湿郁肌表经络，故又用防风、防己、秦艽祛肌表经络之湿；发热已久，不无伤阴之虞，故以赤芍、白芍、银柴胡、地骨皮和营清热，养阴而不碍湿。这样上下内外、脏腑经络、气血同调，使肺气宣畅，营卫和合，湿邪得除，风邪得解，枢机畅利，而热退身安矣。（选自《路志正医林集腋》"风湿郁表发热"）

　　志杰读案心得：小柴胡汤、白虎加桂枝汤以及补中益气汤，皆先圣后贤创制的至善之方，方证相对，用之得当，必有良效。用之不当，宜责古方不能治今病。路老审病求因，辨证论治，从风湿郁表论治，仅四剂而治愈迁延月余之发热。所处之方，实以《金匮要略》治风湿之麻黄杏仁薏苡甘草汤之法。原文曰："病者一身尽疼，发热，日晡所剧者，名风湿。此病伤于汗出当风，或久伤于汗出当风，或久伤取冷所致也，可与麻黄杏仁薏苡甘草汤。"所曰"日晡"为昼夜十二时辰的申时，即午后3时至5时。所治患者"至日晡又发作"，正与条文相合。

（二）桂枝汤法为佐治汗出偏沮案

　　汗出偏沮，系指人体左侧或右侧半身汗出的病症。此症在《素问·生气通天论》中已有记载，惜未阐明其病因病机。前贤大体主张以气血亏虚、营卫不和及寒湿痹阻三者论治。《张氏医通·杂门·汗》更指出："此证虽属血虚，慎不可用四物阴药，以其闭滞经络故也。"前人的经验确很宝贵，值得我们学习。

　　余曾治张某半身汗出之症，患者男性，40岁，于1977年5月3日初诊。自述左侧半身汗出已有两年之久，逐渐加重，每于天暖及心情烦躁时汗出如浴，淋漓而下。而右半身无汗，以鼻尖为界，左右迥异。右半身肢体皮肤干燥，自觉发热，而右睾丸发凉。伴有咳嗽，痰多不易咯出，右侧鼻孔堵塞，流涕颇多，进食时尤甚，时滴落饭碗之中。患者心烦易怒，失眠健忘，晨起口苦，午后头痛，夜间尿频，尿道时有白色黏液溢出，少腹发胀，时下肢抽筋。曾经一些医院诊治，诊为自主神经功能紊乱，迭进中西药治疗未见轻减。诊见舌淡尖红、边有齿痕、苔薄白微腻水滑，切诊脉数、左濡弱、右沉弦。证属肺有郁热，失于清肃，脾虚湿聚，痰浊内生所致。遂处以清肺化痰利湿、佐以调营和卫之剂。处方：霜桑叶 9g，炙杷叶 12g，杏仁后下 9g，稆豆衣 9g，薏苡仁 24g，款冬花 9g，陈皮 9g，桂枝 6g，白芍 9g，芦根后下 24g。

再诊，患者服药 5 剂后汗出较前减少，咳嗽咳痰、流涕均已减轻，鼻塞已除，抽筋未作，睾丸转温，舌苔薄而微黄，左脉弦数、右脉虚大。此系肺中痰热渐清，气化已行，脾湿稍除之征，即以益气固表以治其本。方用太子参 12g，生黄芪 15g，炒白术 9g，川桂枝 9g，白芍 12g，全当归 9g，胆南星 4.5g，炙杷叶 12g，海蛤粉布包 12g，稆豆衣 12g，炙甘草 6g，3 剂。

三诊，患者仅有微量汗出，夜尿减至一次。寐安，咳痰亦少，头痛消失，晨仍口苦，舌正、苔薄，右脉微弦、左脉稍见虚大之象。继以前法，原方去海蛤粉，加枸杞子 9g，生牡蛎先下 30g，嘱服 10 剂，以资巩固。

张某治经三诊，服药仅 18 剂，迁延 2 年之顽症基本告愈。

本例患者病症纷杂，虚实互见，寒热并存，欲阐明其辨证论治的机制，则又非一言可了，今择要试析之。

病者汗出 2 年，逐渐加重，耗气伤阴，遂成气阴两虚之体。阳气虚耗，不能卫外而为固，阴津被伤，则不能守于内而外溢，加之肺蕴痰热，治节不行，宣降失司，故致鼻流浊涕，汗出如浴。营卫不周，气血偏泽，则见汗出偏汨。气阴两虚，故汗出不止，失眠健忘，午后头痛，抽筋尿频，舌淡而有齿痕，脉沉细弱。肺蕴痰湿热邪，故见咳嗽、痰多而不易咯出，肺窍不利。扰及心肝则心烦易怒，口苦，舌尖红，脉数。肺失清肃，通调水道之令不行，复加脾虚湿阻，湿热下注，必见尿痛而黏液溢出。

此证气阴两虚，痰湿热邪内蕴，治疗较为棘手，补虚则虑其恋邪，故先予清肺化痰利湿之剂。方中杏仁、炙杷叶、桑叶、款冬花、芦根，宣降肺气，清金化痰；配以稆豆衣、薏苡仁、陈皮以健脾利湿清热；再佐以桂枝、白芍调和营卫。服药 5 剂，肺中痰热稍清，湿热渐减，故营卫通而汗出减少，更收咳平、痰少、涕收之效。病邪见退，本虚渐显，右脉虚大，于是改弦易辙，治以益气固表为主，方用太子参、生黄芪、炒白术、炙甘草等药益气健脾；当归、白芍以养阴血；再配桂枝调和营卫；佐以胆南星、炙杷叶、海蛤粉、稆豆衣之属继清未尽之痰热，使阳生阴长，阴阳调和。是以汗出大减，诸症向安。三诊则更益枸杞子、生牡蛎以补肾滋阴潜阳，俾资巩固。如是则证有主次，治分先后，谨守病机，故取得较好的效果。

纵观本例治疗全过程，关键仍在于辨证论治。（选自《路志正医林集腋》"汗出偏沮治以清肺固表"）

志杰读案心得：此案汗出偏沮之四诊表现、病变机制、治疗方法及治愈关键，路老已经说得头头是道。学生谈三点心得如下：①汗出偏沮为何治肺？以四诊表现有痰热蕴肺证候，肺主一身之气，肺气不利，治节不行而致汗出偏沮也。②汗出偏沮为何治脾？以脾为生痰之源，肺为贮痰之器，故肺病之痰源于脾，脾虚湿聚，痰浊内生，故健脾则土厚，土能生金，金气一行，百脉调和，气血周流，则汗出偏沮可愈。③只用桂枝、白芍能说是桂枝汤之方法吗？答案是肯定的。这是因为桂枝汤的主要功效是外调营卫，内和阴阳、气血。卫之与阳、气主功能，营之与阴、血主物质，桂枝辛甘而温，以利人体功能的恢复；白芍酸苦微寒，有利物质的补充。桂、芍相应，刚柔相济，可调营卫、调气血、调阴阳，使不调者趋于和平。而生姜、大枣、甘草三味只是辅助药，以加强桂、芍调和之功效。

（三）葛根芩连汤法为主治久痢案

痢疾，古称"肠澼"，以其下而不畅，又名"滞下"。多发于夏秋季节。临床以腹痛阵作、里急后重、下痢赤白为主症。究其致病之因：或为暑湿疫毒所犯，或由啖食不洁、饮食生冷瓜果积滞所伤。李中梓在《医宗必读·痢疾》认为："新感而实者，可以通因通用；久病而虚者，可以塞因塞用。"被奉为治痢名言。新感而实者，固可通因通用，久病而虚者，理应塞因塞用。但新感亦有虚证，如年老体弱，素禀阳虚，痢下稀白，肢冷腹痛，面色苍白，汗出肢厥，喘促脉微者，则非用回阳固脱之参附不能救之；久病亦有实证，若痢久邪恋，湿热胶结肠腑，或固涩太早，积滞未除，真人养脏汤、桃花汤等温补固涩之剂亦不可轻投。余意以为，李氏（中梓）之论关键不在于新感、久病之分，当于虚实二字着眼。因此，不可因病久而诊为虚证。

1975 年 5 月，余诊治一患者刘某，男性，年四十余，患痢疾已达八年之久，反复发作，时轻时重，经久未愈。经某医科大学门诊确诊为：慢性细菌性痢疾。历经中、西医多方治疗，迄未显效。现下痢臭秽，日四五行，夹有脓血里急后重，痢下不爽，小腹疼痛，小便短赤。观其舌质黯紫、苔厚腻。诊其脉沉弦而滑。细问之，则肛门灼热，腹痛拒按。病虽日久，而仍以湿热积滞、胶结肠腑为主要病埋。故以清热导滞法为治，方以葛根芩连汤合芍药汤加减化裁。处方：葛根 12g，败酱草 15g，当归 9g，白芍 12g，大黄炭 6g，黄连粉分冲 1.5g，秦皮 9g，槟榔 9g，佛手 9g，甘草 6g，6 剂。患者粗通医理，见方沉吟良久，面露不悦之状。质余曰：他医皆谓久痢必虚，治多用补益固涩，而先生用药何无补益之品？秦、连、大黄、槟榔皆苦寒泻下破气之属，尚敢沾唇耶？余曰：君知其一，未知其二。痢疾八载，诚为久矣。然下痢虽稀，尚有脓血，日行四五次而不畅，且腹痛拒按，肛门灼热类便臭秽，苔厚脉滑，显系湿热积滞使然。清热祛湿导滞尚恐不及，服之又何疑焉？病者默然，持方而去。一周后患者复来，喜而告曰：药后腹痛转缓，大便日仅一二行，下坠亦减，唯仍有脓血。诊之舌脉如前，湿热祛而未尽，既见效机，守法不更，嘱再服六剂。三诊时则大便日一行，脓血已去，仍微有黏液，食谷欠馨，苔净脉缓。虑前法苦寒，过用有伤脾胃，遂转为理气醒脾和胃之法，原方去大黄、黄连、秦皮，增党参 12g，广木香后下 6g，白蔻仁后下 6g，谷麦芽（谷芽、麦芽）各 15g，神曲 12g，嘱服 3 剂。大便调畅，黏液尽除，胃纳有加，嘱以枳实导滞丸和越鞠保和丸善后。调治月余，长达八年之下痢，竟告霍然。

综上可知，中医治病，贵乎辨证，用药之道，在于切病。张景岳云："凡治痢疾，最当察虚实，辨寒热，此泻痢中最大关系。"（《景岳全书·痢疾》）实证之痢，当见腹痛频作，里急后重，肛门灼热，下痢脓血，日数次或十数行，面红口渴，舌红、苔厚而腻，脉实有力；虚证之痢，症见下腹隐痛，痢下白冻如鱼脑，时发时止，面白神怯气弱，舌淡、苔白，脉沉而细，故临证不得概以病之新、久而分虚实，亦不得囿于"初痢宜通，久痢宜涩"之论，而当据证辨析，实者宜通滞虚者宜补益，对久痢未虚者亦勿滥投固涩，以免造成"闭门留寇"之弊。（选自《路志正医林集腋》"久痢当察虚实"）

志杰读案心得：此案路老告诫读者，痢疾之辨证，既要参问新病及久病，更要辨明虚证与实证。"中医治病，贵在辨证，用药之道，在于切病"，这些经验之谈，从实践中来，弥足珍贵。下面谈谈对处方的理解。处方以《伤寒论》治外邪内陷化热而下痢的葛根芩连汤（第 34 条曰："太阳病，桂枝证，医反下之，利遂不止，脉促者，表未解也；喘而汗出者，葛根黄芩黄连汤主之。"）合芍药汤（《素问病机气宜保命集》芍药、当归、黄连、槟榔、木香、炒甘草、大黄、黄芩、肉桂）加减化裁。芍药汤是由黄芩汤（第 172 条曰：太阳与少阳合病，自下利者，与黄芩汤……）变化而来，但变化较大，既加入行气活血药，又加入清热泻下药，更加入一点温药肉桂以反佐之。总之，葛根芩连汤与芍药汤都是针对下利（包括痢疾与泄泻）初起之方，而路老取之治久痢属实证者，此"贵乎辨证"也。处方"用药之道"谈两味药，首先说为何用黄连而不用黄芩，芩、连皆苦寒之品，主治功效相近。《神农本草经》记载黄芩、黄连皆主治"肠澼"，而《名医别录》又单独强调黄连主"久下泄澼肠血"。后世医家又强调黄连"为治痢之最"（刘完素）；"滞下之神草"（《本草经疏》）；"肠风下血，用之可以厚肠胃止血"（《本草汇言》）。总之，古圣后贤的经验告诉我们，黄芩适宜下利初起，黄连既适宜下利初起，更适宜久病者。故路老对久痢之湿热只用黄连。再分析为何用大黄而炒成炭？大黄苦寒通下以"荡涤肠胃"（《神农本草经》）之邪（大黄对革兰氏阳性菌与阴性菌均有抗菌作用），所谓"痢疾不怕当头下"也。但所治患者为久痢，不宜峻下，故大黄炒成炭，既缓和其苦寒峻下之性，又可止血。如此处方灵活变通化裁之技巧，为名医们千锤百炼之功夫，吾辈岂能疏忽？

（四）苓桂术甘汤温阳化饮治眩晕案

眩指目眩，即眼花缭乱，或眼前发黑，视物模糊不清；晕指头晕，即自觉身体或外界景物旋转，行走甚至站立不稳，两者多同时出现，故统称眩晕。《黄帝内经》谓之"眩""眩冒"，并提出"邪中于项，因逢其身之虚"（《灵枢·大惑论》），"髓海不足"（《灵枢·海论》），"诸风掉眩，皆属于肝"（《素问·至真要大论》）等为眩晕的常见病因。至张仲景，更提出了痰饮致眩晕的机制和温阳化饮治疗眩晕的方法，并沿用至今。我在临床中，习用此法治疗眩晕，每获佳效。曾治一眩晕六年者，常猝然发作，晕仆倒地，西医诊为梅尼埃病，投剂辄愈，记述如下。

何某，女，41岁，干部，住北京市，因头晕脑胀、眼花目暗6年，于1974年3月28日求余诊治。

患者平时面清肢凉，神倦乏力，心慌胸闷，耳鸣不绝，眠差梦多，纳谷不馨，口干不欲饮，眩晕频作，发则头晕脑胀，眼花目暗，恶心呕吐，视物旋转身体晃动，站立不稳，突然晕倒。每次发作需数日后才能逐渐缓解。多方求医，久治未效。舌淡、苔白，脉细缓。诊为眩晕，属心脾阳虚，寒饮中阻。治以温阳蠲饮，健脾化湿，养心安神。茯苓 15g，桂枝 10g，炒白术 15g，甘草 4.5g，党参 12g，厚朴 10g，（酸）枣仁 10g，远志 10g，泽泻 6g，红枣 4 枚，3 剂。

上方尽剂，诸症好转，精神渐复。既见佳兆，原方继进二剂，以尽余氛。药尽，诸症锐减，仅食欲欠佳，身倦乏力，大便时溏。舌淡、苔白，脉沉缓。寒湿虽化，脾运未健，拟益气健脾法，以杜复萌：党参 15g，炒白术 12g，茯苓 15g，甘草 5g，陈皮 10g，砂仁 6g，法半夏 10g，焦三仙（焦山楂、焦麦芽、焦神曲）各 12g，莲子肉 15g，山药 15g，生姜 3 片，红枣 4 枚，3 剂。

服上方尽剂而愈。《伤寒论》第 67 条载："若吐、若下后，心下逆满，气上冲胸，起则头眩，脉沉紧，发汗则动经，身为振振摇者，茯苓桂枝白术甘草汤主之。"指出中焦阳虚、寒饮内停的眩晕，身为振振摇，站立不稳的证治。此证若阳虚寒盛，则有眩晕、昏仆现象。本例患者素体阳虚，寒饮内停，重伤脾阳，健运失司，清阳不升，浊阴上逆，蒙蔽清窍，发为眩晕；上凌于心，则心慌不制；心阳式微，则昏仆倒地。宜温药和之，苓桂术甘汤适为对证之方，有温阳化饮之功。加党参助桂、草复其阳气，使阴得阳而化，泽泻助苓、术利湿健脾，使阴消阳自得复。（酸）枣仁、远志养心安神，厚朴、大枣一刚一柔，宽中燥湿悦脾。阳复阴消，长达 6 年之久的眩晕、心悸、昏仆之症告解，再以四君、香砂之剂增损，补脾化湿，理气祛痰，健运中土，使寒饮无再生之虑，杜绝了疾病复发的根源。（选自《路志正医林集腋》"温阳化饮治眩晕"）

志杰读案心得：《金匮要略》第十二篇为痰饮病诊治专篇。本篇条文多、方子多，凡 41 条原文，不下一番功夫，难以明了其理法之精、方药之妙。路老依据医圣"病痰饮者，当以温药和之"大法，以苓桂术甘汤为主方，治愈"多方求医，久治无效"的患者。这既体现了路老丰富的临床经验，又说明了学习经典的重要性。如果要问如何学好中医、干好中医，那就是下一番功夫，在经典、经方上打下根基，勤奋实践，学用结合，终生献身中医事业。路老如此，历代有成就的名医无不如此。

（五）肾气丸法为主治热痹

《素问·痹论》云："其热者，阳气多，阴气少，病气胜，阳遭阴，故为痹热。"明示素体阳盛之人，感受外邪，多从热化，而成热痹之证。热痹患者，关节红肿热痛，或见发热，口渴，舌红，脉数。一般治宜清热化湿，宣痹止痛，余喜用四妙散、宣痹汤、白虎加桂枝汤；如热痹化火成毒，骨节剧痛，口渴，便秘，溲赤，苔黄，脉大数者，宜清热泻火解毒，用犀角散等方治多取效，此治热痹之大略也。然亦曾用温补脾肾法，治愈热痹一例，以其热治热，大异于常法，故记之。

患者刘某，女性，26 岁，1978 年 10 月 15 日来诊。1 个月前在田间劳作，汗出而卧于潮湿草地休息，翌日即见腰痛，双下肢关节酸痛，活动不利，继则发热，体温 38.9℃，当地医院以"感冒"论治未效，10 余天后两手、肘、腕关节红肿热痛，经北京某医院查血沉 59mm/h，白细胞 23200/mm^3，心电图示窦性心动过速，心率 120 次 / 分，Ⅱ度房室传导阻滞，类风湿因子（－），诊为急性风湿热，今来我处诊治。

患者几天来发热见减，而关节疼痛加剧，尤以两腕、肘关节为甚，局部红肿热痛，活动不利，不任重物，诊为热痹。但细审患者，头晕目眩，面色㿠白，腰脊酸楚，月经量少，畏寒肢冷，大便溏薄，舌质淡而脉沉细数无力，一派阳虚之症。此系阳虚为本，而发热为标，脾肾阳虚不复，其热难除，治病当求其本，遂毅然投以济生肾气丸加减，以复其阳。药用：

附子先煎 6g，肉桂后下 3g，淫羊藿 9g，牡丹皮 9g，泽泻 9g，山茱萸 9g，何首乌 9g，怀山药 12g，云苓 9g，怀牛膝 9g，车前子包煎 9g，薏苡仁 12g，鸡血藤 9g，伸筋草 9g，6剂。

10月23日二诊，药后关节红肿热痛稍减，发热已，余症减轻，而大便仍溏，于是再增温脾之力，原方加炒白术 9g，干姜 6g，续进。前方加减服用42剂，双侧肘、腕关节红肿热痛消失，活动自如，参加劳动无明显不适。12月20日复查血沉 19mm/h，白细胞 10200/mm³，心电图正常。

本例患者寒热虚实两相径庭。关节红肿热痛，身热，脉数，乍看为实热之象，然患者又见头晕目眩，面色㿠白，腰脊酸楚，月经量少，畏寒肢冷，大便溏薄，舌淡，脉细，呈现一派阳虚而寒的证候。经深入辨析，不难看出系素体脾肾阳虚之躯，劳动汗出卧于湿地，复受寒湿之邪，郁于肌表，客于关节不得泄越，郁久而见化热之势，非实热可知，脾肾之阳愈虚而内寒愈盛、标热愈炽，故温补脾肾实为治本之图。药后阳气来复，客邪得泄，而热势反减，关节红肿热痛渐除。《素问·至真要大论》说："诸寒之而热者取之阴，热之而寒者取之阳所谓求其属也。"余虽未先投寒药试之而见益热之变，但以热治热，亦所谓"求其属"之意。若不细审，孟浪妄用寒凉，则雪上加霜，愈伐其微弱欲熄之阳气，后果不堪设想矣！（选自《路志正医林集腋》"温补脾肾医热痹"）

志杰读案心得：此案寒热虚实的临床表现都有，病情复杂，若不能进行精细辨证，难免误诊、误治。路老之所以能够正确诊治，学生以为要点有三：一是辨体质。患者患病已十几天，新病多实，却"呈现一派阳虚而寒的证候"，此"素体"表现。二是辨病因。患者病因劳动汗出而卧于湿地，此感于寒湿之邪也。三是治病求本。治本之道主要是透过体表关节局部"热痹"之现象，经过"审查患者……一派阳虚之征"，而得出"阳虚为本，而烦热为标"的结论。处方济生肾气丸源自《严氏济生方》，此方实以《金匮要略》肾气丸加牛膝、车前子而成（目前市场上的中成药金匮肾气丸之药物组成是济生肾气丸之 10 味药，而将金匮肾气丸之 8 味药改称桂附地黄丸。这是当今《药典》与制药厂的不专业使然，现应回归历史本来面目）。路老处方崇尚古方，加减得法，疗效显著本无可非议。但细心的读者难免会提出疑问：为何处方不用肾气丸之主药地黄呢？须知金匮肾气丸所用为干地黄，性味甘寒；而济生肾气丸改用熟地黄，性味甘温。此"乃唐以后制法"。学生分析，路老不用地黄，可能是考虑如此阳虚而寒证，既不宜干地黄之"寒凉"，又不宜熟地黄之"腻滞"（《本草经百种录》）。如此加减，选药之审慎也。此外，学生经验，方中附子 6g，不必先煎，但必须先浸泡半小时以上，水煎开锅后再煎半小时以上，则如此小剂量不会中毒。

（六）经方四首合用治口疮案

特诊是为解决疑难病症而设，患者可根据病情而选择医生就诊。我有幸随路老特诊半日，获益良多。

成方是前人临床经验之总结，用之得当，确能效如桴鼓。但随着时代的推移，气候环境的变迁，以及年龄之大小、生活习惯之差异，在应用时必须根据患者的具体病情，结合天时、人事、地方而辨证论治，始能适应病情之需要。

特诊中，曾遇一病瘥后特来致谢的患者，我详细问了发病及诊治经过。患者张某，男，32 岁，汽车司机。自述口腔溃疡反复发作 10 余年，严重时口腔灼热疼痛，常伴有失眠，多梦，头晕，乏力，口黏口干乏味。1978 年夏复患急性肠炎，未能根治，此后经常脘痛，纳呆，腹胀，大便黏滞不爽而稍有后重感，小便色黄，溺时灼痛，舌体胖、边尖红、苔薄腻微黄，脉来弦滑小数。患者素嗜烟酒，以前多从滋阴降火或健脾利湿论治，病情不减而延路老特诊。详审病机，四诊合参，书脉案如下：司机工作，饮食无常，饥饱劳役，脾胃受戕，湿热内蕴，阻滞大肠，病程虽久而无虚象，仍宜清热燥湿、消食导滞为佳。然湿热久蕴，不易骤化，宜缓图之。处方：葛根 9g，秦皮 9g，黄芩 9g，黄连 3g，大黄炭 9g，当归 10g，白芍 12g，厚朴花 12g，炒枳实 9g，干姜 3g，焦神曲 6g，炙甘草 6g。以此方进退共五诊，服药 35 剂，口疮愈，二便调，睡眠好转。改用越鞠保和丸以善后。

一方之中，多方寓焉。剖其方药，用葛根芩连汤清热燥湿，升脾胃之清阳；取芍药汤义调和气血，缓急止痛；以小承气汤合大黄黄连泻心汤清泻里热，寓枳实导滞之意，使邪有出路，以消导积滞。诸方合用，共奏清热燥湿解毒之功。由于辨证准确，立方遣药，恰中病机，收效著。路老这样师古而不泥古，取各方之长，灵活化裁之经验，深值得我们借鉴。（选自《路志正医林集腋》"半日特诊话方药"）

志杰读案心得：经方历来以"精而专"著称。据统计，《伤寒论》与《金匮要略》之 252 首方中，一至四味药者 134 方，占 53%；其药物组成超过七味者 223 方，占 89%，可谓绝大多数了。纵观历史加以分析，中医治病从单方（单味药之方）到复方，这是方剂发展的一个重要过程，或者说是一个飞跃，有里程碑式的重大历史意义。早期的复方，其组成的药味数比较少，后世医家的方剂之药味才多起来。总之，方剂之药物多少因素繁多，少有少的因由，多有多的缘故。经方的少而精，与从单味药治病过渡到复方治病的历史有关。临床治病，是用经典小方、中方，还是用复合、大方，以切合病情为要。路老此案处方，乃化裁二三味、三四味药之经方四药而成，治愈反复发作 10 余年不愈之口疮，可谓善于活用经方者也。

（七）竹叶石膏汤对鼻衄善后调养案

我毕业于南京中医学院（现南京中医药大学），在基层工作多年，虽然积累了一定的临床经验，然而未经名师指点，思路较窄，提高不易。后有幸来京学习，从路志正老大夫临诊。1984 年 11 月曾治一鼻血患者芦某，路老亲自为我两次改方，疗效显著，受益匪浅，兹志之。

患者无明显诱因鼻流鲜血 3 天，量多时每次达 1 茶杯左右（约 100mL），曾在某医院用西药治疗，未见明显缓解，而来广安门医院门诊求治。患者自述头痛，口干鼻燥，饮水量多，右鼻孔用棉球堵塞，舌质黯红，脉象弦数。肺开窍于鼻，鼻衄而头痛，我即诊为风热犯肺，肺失清肃，正阳络伤则血外溢之证。治以疏风清肺、凉血止血法。拟方：桑叶 10g，菊花 10g，白茅根 15g，黄芩 10g，藕节 10g，丹皮 10g，茜草 10g，炙甘草 6g。诊毕请路老过目。路老诊视后，于原方中加入生石膏先煎 15g，生大黄后下 3g。嘱患者服药 3 剂。

三天后患者复诊，鼻衄已止，但仍感头昏，脉弦小数。我拟再以清肺泻热之法继进，而路老改用养阴清热之剂，药用：沙参 20g，麦冬 12g，生石膏先煎 20g，竹叶 10g，半夏 10g，炙甘草 6g，以 4 剂调理善后。

诊毕我尚未尽明其理，请教于路老，路老说：病有虚实之分，虚有气虚、阴虚火旺之别，实有肺热、胃火、肝火犯肺之异，临床以实热为多见。肺开窍于鼻，故鼻衄头痛辨为风热犯肺，初诊大法不误。但胃脉夹鼻，鼻干口燥而喜饮，当兼胃热，况舌质黯红，已非风热犯肺可见，故增清泻胃火之品。生石膏兼清肺胃，更妙生大黄一味。生大黄苦寒。泻火涤肠为其擅长，而更有祛瘀生新、活血止血之用，《金匮要略》用治吐血衄血，余于血证属实热者每投必效。二诊时肺胃郁热见清，而余热未尽，口苦鼻干，阴津已伤，故改用益气生津、养阴清热之竹叶石膏汤化裁，用沙参易人参，以清肺火、养肺阴。急症病情变化较速，不可拘于效不更方，宜随证变通。

路老循循善诱，说理透彻，确见临床辨证论治功夫，我亦茅塞顿开，颇有所悟。真可谓随君诊一病，胜读十年书。（选自《路志正医林集腋》"从师临证有得"）

志杰读案心得：此案读案心得，首先是一句至理名言，即"虚心使人进步"。这句话人人皆知，但却不一定人人都能做得到。《黄帝内经》上说："是者，圣人（明智的人）行之，愚人佩之（佩，通倍，《说文》：倍，反也。违逆之意）。"这是《素问·四气调神大论》讲述的对待养生之道的两种不同态度。推而广之，对"虚心"两字落到实处，做一个明智之人。本文作者以及各位为路老整理医话医案者，都是虚心的明智之人。有一句话，叫"名医出高徒"。但事实生活中，名师手下的徒弟不一定都是高徒，这关键不在名师，而在高徒是否虚心。此案在学术上的启发主要有两点：一是从整体上调治。肺热鼻衄治以清肺凉血止血是对的。但胃络夹鼻，既肺热、又胃热者，法当兼治胃热。生石膏兼治肺胃，为医药两用之药，所以选之最佳。"更妙生大黄一味"，这在前面"泻心汤法治心痹衄血案"已经做了分析。二是"效不更方"不可拘泥，临床上常有这样的情况：经过精心辨证，适当处方，服后见到了功效，患者高兴，医生也欣慰！但面对下一步治疗，是效不更方、守方再服，还是效亦更方、适当加减，这确实考验一个医生的临证水平与经验阅历。路老针对此例患者鼻衄已止，而余热未尽、阴液已伤的证候，随证变法，改用医圣治热病的善后调养之良方——竹叶石膏汤。路老秉承经典，可见一斑。我们学习《伤寒论》，一定要明了其宋代版本之条文排列的内在联系。须知竹叶石膏汤为《伤寒论》112方之最后一首方子，曰："伤寒解后，虚羸少气，气逆欲吐，竹叶石膏汤主之。"（397）师其圣意大法，凡热病之后或杂病患者，余热未清而气阴两虚且胃失和降的证候，皆可选择竹叶石膏汤之清热、补虚、和胃等治法调养之。路老此案复诊处方就是如此。

（八）竹叶石膏汤为主治咳案

咳嗽为肺系常见疾病，不论外感、内伤导致肺失于宣肃，迫气上逆皆可作咳。肺位居高，为五脏之华盖，开窍于鼻，外合皮毛，故肺最易受外感之邪，若肺气虚不能布津而成痰，肺阴虚而虚火灼津为痰，痰浊阻滞，肺气不降而上逆作咳。若素体阴虚，虚火上炎，灼伤肺阴更甚，则咳嗽必迁延难愈。治以滋阴益气为主，方选竹叶石膏汤、沙参麦冬汤等。若失治、误治，部分患者病情会逐渐加重，甚至累及于心，最终导致肺、心、脾、肾诸脏皆虚，故咳嗽后期应谨记扶正。

赵某，女，72岁，2008年11月19日初诊。主诉咳嗽、咳痰、流涕1月余。患者自2006年无明显诱因出现饮食减少，每日只食2小碗粥，乏力。自2008年3月因情绪影响而加重，10月份因胸痛、胸闷而就诊于某医院，诊断为"胸膜炎，间质性肺炎"收住院治疗。先有咳嗽，咯白色黏痰，流涕，胸闷，口干，口苦，手足心热以早上9时和下午4~5时显著，口鼻出热气，疲乏腰酸，坐起费力，二便尚调。舌体黯红、有裂纹、少苔、根部苔微腻，脉沉弦小滑。辨证系高年病久，气阴两虚，余热留恋。治以滋阴益气，清热润肺，止咳化痰。药用：西洋参先煎10g，南沙参15g，麦冬10g，生石膏先煎20g，枇杷叶10g，茵陈12g，百合10g，炒杏仁9g，炒薏苡仁20g，清半夏9g，黛蛤散包煎6g，蝉衣10g，僵蚕8g，炒苏子12g，玉蝴蝶6g，甘草6g，桔梗10g。14剂，水煎服。辅以鲜百合30g，少加蜂蜜，每日蒸熟后食之。

2008年12月9日二诊：服上方21剂，咳嗽明显好转，仅夜间轻度干咳，食欲增加，手足心热消失。遂以前方进退，再进7剂，1个月后随访，咳嗽未复发。

竹叶石膏汤出自《伤寒论》，397条原文有："伤寒解后，虚羸少气，气逆欲吐，竹叶石膏汤主之。"该方在原文中治疗伤寒、温病、暑病之后，余热未清、气津两伤之证，是为滋阴清热的常用方剂。肺气虚不能布津而成痰，肺阴虚而虚火灼津为痰，痰浊阻滞，肺气不降而上逆作咳。本证患者年事已高，素有肺病，除咳嗽、咳痰，尚伴手足心热，以早上9时和下午4~5时显著，按照《黄帝内经》中脏腑与时辰的配属关系，晨起7~9

时属脾胃，午后 4～5 时属肺，此时手足心热表明肺胃阴虚，虚火内盛。故选用竹叶石膏汤加减，滋阴益气，清热润肺，止咳化痰。药用西洋参、南沙参、麦冬、百合、生石膏甘寒滋阴，辛寒清热；枇杷叶、炒杏仁、炒苏子、桔梗、甘草宣肃肺气，润肺化痰；炒薏苡仁、清半夏健脾燥湿，化痰降逆；黛蛤散、茵陈、蝉衣、僵蚕、玉蝴蝶清肝肃肺，宣肺利咽。诸药共奏滋阴清热、润肺止咳、化痰降逆、解毒利咽、疏理气机之功，故而取效。（苏凤哲整理）

　　志杰读案心得：竹叶石膏汤是《伤寒论》112 方之最后一首方。本方是针对伤寒（泛指风淫外邪，非局限于风寒之邪）热病，经过治疗病邪虽已衰退，但余热未清、气阴未复、胃气未和等证候而设，是一首清补之良方。本案病因很可能有病邪上受，首先犯肺之外因，再由于年老体衰，脾胃虚弱等内因，则内外相因，迁延难愈。路老对此复杂病情，以竹叶石膏汤加减治之，师古而不泥古，以切合病情为要。路老对方中生石膏注明"先煎"，目前的中药店都是把石膏单包强调先煎。石膏有必要先煎吗？读仲景书要从细节上学习，经方用石膏注明"打碎"，无一方强调"先煎"。现代研究也表明，要充分发挥石膏功效，不是先煎，而是如下三点：一是粉碎应细，二是适当配伍，三是适量水煎。

（九）小陷胸汤治代谢综合征

　　代谢综合征是以糖、脂质和蛋白质代谢紊乱为主的一种慢性代谢性疾病。中医认为，过食和少动是其发病的两大主要病因。过食肥甘厚味，则塞滞中焦之气，脾胃升降枢机不得斡旋，而导致运化失职，脾气郁滞；少动则影响脾之运化，脾失健运，物不归正化则为痰、湿、浊。代谢综合征常见肝郁脾虚、痰湿壅滞、痰热内盛、痰瘀交阻等证。前期以肝郁、脾虚、痰浊为主，治以疏肝理气，健脾和中，祛痰化湿。早期郁久化热，热与痰、血、湿蕴结，此阶段可伤阴耗气，以清热化痰为主，少佐养阴生津之品。发展至中后期，气阴耗伤，阴损及阳，虚实夹杂，络脉瘀阻而变证从生，治疗宜审病求因，分清主次，灵活加减。临证尤以痰热内盛证多见，其人常见形体肥胖，面赤，烦躁，口干苦不欲饮，喜冷食，便秘，尿短赤，舌红、苔黄厚燥，脉弦数，使用小陷胸汤随证加减治疗，每获良效。

陈某，男，53岁，汉族，北京大兴人，2008年1月15日初诊。主诉胸闷5年。患者于5年前因工作紧张，时感胸闷，少量咳痰，痰色浅黄，易咯出。夏季喜空调，平素喜饮茶，纳馨，大便不畅，日1次，小便可。既往幼时患急性肾炎，有高血压病、糖尿病、高脂血症、乙型肝炎病毒感染"小三阳"等病史，平素血压145/100mmHg。形体丰腴，痰湿之质，体重105kg，身高170cm，面色浮红，舌体胖、质紫黯、尖红、苔薄白，脉沉滑。患者希望服中药减体重。

先以宽胸涤痰、平胃化饮治标。处方：瓜蒌20g，竹半夏12g，黄连10g，竹节参12g，太子参15g，石菖蒲12g，郁金12g，炒杏仁9g，炒薏苡仁30g，厚朴花12g，荷叶12g，炒神曲、炒山楂、炒麦芽各12g，泽泻15g，茯苓30g，生白术15g，莱菔子15g，藿梗后下、苏梗后下各9g，14剂，水煎服。

2008年1月29日复诊，药后胸闷好转，痰量减少，痰白易出，大便爽快，每日1次，仍进食量多，小便频急，无尿痛、灼热感，舌体胖、质滞、苔薄黄，脉沉滑。继上方去荷叶、藿梗、苏梗，加醋莪术12g，槟榔片10g，14剂，水煎服。配合茶饮方：生白术30g，泽泻15g，玉米须30g，决明子15g，炒枳壳15g，砂仁后下10g，荷叶20g，车前草15g，14剂，水煎代茶饮。

2008年2月12日三诊，药后胸闷基本消失，痰量进一步减少，色白易出，小便频急好转。时感疲乏，嗜睡，纳食量多，大便调畅，形体丰腴，舌体胖大、质滞、苔黄略腻，脉沉滑。治宗前法，原方去荷叶、藿梗、苏梗，生白术改为 20g，加虎杖 18g，醋莪术 12g。14 剂，水煎服。茶饮方：荷叶改为 30g。14 剂，水煎代茶饮。

小陷胸汤出自《伤寒论》第 138 条："小结胸病，正在心下，按之则痛，脉浮滑者，小陷胸汤主之。"功能清热化痰，宽胸散结。现代研究表明，小陷胸汤能有效降低患者的血糖并改善血脂，为治疗代谢综合征痰热内盛证之良方。黄连清热泻火，半夏化痰开结，二药合用，辛开苦降，善治痰热内阻；更以瓜蒌荡热涤痰，宽胸散结；炒杏仁、炒薏苡仁、生白术、茯苓、泽泻宣上、健中、畅下，使痰湿从三焦分消；石菖蒲、郁金清热化痰开窍；炒神曲、炒山楂、炒麦芽、莱菔子消食化痰；厚朴花、荷叶、藿梗、苏梗化湿升清；竹节参、太子参益气补虚、活血化瘀，合方共奏清热化痰、宽胸散结之功。使得痰热得清，脾胃功能得复，诸症得愈。（苏凤哲整理）

志杰读案心得：历史上有医家说古方不能治今病，此说非也。路老就是运用 2000 年前的经典古方治现代之病，取得满意疗效。古方能否治病，关键是看病因是否明确，辨证是否准确，方药是否贴切。路老此案以小陷胸汤为主方，加味虽多，但多而不乱，如此加味，更加切合病情，方证相对，疗效自在预料之中。

（十）小陷胸汤宽胸清热涤痰治眩晕案

眩晕可由风痰湿虚所引起，中医有"无风不作眩""无痰不作眩""无虚不作眩"的说法。在临床上常见风火上扰、痰浊中阻、阴虚阳亢、心脾血虚、中气不足和肾精亏虚等证，其中以痰浊中阻证之眩晕最为常见。此类眩晕多由于患者饮食不节，损伤脾胃，脾失健运，使水谷运化失常，湿聚而生痰，痰阻中焦，使清阳不升、浊阴不降而发病。常用清热涤痰、豁痰开窍法，经方小陷胸汤与时方半夏白术天麻汤皆为对证之方。

陈某，女，30，体重超 80kg，身高 162cm。主诉头晕 2 年。2 年多前因工作夜间加班，加之情志不疏，出现头晕，紧张时易发作，伴面部潮红发热，休息后缓解，近 2 个月发作频繁。在某医院检查示：左耳平衡功能下降，脑 CT 等检查（-）。曾服银杏叶片等中西药及针灸治疗效果不持久。刻下：经常眩晕，头面发热，时感心胸烦热，心率加快，夜寐不实，多噩梦，时有恶心，平素喜饮冷、食辛辣，二便尚调；月经正常；面色红，体形丰腴，舌质偏红、苔薄黄腻，脉弦滑。诊断为眩晕，痰浊中阻证，治宜宽胸清热涤痰法。处方：瓜蒌 20g，黄连 10g，姜半夏 12g，枇杷叶 12g，荷梗后下 12g，苏梗后下 12g，炒杏仁 9g，炒薏苡仁 30g，茯苓 30g，僵蚕 10g，胆南星 10g，天麻 12g，生白术 20g，炒莱菔子 15g，珍珠母先煎 30g，生姜 1 片为引。14 剂，水煎服。

　　小陷胸汤在《伤寒论》原文中主要治疗伤寒表证误下，邪热内陷，痰热结于心下的小结胸病，病机为痰热内结，气郁不通，故胸闷脘痞，按之则痛。本案患者诱因是情志不疏，发作时伴有心率加快，恶心，心烦，且体态丰腴，痰湿塞盛，上扰清窍，痰郁化热，结于心下，气血运行不畅，致痰热内蕴，肝气夹痰上扰之证。非阴虚阳亢，故镇肝息风不效。丹溪曰"无痰不作眩"，故此证治宜清热化痰，疏肝理气。药用瓜蒌清热化痰；黄连泻热降火；半夏降逆消痞，辛开苦降，清热涤痰，散结开痞；荷梗、薏苡仁、茯苓利水化湿；枇杷叶、胆南星、僵蚕肃肺制肝，降气化痰；天麻平肝息风，为治疗眩晕的要药；生白术、莱菔子运脾润肠，行气通便；珍珠母清心平肝，镇静安神。（苏凤哲整理）

　　志杰读案心得：此案治眩晕与上案治代谢综合征，皆用小陷胸汤为主方，以两例患者皆痰湿之体，蕴结化热为主要病机，故异病同治。皆以小陷胸汤清化痰热，加入调气化湿等开泄流动之品，增强原方之功。所不同的是，上案并用荷叶、山楂、泽泻等药以消脂减肥，此案并用天麻、珍珠母以平肝止晕。但必须明确，对体质肥胖者，虽可药物治疗，但根治良方是八个字：控制饮食，加强运动。

（十一）小陷胸汤合栀子豉汤清热涤痰治心悸、心痛案

心悸是临床常见病症之一，虚者多为脏腑、气血、阴阳亏虚，实者多因痰饮、瘀血、火邪内扰而致。痰热扰心，可出现心悸时发时止，胸闷烦躁，口苦大便秘结，小便短赤，舌红、苔黄腻，脉弦滑，治以清热化痰，宁心安神，方用小陷胸汤、黄连温胆汤等加减治疗。痰热日久，易耗气伤阴，加重心悸发作，治宜扶正祛邪。

程某，男，38岁，已婚，北京市人，2009年1月21日初诊。主诉心悸、心前区痛2年，尿频、尿痛1年半。患者缘于2年前患阴茎包皮炎，继出现心悸，心前区时痛，左颈动脉跳动明显，不能左侧卧位。曾在某医院就诊，诊断为心动过速，给予酒石酸美托洛尔治疗，无明显好转。1年来出现尿频、尿痛、尿道烧灼感，西医诊断为前列腺炎、包皮炎，曾服2个月西药，效果不佳。就诊时症见：心悸，心前区时痛，心情烦躁，少寐早醒，每天睡眠2~4小时，纳少，大便不畅，2~3天1行，常喝减肥茶通便，尿频，尿道有烧灼感，腰痛难忍，脚后跟痛，舌质红、苔薄黄，脉沉滑数。辨证为痰热结胸，下移小肠。治以宽胸涤痰，清心导赤。处方：瓜蒌15g，清半夏9g，黄连8g，栀子8g，豆豉10g，麦冬10g，生地黄12g，竹叶10g，小麦20g，益智仁后下9g，肉桂3g，益母草12g，八月札12g，甘草6g。14剂，水煎服。药后症减，嘱原方再进14剂巩固治疗，随访3月未发。

本案患者心悸，心前区时痛，心情烦躁，舌红薄黄，脉沉滑数，为痰热扰心、气郁不通之证。但由于病程日久，热移小肠，故出现尿频、尿灼痛感，病因未除，反复发作。痰热日久伤阴，故心悸不除，大便不畅。药用瓜蒌清热化痰，黄连泻热降火，半夏降逆消痞，栀子、淡豆豉清宣郁热，以上共达辛开苦降，清热涤痰，散结开痞；生地黄、麦冬、竹叶、小麦清心导赤，滋阴缓急；八月札、益母草疏肝泄热，活血利尿；佐益智

仁、肉桂各 3g，温肾化气，引火下行，交通心肾。灵活应用古方，辨证精准，取得很好的疗效。

志杰读案心得：古圣先贤在长期的临床实践中，总结病变规律，升华为理论，创建了整体中医学脏腑相关的整体观念。例如，心与小肠相表里的理论对本案的分析就很有指导意义，这与西医学有所不同。此案与上述两案虽以小陷胸汤为主方，但前两案针对痰湿肥胖之体，加入调气化痰药，此案针对久病伤阴病情，加之清心养阴药。如此随证加味，即《伤寒论》所谓"观其脉证，知犯何逆，随证治之"（16）大法之旨也。

（十二）瓜蒌薤白半夏汤宽胸涤痰疗胸痹案

胸痹是指以胸部闷痛，甚至胸痛彻背，喘息不得卧为主要表现的一种疾病，轻者感觉胸闷，呼吸欠畅，重者则有胸痛，严重者心痛彻背，背痛彻心。张仲景《金匮要略》中把胸痹的病机归纳为"阳微阴弦，即胸痹而痛"。本病发生多与寒邪内侵、饮食失调、情志失节、劳倦内伤、年迈体虚等因素有关。其主要病机为心脉瘀阻，病位在心，涉及肝、脾、肾、肺，气、血、阴、阳不足，心脉失养，不荣则痛；气滞、血瘀、寒凝、痰湿等痹阻心脉，不通则痛。痰浊闭阻者，通阳泄浊，豁痰宣痹；气滞心胸者，疏肝理气，活血通络；寒凝心脉者，辛温散寒，宣通心阳；气阴两虚者，益气养阴，活血通脉；心血瘀阻者，活血化瘀，通脉止痛。总之，审机论治是本病治疗的关键。

唐某，男，56 岁，北京人，2007 年 12 月 15 日初诊。主诉发作性胸闷半年。患者于半年前无明显诱因出现胸憋气短，胸部隐痛，出汗，到某医院就诊，经冠脉造影显示：冠心病动脉狭窄，遂即置放支架，给予硝酸异山梨酯、硝苯地平控释片等药物治疗。虽经治疗仍每日胸闷发作，持续时间 10～60 分钟不等，多需服速效救心丸，或活动、嗳气后胸闷缓解。某院检查示：右上肺慢性炎症改变，主动脉局部动脉瘤。经多家医院会诊，考虑胸闷阵发，嗳气则缓，与此检查结果无明显关系。刻下：胸闷每日频发，伴胸部隐痛，轻微汗出，神困乏力，腰腿酸痛，反复口舌溃疡，口干喜饮，口黏口苦，咯出黑黄黏痰，纳可，喜饮，大便日行1次，小便调，面色晦滞，舌体胖大、质红、苔白腻，脉弦滑。中医诊断：胸痹，痰热痹阻证；西医诊断：冠心病，心绞痛，主动脉瘤。治以宽胸涤痰，和胃降逆。处方：瓜蒌20g，薤白10g，竹沥12g，半夏12g，郁金12g，石菖蒲12g，胆南星8g，厚朴12g，旋覆花包煎10g，炒神曲、炒山楂、炒麦芽各12g，茵陈12g，炒枳实15g，黄连8g，莱菔子12g，砂仁后下10g，炒杏仁9g，炒薏苡仁30g，六一散包煎30g，藿梗后下10g，苏梗后下10g。14剂，水煎服。茶饮方：竹节参12g，郁金10g，玉蝴蝶6g，醋延胡索12g，茯苓20g，川楝子10g，三七粉冲服2g。14剂，代茶饮。

2008年2月4日二诊，服上药14剂，初胸闷、胸痛、气短等症状均明显减轻，但停药1个月后诸症复作。刻下：胸闷气短，嗳气则舒，胸闷一般持续30分钟，胸骨后灼热，咳嗽，痰多，色黑质稠，口干夜甚，纳呆，胃脘胀满，大便稍干，3日1次。舌体胖大、质淡紫、苔灰褐色，脉弦滑。仍系痰热壅肺、胃失和降所致。上方去藿梗、苏梗、炒莱菔子、砂仁，加川贝10g，枇杷叶12g，黛蛤散包煎8g，竹沥汁30mL。14剂，水煎服。

2008年2月26日三诊，药后胸闷、气短症状明显好转，嗳气后胸闷减轻，食管灼热消失；自觉胃中不舒，气逆胸憋，时咳嗽，咳痰质黏，色黄或黑；口干喜饮量多（喜饮绿茶），双目干涩，鼻中亦干涩；头晕眩已20余天，既往有颈椎病史，现行牵引有所好转；神疲乏力，多虑善思，睡眠多梦易醒，纳食不馨，大便稍干，两三天一行，小便量多味重。平素既怕热又畏寒，稍受热则身体汗出量多。舌体胖大而厚、质黯红、苔薄稍黄而少津，脉弦滑。治以前法，原方加减。处方：瓜蒌30g，薤白10g，竹半夏12g，广郁金12g，石菖蒲12g，胆南星8g，僵蚕10g，川厚朴12g，旋覆花包煎10g，葶苈子包煎12g，炒神曲、炒山楂、炒麦芽各12g，砂仁后下10g，炒枳实15g，茵陈12g，醋延胡索12g，川楝子10g。14剂，水煎服。药后胸闷、气短消失，余症亦有所减轻。《金匮要略·胸痹心痛短气病脉证治》曰："胸痹不得卧，心痛彻背者，栝楼薤白半夏汤主之。"《金匮要略心典》解释说："胸痹不得卧，是肺气上而不下也；心痛彻背，是心气塞而不和也，其痹为尤甚矣。所以然者，有痰饮以为之援也，故于胸痹药中，加半夏以逐痰饮。"（苏凤哲整理）

　　志杰读案心得：现实客观而论，中医与西医在多种疾病的诊治上各有优势，但也都有不足。例如，冠脉造影示动脉狭窄者，置放支架，配合药物治疗确可缓解病情，但并非所有患者都疗效满意。上述患者就是"虽经治疗仍每天胸闷发作"。晚生最近（2015年3月）接诊一位41岁的男性患者，其3年前开始胸闷，活动后可缓解，求治于西医而置放支架3枚，之后反出现上楼时气喘胸痛。如此壮年患者有必要上支架吗？值得商榷。路老上述经验，对我接诊的患者可能疗效更好。遗憾的是，当今不少患者注重检查，崇拜西医，而忽视先祖智慧，不知中医有独特的疗法。我们中医当自强，以优异的疗效取信于民。对此，古圣先贤、现代国医大师们为晚生树立了榜样！

（十三）瓜蒌薤白半夏汤降逆化痰治胃心痛案

　　胃心痛乃胃受邪、胃气上逆于心而引起的心痛。其病位在心，由胃的病变而引起。其症状可见胸脘疼痛，呈一种憋闷、胀闷感，或伴有钝痛及剧痛，恶心欲吐，食后加重，嗳气吞酸，或胃中隐痛，腹胀，纳呆，进一步引起心前区疼痛，伴出冷汗，以上均伴有心电图的改变，相当于冠心病、心绞痛兼有胃的证候。路老认为其病机主要为寒凝气滞、肝气犯胃、食滞胃脘、胃中虚寒、胃阴不足、湿浊中阻等因素而致。应根据疼痛的性质和并发症状，辨别虚实寒热如胀痛、闷痛为实，隐痛为虚；食后疼重为实，饥则疼痛为虚；疼痛伴有便闭为实，大便不闭结为虚；舌质紫黯、舌边瘀点多为实，舌质淡胖则为虚；舌苔厚腻、有痰为实，舌红少苔、口干为虚；遇冷而痛及夜间发作为寒，食后发作、大便难解多为热。治疗要详查病因，明确辨证，临床才能取得很好的疗效。

宋某，女，70岁，北京市人，2008年8月6日初诊。主诉胃病27年，冠心病11年。患者1981年因胃病到医院检查，确诊为浅表性胃炎，后经常发作胃痛，进餐后嗳气，每进凉硬、辛辣、油腻食物即发病，间断服用胃病药物，病情时好时坏。11年前出现心绞痛，诊为冠心病，有时胃痛不适可伴左肩胛部疼痛。1998年因胆结石行胆囊切除术。刻下：颜面眼睑水肿，餐后胃痛嗳气，饮食减少，大便正常，睡眠可，近日来早晨咽部有痰，痰色白、质黏，舌红、苔薄黄腻，脉弦细。中医辨证为胃心痛，湿浊中阻，治以肃肺化痰，和胃降浊。处方：太子参15g，炒杏仁9g，炒薏苡仁30g，厚朴花12g，瓜蒌20g，薤白10g，清半夏10g，苏梗后下、荷梗后下各12g，桔梗10g，生谷芽、生麦芽各30g，炒神曲12g，醋香附9g，炙甘草8g，生姜1片。14剂，水煎服。药后诸症好转遂上方进退，1个月后随访未复发，多年顽疾消除。

瓜蒌薤白半夏汤通阳散结，祛痰宽胸，主治痰浊壅盛而致的胸痹。本患者因胃病反复发作，痰浊内蕴，气机不畅，而致心脉瘀阻、心血不畅发为胸痹，主要病因为痰浊中阻，故用瓜蒌薤白半夏汤加减治疗。方用瓜蒌、半夏祛痰逐饮，降逆和胃；薤白通阳散结；炒薏苡仁、苏梗、荷梗健脾化湿；厚朴花下气除胀；生谷芽、生麦芽、炒神曲消食和胃；桔梗、杏仁化痰利咽；香附调畅气机；太子参补气健脾；甘草调和诸药；生姜合半夏降逆和胃。全方既能化痰，又能和胃，是治疗胃心痛的很好方剂。（苏凤哲整理）

志杰读案心得：《黄帝内经》许多篇论及心痛内容，《灵枢·厥病》篇系统论述了心痛与五脏六腑相关的证候及针法。晚生曾撰写《心痛五脏六腑相关论》一文（见《中国中医基础医学杂志》2004年第10卷第3期）。

路老以《黄帝内经》理论指导经方的运用，以瓜蒌薤白半夏汤治疗胃心痛取得疗效。如此经典、经方综合研究的学习方法，是培养中医高级人才的必经之路。前述以小陷胸汤主治三案与后面瓜蒌薤白半夏汤主治二案，病性皆为痰浊为患，病位或在胃，或在心，或心胃同病。痰浊中阻化热证，小陷胸汤主之；痰浊痹阻心脉、胸阳不振者，瓜蒌薤白半夏汤主之。两方只一味药之别，痰浊化热，故配伍黄连之苦寒，清热化痰；心痹阳气不振，故配伍薤白之辛苦温，通阳化痰（《灵枢·五味》篇有"心病宜食薤"之说）。仲景书辨证论治，处方配伍严谨，上述两方之别可见一端。

（十四）旋覆代赭汤涤痰降浊除噫气案

噫气又名嗳气，为胃中浊气上逆，经食管由口排出气体的表现，是消化系统疾病常见症状之一。多因饮食不节，外感风寒，忧思过度，暴怒伤肝，病后体虚，年迈体弱，胃虚气逆所致。病机主要是脾胃不和，胃气上逆。胃为水谷之海，若因饮食不调，起居不时，致脾胃阴阳不和，脾之清阳不升，胃之浊阴不降，或胃中生痰生火，或脾胃虚衰，致使胃气上逆而为噫气。治疗上分寒热虚实而施治，实热者当凉泻，虚寒者当温补，且皆当调理脾胃，降逆为治。

王某，女，51岁，北京人，2008年9月3日初诊。主诉胸骨后疼痛、烧灼感，胃中嘈杂，嗳气2个月。慢性胃炎史20年，2个月来出现反酸，嗳气，胸骨后疼痛、烧灼感，只能吃流食，食酸辣则加重，大便干，三四日一行；经常感冒、鼻炎发作，咳嗽有痰，心悸、胸憋，暑季为甚。2004年患甲状腺功能减退。去年停经后出现面色潮红，出汗，失眠，腰膝酸软，双髋关节疼。舌体瘦小、舌质偏红、舌苔前半部花剥、中后部苔白腻，脉弦细小数。治以宽胸涤痰，和胃降浊。拟旋覆代赭汤加减：瓜蒌20g，黄连8g，清半夏10g，旋覆花包煎10g，代赭石先煎代水15g，枇杷叶12g，苏梗后下、藿梗后下各12g，茵陈15g，煅瓦楞先煎20g，炒枳实 15g，炒杏仁 9g，炒薏苡仁 30g，甘草 6g。14 剂，水煎服。药后反酸、嗳气、食管烧灼感缓解，继以上方进退，7 剂后诸症缓解。

　　《伤寒论》161 条曰："伤寒发汗、若吐、若下解后，心下痞硬，噫气不除者旋覆代赭汤主之。"本方原治伤寒发汗后，误用吐下，表证虽解，却心下痞硬，噫气不除。究其病机，乃吐下之攻伐，胃气受伤，转输无力，遂使津凝为痰，浊邪留滞，阻于中焦，而病心下痞。胃气上逆，嗳气频作，或反胃呕逆。脾胃气虚为本，痰阻气逆为标，临床表现虽然虚实互见，但以气逆痰阻为主要方面。针对本证中虚痰阻，胃气上逆，本虚表实之病机，治宜降逆化痰为主，兼以益气和中。旋覆花功擅下气，能化胶结之痰，为治痰阻气逆之要药；代赭石重坠降逆，长于镇摄肝胃之逆气，降逆下气，止呕化痰；半夏祛痰散结，降逆和胃。患者素有胃炎病史，加重2 个月，嗳气不止，出现胸骨后疼痛、烧灼感，不能吃饭，只能喝粥，酸辣食物则加重等症状，且舌苔花剥，表明胃阴已伤；而且咳嗽有痰，舌中后部苔白腻，表明痰湿阻滞；出现面红、出汗、失眠、脉弦细小数等，表明有虚热之象。方选旋覆代赭汤加减，以宽胸涤痰，和胃降浊。其中旋覆花、半夏、瓜蒌、煅瓦楞、杏仁、炒薏苡仁消痰软痞；代赭石、黄连、枇杷叶、茵陈镇逆清热除噫；苏梗、藿梗、枳实宽胸理气；煅瓦楞制酸止痛；甘草补脾和胃。如此，痰消痞软，浊气得降，噫气可除。（苏凤哲整理）

　　志杰读案心得：旋覆代赭汤由旋覆花、代赭石、生姜、半夏、人参、炙甘草、大枣 7 味药组成，是一首利气降逆、健脾补中之方。路老所治患者，至更年期，多脏病变，虚实并见，病情较为复杂。对于病情复杂的患者，治病求本是根本大法，但又要善于抓主症，重点治之为要。路老抓住患者脾胃病"噫气不除"这一主症，以主治方旋覆代赭汤加减而取效。晚生认为，既然患者古、脉、证有"脾胃气虚"且"胃阴已伤"等本虚证，则方中人参不宜去之。人参与黄芪不同，黄芪为纯阳益气之品，胃阴虚者不宜用之；人参（可改用党参或太子参）为益气阴之药味，温而不燥，阳气虚者宜之，阴血虚而虚火不盛者亦可用之。《伤寒论》全书在若汗、若吐、若下之后，损伤气阴，常用人参，而无一方用黄芪。由此可领悟仲圣对人参与黄芪用法的区别。

（十五）旋覆代赭汤合半夏泻心汤调节升降治痞满案

脾胃同居中焦，脾主升清，胃主降浊，共司水谷的纳运和吸收，清升浊降，纳运如常，则胃气调畅。若脾胃虚弱，素体脾胃虚弱，中气不足，或饥饱不谨，饮食不节，或思虑过度，或久病损及脾胃，纳运失职，升降失调，胃气壅塞，或土壅木郁，或土虚木乘，木不疏土，而生痞满。治以调节中焦升降气机为主，佐以疏肝降逆，方如旋覆代赭汤等。痞满多为慢性过程，常反复发作，经久不愈，若久病失治，或治疗不当，常使病程迁延，病势加重，从而引发他病。

杨某，女，51 岁，2008 年 12 月 17 日初诊。主诉胸部痞满 4 年余，伴形体消瘦，面色萎黄，胸脘痞闷或胀痛，食欲正常，按揉后嗳气则舒，生气及着凉后加重，甚者逆气上冲胸咽，伴胃灼痛，大便溏，日行 1 次，小便可。近因母亲去世，情绪波动，多虑心烦，入睡困难，早醒，善太息，体力尚可。近期体检正常。舌质红、苔白稍厚而干，脉弦濡寸滑。辨证为脾虚失运，湿热中阻，治以调节升降，健脾利湿。处方：旋覆花包煎10g，代赭石先煎代水 15g，太子参 15g，姜半夏 12g，炮姜 8g，黄连 10g，黄芩 10g，厚朴花 12g，煅瓦楞先煎 30g，娑罗子 10g，生谷芽、生麦芽各20g，炒神曲 12g，炙甘草 6g。14 剂，水煎服。药后胸中憋闷顿失，睡眠改善，心情舒畅，原方再进 7 剂，诸症好转。此案患者素体脾胃虚弱，中气不足，饥饱不匀，饮食不节，久病多思，损及脾胃，纳运失职，升降失调，胃气壅塞，而生痞满；伴消瘦，面色萎黄，眠差，善太息，多虑心烦，舌质红、苔白稍厚而干，脉弦濡寸滑等，均为素体脾虚，思虑过甚，中焦失运所致。故选用旋覆代赭汤合半夏泻心汤加减，调节升降，健脾利湿。药用太子参、炙甘草健脾补虚；姜半夏、炮姜、黄连、黄芩辛开苦降；旋覆花、代赭石、厚朴花、娑罗子调达中焦气机，消痞散结；煅瓦楞、生谷芽、生麦芽、炒神曲制酸和胃消导。诸药共奏健脾补虚、辛开苦降、消痞散结、降逆和胃之效，故效若桴鼓。（苏凤哲整理）

志杰读案心得：旋覆代赭汤证之主症是"心下痞硬，噫气不出"，此方消痞之功不足，主要是利气降逆以治噫气，这在上案已述及。半夏泻心汤主症是心下痞满（《伤寒论》149 条："……但满而不痛者，此为痞，柴胡不中与之，宜半夏泻心汤。"）这在上一篇文选中路老有详细论述。本案主症是心下"痞满，按揉后嗳气则舒"，具两方证之主症，故合方治之，这就是论病机，抓主症。

（十六）理中丸温中健脾治痞满案

痞满是由于表邪内陷、饮食不节、痰湿阻滞、情志失调、脾胃虚弱等原因，导致脾胃功能失调、升降失司、胃气壅塞，从而形成以胸脘痞塞、满闷不舒、按之柔软、压之不痛、视之无胀大之形为主要临床特征的一种脾胃病证。其病以脾气虚弱为本，饮食不节、寒凉无度为主要诱因。"脾气虚"一词出于《黄帝内经》，《灵枢·天年》篇中有"七十岁，脾气虚，皮肤枯"的论述。其后历代医家对脾气虚证进行深入研究及发挥，指出脾主运化，是气血生化之源，为后天之本。若先天禀赋不足，或素体脾胃虚弱，或后天失于调养，或饮食不节，饥饱失常，或劳倦过度，或忧思日久，损伤脾胃，或年老体衰，或大病、久病之后，元气未复，失于调养，均可使脾气亏虚，运化功能失常，导致气血生化乏源，形成脾气虚证。如因饮食不节，寒凉无度而致脾胃运化失常，气机升降失司，胃气壅塞而致痞满发生。故治疗上应以健脾补气为主，行气化痰为辅，待脾气健运，则痞满自除。

马某，女，55 岁，已婚，天津市人，2008 年 9 月 3 日初诊。主诉晨起后腹胀，受凉后大便溏泄 2 个月。患者近 2 个月来，出现腹胀，以晨起为重，受凉后大便溏泄，神困疲乏，畏寒，手指关节痛，纳可，近来大便干燥，日 1 次，食冷凉后便溏，舌质黯红、苔薄白，脉弦细滑。证属脾胃虚寒，运化失常，气血不足，湿浊内蕴而致，治以温中健脾，行气化湿。处方：党参 12g，炒白术 18g，炮姜 10g，淡附片先煎6g，厚朴 12g，陈皮 10g，娑罗子 9g，炙甘草 8g，生谷芽、生麦芽各 20g，神曲 12g，黄连 3g。12 剂，水煎服。药后，腹胀减轻，大便正常，仍乏力，上方加黄芪 10g，再进 15 剂而愈，随访 3 月未发。

《伤寒论》第 386 条："霍乱，头痛发热，身疼痛，热多欲饮者，五苓散主之。寒多不用水者，理中丸主之。"396 条："大病差后，喜唾，久不了了，胸上有寒，当以丸药温之，宜理中丸。"该方温中散寒，健脾补虚，主要应用于中焦虚寒证的治疗。原方人参配甘草补益脾气，和中扶正；干姜合甘草温中散寒，振奋中阳；人参伍白术益气健脾，散寒燥湿，共具补、温、燥之用，使太阴之虚可补、寒可温、湿可燥，是治疗中焦虚寒的有效方剂。本患者因饮食不节，过食生冷，劳倦过度而致脾胃虚寒，运化失常，湿浊内蕴而致痞满，大便不调，进凉食后便溏，腹胀；因日久不愈，反复发作，出现气血不足，表现为倦怠乏力；阳气不升，不能通达四末，而畏寒怕冷，手指关节痛；舌质红、苔薄白，脉弦细滑均为气血不足，阳气不升之候。治疗以理中丸加减，方用党参、白术、炮姜温中健脾；附子助炮姜温中散寒；厚朴、陈皮、娑罗子化湿除胀；生谷芽、生麦芽、神曲健脾和胃；少佐黄连燥湿清除蕴热，甘草调和诸药。药后脾气健运，湿浊祛除，则痞满、便溏好转，考虑其脾虚日久，故二诊加黄芪巩固治疗，以防后患，取得很好的疗效。（苏凤哲整理）

志杰读案心得：脾气虚与脾气虚寒，一字之差，表达了脾虚程度之轻重。重证是由轻证加重发展而来。《素问·异法方宜论》曰："脏寒生满病。"脾气虚寒，寒性凝滞，故现脘腹痞满，"当以丸药温之，宜理中丸"

（《伤寒论》第 396 条）。"……腹中未热，益至三四丸，然不及汤"（《伤寒论》第 386 条）。虚则补之，寒则温之，理中丸为温中补虚之良方，但丸剂药力较缓，在适当加大用量仍疗效不佳时，应改为汤剂温服之。这告诫我们一条经验：同一病情，既可用丸剂，又可用汤剂，轻证可用丸剂，重证应用汤剂。如此法中有法，方中有方，为仲景圣明之方与法，此细微之处见功夫也。还应探讨的是，脾胃虚寒之典型舌象与脉象，为舌淡胖、苔白水滑或白腻，脉沉迟。而上述案例"舌质红（郁热之象）、苔薄白（正常者如此）、脉弦细滑"如何理解呢？如此四诊不相符合，正反映了疑难杂病之复杂性的特点。这也是考验一个临床医生理论水平、临证经验的地方。路老四诊合参，善于抓住反映病情本质之主症，以理中汤加味治疗而愈。再看当今各学科讲义，多是辨病、分证、四诊典型，这难免有纸上谈兵之疑问？如此脱离实践，读之无益，诚不如下功夫读读经典为盖也。

（十七）理中丸温补脾肾治腹痛案

素体脾阳不足，或过服寒凉损伤脾阳，内寒自生，渐至脾阳虚衰，气血不足，或肾阳素虚，或久病伤及肾阳，而致肾阳虚衰，均可致脏腑经络失养，阴寒内生，寒凝气滞而生腹痛。治以温补脾肾之阳为主，方如理中丸、大建中汤等。腹痛的转归及预后取决于其所属疾病的性质和患者的体质。一般来说体质好、病程短、正气尚足者，预后良好；体质较差、病程较长、正气不足者，预后较差，当加强补益脾肾阳气以补助先后天。

魏某，女，27 岁，北京市人，2008 年 8 月 20 日初诊。主诉中下腹部疼痛伴腰痛 3 年余。患者脐腹怕凉隐痛，食冷凉加重并伴腹泻，曾服中药治疗效果不佳。平素食欲可，大便 1~3 天 1 次，尿频，尿急，饮水多益甚，双眼干涩，心情焦虑，睡眠梦多，月经二三月一至，色量正常，白带一般。舌体瘦、舌尖红、苔薄白，脉沉弦小数。辨证为脾肾虚寒，肝气不疏。治以温补脾肾，行气疏肝。处方：党参 12g，炒白术 15g，炮姜 8g，淡附片_{先煎}6g，葛根 12g，藿梗_{后下}10g，苏梗_{后下}10g，炒杏仁 10g，炒薏苡仁 30g，狗脊 12g，川续断 12g，炒白芍 12g，补骨脂 10g，巴戟天 8g，醋延胡索 12g，炒枳壳 12g，炙甘草 8g。7 剂，水煎服。药后脐周怕凉感明显好转，心境转安，但仍有尿频，遂继续以前方加减，增强补肾阳之力，前后服用约 20 剂，腹痛、腹泻消失，诸症平稳，3 个月后随访，未见复发。

理中丸见于《伤寒论》386 条、396 条。程应旄注曰："阳之动始于温，温气得而谷精运，谷气升而中气赡，故名曰理中，实以燮理之功，予中焦之阳也。若胃阳虚，则中气失宰，膻中无发宣之用，六腑无洒陈之功，犹如釜薪失焰，故下致清谷，上失滋味，五脏凌夺，诸证所由来也。参、术、炙草，所以守中州，干姜辛以温中，必假之以焰釜薪而腾阳气，是以谷入于阴，长气于阳，上输华盖，下摄州都，五脏六腑，皆以受气，此理中之旨也。"该方在原文中主治霍乱之证，以中焦虚寒为主，为温补中焦的主方。腹痛发病乃过服寒凉，损脾阳，寒自内生，渐至脾阳虚衰，气血不足，或肾阳素虚，或久病伤及肾阳，而致肾阳虚衰，脏腑经络失养，阴寒内生，寒阻气滞而生所致。本案伴有思虑过重，眠差梦多，腰痛，尿频，舌体瘦、舌尖红、苔薄白，脉沉弦小数等，皆因内寒伤脾，脾阳虚衰累及肾阳，病势缠绵，久不得愈，肝气不疏所致，故选用理中丸为主，温补脾肾，行气疏肝。药用党参、炒白术、炮姜、淡附片辛温散寒，温补中焦；狗脊、川续断、补骨脂、巴戟天强筋壮骨，益肾温阳；葛根、炒杏仁、炒薏苡仁利湿止泻；藿梗、苏梗、醋延胡索、炒枳壳疏肝理气；炒白芍、炙甘草缓急止痛。诸药共奏辛温散寒、益肾温阳、升举阳气、调节气机、缓急止痛之功，故使多年宿疾向愈。（苏凤哲整理）

志杰读案心得：腰脐以下，肾气主之。上述患者中下腹部冷痛，伴腰痛，为脾肾并病证候。路老以理中汤加补肾之药，切合病情，故疗效明显。方中加炒白芍，值得品味。芍药在《神农本草经》曰："治邪气腹痛……止痛。"经方治邪气腹痛、脾阴虚腹痛、脾阳虚腹痛、妇人胎前产后腹痛等许多方子都配伍芍药（请参阅吕志杰主编《仲景方药古今应用》）。芍药为酸苦阴柔之品，怎么能治脾阳虚腹痛呢？这就需要适当配伍了。例如，《伤寒论》治疗少阴病虚寒重证的通脉四逆汤方后注曰："腹中痛，去葱，加芍药二两。"如此是生附子、干姜、炙甘草、芍药四味药相配合，则姜、附辛热之性制约了芍药酸苦阴柔之弊，只发挥其解痉止痛之功。路老上述治腹痛案处方，就是四逆汤与白芍相配伍的结构。白芍炒用，亦削减其阴柔之性。

（十八）四逆散为主治便秘案

便秘，可以是一独立病变，也可以是某一病的伴随症状。无论便秘是以症状或以疾病形式出现，都应该首先解决之。六腑以通为顺，便秘可导致腑气不通，进而影响全身气机的运行及五脏的变化。

李某，女，26 岁。主诉手足凉 10 年，便秘 5 年。10 年来手足冰凉，性情急躁易怒。5 年来经常大便干燥，四五天一行，常服通便灵、牛黄解毒片，最近喝萝卜汤，保持大便 2 天 1 次。2 年来因减肥不吃主食，仅食菜、水果，但体重未减，喜辛辣、冷饮、酸甜，口干不欲饮，面色萎黄。有痛经史，月经前后不定期，经血量少，色黯有血块，经期 5 天，白带正常。舌淡、苔薄白，脉弦细。治宜理气通阳，润肠通便。处方：柴胡 12g，白芍 10g，炒枳实 15g，当归 12g，生白术 30g，桃仁、杏仁各 10g，生薏苡仁、炒薏苡仁各 30g，火麻仁 12g，厚朴花 12g，甘草 4g，生姜 3 片。7 剂，水煎服。

此案辨证关键是手足发凉，脉弦。宋《类证活人书》卷四云："手足冷而便秘，小便赤，是阳证似阴之候。"患者大便干燥数日一行，虽无腹痛腹胀，平素性情急躁、抑郁，均可作为气机不畅佐证。加之患者自行乱投药，长期使用攻下药物，造成患者机休气机失调，阳气郁结，气滞不达，脾约失运，大肠传导迟滞，是其基本病机。故治以理气通阳，润肠通便。方中柴胡疏肝解郁，配枳实，一升一降加强疏畅气机之功，并奏升清降浊之效；配芍药，一升一敛，使郁热透，阳气升而阴亦复；厚朴行气宽肠，火麻仁润肠通便，当归养血调经，桃仁、杏仁理气散结；方中生白术，北京名老中医魏龙骧有"白术通便秘"之说，临证治疗便秘，盖以生白术为主力，少则 30～60g，重则 120～150g，在于白术有运脾、健脾之力，脾健则能使胃行其津液，津液得行，则肠枯便燥之势得缓，大便必通畅矣。（苏凤哲整理）

志杰读案心得：《伤寒论》318 条曰："少阴病，四逆……四逆散主之。"以方测证，四逆散所治"四逆"为阳气内郁，不能外达四末而手足厥冷。四逆散为疏畅气机之方。上述治便秘案，只用四逆散不一定取得良效，而方中加上桃仁、杏仁、火麻仁润肠，并重用生白术，则疗效更为确切。关于生白术治便秘之经验，实际源于仲景书，其白术附子汤（即"桂枝附子汤……去桂加白术汤"）主治"大便坚（硬），小便自利"，即大便秘结，小便正常。可知术、附相合，主治阳虚便秘。当然，生白术健脾润肠，更能治脾虚便秘。

（十九）当归芍药散调理肝脾治头痛案

头为神明之府，"诸阳之会"，脑为髓海，五脏精华之血、六腑清阳之气皆能上注于头，故头与五脏六腑之阴精、阳气密切相关，凡能影响脏腑之精血、阳气的因素，皆可成为头痛的病因。情志忧郁或郁怒，长期精神紧张，肝气郁结，肝失疏泄，络脉失于条达而拘急，或产后失血，营血亏损，气血不能上荣于脑，髓海不充，皆可致头痛。治以扶正补虚，调理肝脾为主，方选八珍汤、当归芍药散等。在辨证基础上，根据病变的脏腑经络，选加引经药效果较佳。

周某，女，23 岁，2006 年 10 月 14 日初诊。主诉：头部巅顶、两太阳穴疼痛 3 个月余。患者 3 个月前无明显诱因，逐渐出现头巅顶、两太阳穴疼痛和紧缩感，遇风寒、劳累时明显，伴见心烦，眠差，纳可，大便干稀不调，二三日一行，溲黄，习惯性饮水多。经前乳房胀，少腹隐痛，经血色正，带下量多色黄。曾于2006年1月行人工流产。舌体胖、质淡、苔薄白，脉沉细而弱。辨证为肝脾不调，清窍失养，治以疏肝理气，健脾补虚。处方：当归12g，白芍12g，川芎9g，炒白术12g，茯苓15g，太子参12g，黄精10g，柴胡8g，藁本6g，羌活8g，炒麦芽、炒神曲、炒山楂各12g，醋延胡索10g，醋香附10g，甘草6g。7剂，水煎服。药后头巅顶疼痛、紧缩感好转，睡眠改善，但遇风寒仍太阳穴疼痛，原方再进14剂，3个月后随访，头痛未发。

当归芍药散见于《金匮要略·妇人杂病脉证并治》："妇人腹中诸疾痛，当归芍药散主之。"尤在泾《金匮要略心典》注曰："妇人以血为主，而血以中气为主。中气者，土气也。土燥不生物，土湿亦不生物。芎、归、芍药滋其血；苓、术、泽泻治其湿，燥湿得宜，而土能生物，疾痛并蠲矣。"该方在原文中治疗妇人妊娠后腹痛诸症，为经方中妇人用药的典型方剂。头与五脏六腑之阴精、阳气密切相关，凡能影响脏腑之精血、阳气的因素，皆可成为头痛的病因。妇人长期精神紧张、情绪忧郁，或产后、失血之后，营血亏损，气血不能上荣于脑，髓海不充，皆可致头痛。此与腹痛同为精血亏损、肝脾不调之证，异病同治，此之谓也。本案患者有流产史，根据病变的脏腑经络，巅顶疼痛为厥阴头痛，太阳穴疼痛为太阳头痛，尚伴有眠差，心烦，溲黄，经前乳房胀，少腹隐痛，带下量多色黄，舌体胖、质淡、苔薄白，脉沉细而弱等，皆因气血亏虚，肝脾不调，清窍失养所致。药用太子参、炒白术、茯苓、甘草健脾益气；当归、川芎、黄精、白芍补血活血；柴胡、醋延胡索、醋香附疏肝理气止痛；藁本为厥阴头痛引经药；羌活为太阳头痛引经药；炒麦芽、炒神曲、炒山楂消导和胃。诸药共奏补益气血、疏肝理气止痛、调和脾胃之功，因此显效。

（苏凤哲整理）

志杰读案心得：本案处方，既是经方当归芍药散去泽泻加味，又可以说是时方逍遥散加味、八珍汤去熟地黄加味。制方之法乃利气（补气理气）和血（养血活血），调中（健脾消导）升阳（柴胡、藁本、羌活）。关于当归芍药散的剂量与剂型，"当归三两，芍药一斤，茯苓四两，白术四两，泽泻半斤，芎䓖半斤，右六味，杵为散，取方寸匕，酒调，日三服"。方中归、芍、芎调肝养血，苓、术、泽健脾渗湿，为肝脾兼治，以止腹痛。方中剂量比例不可忽视，芍药用量最大，为止痛专药；其次为川芎，《神农本草经》曰，芎䓖"治中风入脑头痛"，《名医别录》曰，芎䓖治"心腹坚痛"，可知川芎亦为止痛良药。故主治腹痛的当归芍药散重用芍药、川芎。但需要明确，我们记住原文剂量不是呆板死守，而是可以适当变通，以适应病情。上述路老所治案例，舌淡、脉弱、大便不调为脾虚表现，故对酸苦阴柔之白芍不宜重用。这在仲景书中有明文警训，《伤寒论》280条曰："太阴为病，脉弱，其人续自便利，设当行大黄、芍药者，宜减之（按：当用而用，但适当减小用量），以其人胃气弱，易动故也。"

（二十）黄芪桂枝五物汤合当归四逆汤治虚痹案

痹，即痹阻不通。痹证是指人体肌表、经络因感受风、寒、湿、热等邪，引起的以肢体关节及肌肉酸痛、麻木、重着、屈伸不利，甚或关节肿大灼热等为主症的一类病证。临床上有渐进性或反复发作性的特点。主要病机是气血痹阻不通，筋脉关节失于濡养所致。常分为行痹（风痹）、痛痹（寒痹）、着痹（湿痹）等类。正虚不能抗邪为引发痹证的主要因素之一，正虚使风寒湿热之邪侵入机体，痹阻关节肌肉筋络，导致气血闭阻不通，筋脉关节失于濡养，发为本病。

金某，女，中年，河北省黄骅市人，2008年6月4日初诊。2005年12月因汗后受冷风，出现左侧腰部延至左髋部疼痛，左侧下肢蹲起活动受限，2006年10月因引产后受风，出现恶风怕冷，双手、肘、膝关节疼痛，曾服中药效果欠佳。现症：手足冰凉，左侧为重，手足肿胀，手指晨僵，双肘、肩、膝游走性疼痛，腰痛连及左部，纳眠可，大便干，约三四日一行，月经正常，舌体胖、质紫滞、苔薄白，脉沉细、左脉小滑。辨证：左主血，右主气，而四肢冰凉，为阳气郁痹、气血循环不畅所致。治法：温阳补气，活血通络。处方：生黄芪20g，当归12g，桂枝10g，细辛5g，通草15g，赤芍12g，片姜黄12g，海桐皮10g，川芎9g，山甲珠10g，鹿角镑先煎8g，淡附片先煎6g，怀牛膝12g，地龙12g，生姜2片，大枣3枚。14剂，水煎服。

2008年9月10日二诊：前方服用14剂，天气温暖，诸关节痛消失，未再服药，近10天天气转凉后，左肩关节、左侧腰部疼痛，手足冷凉，足趾冷痛，遇寒加重，保暖诸痛则缓，纳眠可，大便三四日一行，舌淡有齿痕、苔薄白，脉沉细。辨证：阳虚阴盛，寒湿痹阻，非短期所解。处方：上方改生黄芪30g，鹿角镑10g，加炙甘草10g，14剂，水煎服。

2008年11月12日三诊：服药后腰腿痛消失，仍手足冷凉，自膝至足有僵感，足趾偶有疼痛，畏寒怕冷，大便干，5日1行，舌黯淡、苔薄黄，脉沉细。处方：上方加生地黄15g，淡附片改10g。14剂，水煎服。继续巩固治疗。

《金匮要略·血痹虚劳病脉证并治》："血痹阴阳俱微，寸口关上微，尺中小紧，外证身体不仁，如风痹状，黄芪桂枝五物汤主之。"黄桂枝枝五物汤为治疗虚痹的名方。本案患者因产后受风，正气亏虚，故感受外风，使关节游走性疼痛。舌质紫黯为瘀血之征，但患者大便干燥，为体内有郁热。外感风邪，内有郁热，阴阳不交，正气亏虚，气血运行不畅，导致瘀血阻滞，而产生疼痛。故应温阳补气，活血通络。方中黄芪益气实卫，以达"气行血亦行"之功；白芍和营血而养肝木；桂枝温经通阳，一助黄芪宣营卫，再伍白芍和阴阳，调营卫，姜、枣以健脾胃，和营卫；川芎、山甲珠、地龙通络止痛；淡附片加强温阳之力，鹿角镑、怀牛膝补肝肾、通经络。药后风邪已去，但正气仍虚，故遇冷而再次感寒，二诊黄芪、鹿角镑加量，以加大扶正祛邪之力。四诊过后，风邪已去，但气血仍虚，续守原法加大补血助阳扶正之力。（苏凤哲整理）

志杰读案心得：黄芪桂枝五物汤（黄芪三两，芍药三两，桂枝三两，生姜六两，大枣十二枚）即桂枝汤去甘草（补中），倍生姜，加黄芪（补助卫气）而成。如此加减，则变调和之剂而为走表以助阳气、行血痹之方。当归四逆汤（当归三两，桂枝三两，芍药三两，细辛三两，炙甘草二两，通草二两，大枣二十五枚）亦为桂枝汤加减变通之方，主治"手足厥寒，脉细欲绝者"（350条），此为血虚寒凝证。总之，黄芪桂枝五物汤偏重益气行痹，当归四逆汤着意养血温通。路老以两方合用，适当加减，治疗气血两虚之虚痹，恰合病情，故效果良好。提出一点：所治案例前后三诊，始终大便干，三五日一行，却未予重视调治。晚生认为，方中可加生白术并重用，此药既外"治风寒湿"（《神农本草经》），又可在内健脾润肠，一药两用，诚对证良药也。

第二节
温病方医案

　　凡温病学家，都是学承秦汉经典，具备深厚的经典根基和善用经方的超凡能力。他并非墨守成规地掌握经典经方，而是活学活用，面对温热、湿热病邪导致的多种疾病，深入研究，理论上有突破，创新了思路；临床上有提高，创新了治疗方法。这种创新，是在继承基础之上的创新。凡是温病学家创新的理论、治法、方药，都是根于秦汉经典而从中找到"基因"。这就告诫读者一条规律：中医学一脉相承。一则经验：学习温病学必须先学好秦汉经典！一种关系：温病方之主方大法多源于经方。明白了这三点，就在"道"的层面上明确了如何学好温病之理论和用好温病学家创新之方药。

一、蒿芩清胆汤治愈柴胡桂枝汤不效案

　　蒿芩清胆汤见于俞根初《通俗伤寒论》和解剂之中，俞氏以其治疗暑湿疟等。适用于邪留三焦、气化失司、痰湿阻遏之证，症见寒热起伏如疟，胸闷胁胀，呕吐痰涎，口苦口黏，纳呆厌食，舌质微红、舌苔黄白相兼而腻，脉象弦滑小数等症，具有清热利胆、和胃化痰、芳香畅中、宣

达三焦气机之功能。余根据邪伏少阳、枢机不利之病机，稍事加减，以治疗长期低热不退者。患者于 1982 年 10 月初诊。低热 3 个月不退，体温波动于 36.8～37.3℃，肝功能、血沉、X 线片等均正常，经中西药物治疗，体温一度有所下降，不久复又如故。现发热，汗微出，心烦，急躁，欲悲哭，周身酸楚，后背为甚，舌边尖稍红、苔薄白，脉弦细。以为营卫不调，心经郁热，予柴胡桂枝汤合甘麦大枣汤加丹参以调和营卫，清心安神。

复诊时，言药后无效，疲倦乏力益甚。仔细询问，方知发热多在日晡之时，热则微汗出而沾衣，汗后而热依然，伴有口干口苦、不欲饮、胸闷脘痞、纳谷不香，时有呕恶、大便溏薄不爽等症，偶尔颈部有吹凉风之感。望其舌，有薄腻之苔罩于舌面，脉沉弦小滑。思本病起于六月长夏之时，暑湿之邪易侵人体，郁于少阳胆经，湿邪内阻，而胸闷脘痞，枢机不利，故作寒热。由于失治邪气弥漫，郁久化热，呈湿热内蕴、热重湿轻之候。长期低热，缠绵难愈，胆热横逆犯胃，故呕恶时作；湿性黏腻，故便不爽；口苦为胆热之征。四诊合参，病在胆胃，属湿热为患，热重于湿。治以蒿芩清胆汤加味。药用：青蒿 15g，黄芩 10g，云苓 12g，半夏 9g，陈皮 9g，枳实 9g，竹茹 9g，青黛布包 6g，六一散布包 20g，连翘 9g。7～10 剂。

药后全身酸楚困倦、呕恶等症均见明显好转，精神渐增，体温 36.9～37.1℃，大便有时成形，薄腻之苔见退，为湿去热孤之征，上方既效，去六一散，加藿梗 10g，继进 5 剂，至三诊，大便已基本正常，呕恶已杳，口苦明显减轻，低热次数亦少，上方加秦艽 9g，防风 9g，以疏解退热。

3 个月后来诊他病，言上药 7 剂诸症均除，未来诊，低热至今未作。

本例发热属湿遏热伏，特点为身热不扬，朝轻晡甚，汗出沾衣而热不退，伴见胸闷、纳呆、恶心、口苦、渴不引饮、苔腻等湿阻气机，热伤气津，湿热胶着不解之象，故以蒿芩清胆汤清泻少阳湿热。其中青蒿、黄芩、竹茹清泻胆热以利其枢机；枳实、陈皮、半夏、茯苓理气和胃以祛湿，碧玉散以清利湿热，加连翘以清透郁热。诸药相伍，湿祛热清，胆安谧而胃气降，枢机利而升降常，低热除而身自康。（选自《路志正医林集腋》"蒿芩清胆疗低热"）

志杰读案心得：此案详细四诊，精细辨证，始能分辨小柴胡汤证与蒿芩清胆汤证之异同点：两者病情皆以少阳为主，而伤寒少阳病机为"血弱气尽，腠理开，邪气因入"（97），故以小柴胡汤证和解少阳，扶正达邪则愈；暑湿之邪郁于少阳，湿遏热伏，故以蒿芩清胆汤清泻少阳湿热。

二、升降散治热陷阳明案

升降散见于清代杨栗山所撰之《伤寒温疫条辨》卷四。作者鉴于伤寒、温疫易于混淆，遂撷取各家之长，结合个人心得，特别是根据"轻者清之，重者泄之"的原则，创制了 15 个治温病的方剂，其中以升降散为最优。该方具有构思巧妙、制方严谨、药少力专等特点。如能辨证精确，灵活运用，确有桴鼓之效。

所谓升降散，系根据中医学中的升降学说而来。方中以僵蚕为君，其味辛苦，轻浮而升，能胜风除湿，清热解郁；蝉衣为臣，味甘性寒，可清热解表，宣毒透疹。二药轻清，能升阳中之清阳。姜黄为佐，气味辛苦，无毒，能行气解郁，祛邪避疫；大黄为使，味苦大寒，可泻火解毒，通腑逐瘀，推陈致新。二黄味厚气薄，能降阴中之浊阴。药虽四味，而升清降浊，轻重二法均在其中。原方主治温病"表里三焦大热，其证不可名状者"，如"头痛如破，腰痛如折，满面红肿，目不能开者；如咽喉红肿，痰涎壅盛，滴水不能下咽者；如头痛眩晕，胸膈胀满，心腹疼痛，呕哕吐食者；如憎寒壮热，一身骨节酸痛，饮水无度者"等十九种证候。

至于原方的用量和服法，僵蚕 6g，蝉衣 3g，姜黄 9g，生大黄 12g，共为细末。病轻者，分 4 次服，用无灰酒一盅，蜂蜜 25mL 调匀冷服，中病即止；病重者，分 3 次服，仍以黄酒、蜂蜜为引（均少量加）；最重者，分两次服，黄酒两盅，蜂蜜 30mL，调匀冷服。我在使用本方时，鉴于药味少，分量轻，对于急性温热病不无病重药轻之虞，故易散为汤剂，以便于尽快控制其邪嚣张之势。至于药引，我认为酒虽能和血行气，壮肺御寒，避邪逐秽，宣行药力，但酒性辛烈（无灰酒稍逊），有损胃烁津、动火生风之弊，温热病用之，无异火上加油；蜂蜜生用性凉，清热解毒，熟则性温，补中润燥，调和百药，然甘能令人满，对温病夹湿者，不利于湿热的分解，故均弃而不用，同样收到较好的效果。

尹某，女，23 岁，会计，1983 年 5 月 11 日就诊。

据述：半月来，自觉咽喉疼痛，午后潮热，体温 39℃左右，子时其热自退，曾在某院诊治不效。现觉心下痞硬，按之疼痛，食少纳呆，五心烦热，小便黄赤，大便五日未行。望其两颧浮红，额上微汗，舌质红绛、苔薄黄，脉弦滑而数。证属温热之邪内陷阳明，腑热结实，上下不通。治宜轻疏上焦之风热，下泻阳明之腑实。方用升降散加减：制川军后下6g，生甘草 6g，僵蚕 9g，净蝉衣 9g。患者服药一剂，咽痛自止，二剂热势减退，三剂腑气得通，潮热尽除，病告痊愈。

此一病案，虽则已旬日，热势鸱张，但由于辨证准确，用药精专轻灵，仅服 3 剂，便使旬日之疾霍然而愈，说明药贵中病，不在味多量大，确有至理存焉。（选自《路志正医林集腋》"升降散运用一得"）

志杰读案心得：升降散确是一首构思巧妙而有特殊功效之方，故现代临床大家蒲辅周先生与温病学家赵绍琴先生等医家都喜用本方，适当化裁而取得良效，路老此案就是例证。路老用好升降散的经验可归纳为四点：①深研升降散制方之理法、适合之证候。②变通升降散之剂型，改散为汤。③精减升降散之用药，即分析方中黄酒、蜂蜜之利与弊而去之不用。④治例辨证准确，以升降散加减（加生甘草者，《伤寒论》第311条曰"少阴病二三日，咽病者，可与甘草汤"，甘而微寒以清热并缓解咽痛。方中姜黄功能对此患者证候不大切合，故去之），则更加切合病情。此外，路老还有《升降散与内府仙方》一文，经考究而得出结论：升降散即明代龚廷贤所撰之《万病回春》卷二瘟疫门之"内府仙方"（两方用药之四味相同，只是内府仙方"共为细末，姜汁打糊为丸……蜜水调服"，而升降散改丸为散，弃姜汁而用黄酒）。但根据中医学的升降理论，更名为"升降散"。

三、甘露消毒丹法治愈频发室性期前收缩案

冠心病频发室性期前收缩，属中医"胸痹"范畴。本病本虚标实，即心、脾、肾亏损为本，气滞、血瘀、痰浊、寒凝为标。多分为胸阳不振、心脉瘀阻、痰浊蒙蔽、气阴两虚等证。治疗采用宣痹通阳、活血化瘀、理脾化痰、益气养阴等法，常可取得较好疗效。然证之临床，属湿热蕴结，中焦阻滞，上遏胸阳，心君受蒙所致者，亦屡有所见。

余曾治一男性，45岁，素喜膏粱厚味，酷嗜烟酒，近两年来偶发心前区闷痛，服硝酸异山梨酯等即可缓解。两个月前突发心前区剧痛，胸膺憋闷，心悸气短，急往某医院，检查诊断为冠心病、左心劳损、频发室性期前收缩，住院月余，经用硝酸甘油、硝酸异山梨酯、冠心苏合丸、丹七片等中西药物，症状有所缓解，但心慌气短、胸部憋闷疼痛仍不时发作。1983年3月4日邀余诊治。

患者体胖，面浮红，烦躁不安，太息不已，咳声重浊，痰黄质稠，自觉胸憋气闷，心痛阵作，心悸气短，动即加甚，脘闷纳呆，口干苦不思饮，头重如裹，肢体酸楚，神疲乏力，夜梦纷纭，腹胀，大便溏而不爽，

小便短赤。舌胖齿痕、质红而绛、苔厚腻浮黄，脉来弦数。证属烟酒膏粱厚味，熏肺滞胃，肺失清肃，胃失和降，湿热壅盛，阻滞中焦，蒙蔽胸阳，血脉失畅。治宜宣肺化浊，清热除湿，方取甘露消毒丹变通：藿梗后下、荷梗后下各9g，佩兰后下9g，法半夏10g，黄芩10g，茵陈15g，枇杷叶9g，薏苡仁15g，芦根后下15g，郁金10g，杏仁15g，六一散布包15g。水煎服，每日1剂，嘱戒烟、酒、厚味。

方中藿梗、荷梗、黄芩、半夏、佩兰、薏苡仁清热除湿和胃；藿、佩合用，芳香化浊醒脾；芩、夏合用，苦降辛开；枇杷叶、芦根、杏仁宣降肺气；六一散清利湿热，从小便而解，使邪有出路；郁金、茵陈调达肝木，使其不得犯肺乘脾，兼清湿痰。上源得清，下流自畅，脾胃调和，中州健运，湿热秽浊之气无滞留之所，胸阳舒展，心君无受蒙之患，血脉自然调畅。

3月12日，患者头脑清爽，心痛消失，余症均有好转。气机初畅，湿热渐清，即以石菖蒲之芳香开窍，畅通心脉，换去佩兰，再加谷麦芽、厚朴和胃宽中。如此进退五十余剂，患者诸症消失，心电图完全恢复正常，遂书生脉饮与服，以资巩固。（选自《路志正医林集腋》"宣化湿热治频发室性期前收缩"）

志杰读案心得：《金匮要略·胸痹心痛短气病脉证治》曰："胸痹之病名，喘息咳唾，胸背痛，短气……栝楼薤白白酒汤主之。"宽胸通阳豁痰之瓜蒌薤白剂是胸痹病主治方法之一。以心悸（室性期前收缩等心律失常）为主的辨证论治，散见于《伤寒杂病论》各篇多数原文。路老以温病大家王孟英主治湿温、时疫而邪在气分之甘露消毒丹（《温热经纬》）方法，治愈冠心病频发室性期前收缩，真乃善用古方者也。其识证关键是四诊合参，辨明湿热（舌苔厚腻浮黄为主要特点）内蕴而为病。根据异病同治（病不同而病机相同，故可以相同方法治之，此治病求本之法也）的原则，以温病方治杂病，方证相对，守方守法（进退50余剂，以湿热难速效也）而取得良效。

四、清燥救肺汤治久咳案

咳嗽，为临床常见肺系症状之一，其因不外内伤、外感两端，尤以六淫之邪所伤为多。《素问·咳论》虽有"五脏六腑皆令人咳"之论，而病位仍在肺。临证只要使肺之宣肃之令得行，治节之权得复，则咳嗽自愈。前人治咳嗽，归纳出："治表者不宜静，静则留连不解，变生他病，忌寒凉收敛，当宜辛甘散邪；内伤者药不宜动，动则虚火不宁，燥痒愈甚，忌辛香燥热，当以甘寒润肺。"确是经验之谈。

明代喻昌鉴于《黄帝内经》无伤燥一门，古方绝无治燥之剂，乃根据临床实际，将"秋伤于湿"改为"秋伤于燥"，并创制了著名的清燥救肺汤，以治疗"诸气膹郁之属于肺者，属于肺之燥也"所致之燥咳诸证。方中以霜桑叶为君，取霜得金气而柔顺之意，石膏禀清肃之气以清肺热，人参、甘草养肺气，和胃生津，胡麻仁、阿胶、麦冬以养阴润燥，枇杷叶以降肺气之逆。诸药合用，共奏甘寒益胃、养阴、润燥之功。然燥有内、外之分，内燥多由七情、饮食劳倦、嗜欲不节、阴津不足等因素所导致；外燥又有凉燥、温燥之别，临证需予详辨。

曾治徐某，女，72岁，退休干部，1985年6月21日初诊。据述干咳半年加重两个月。患者形体消瘦，半年来干咳少痰，偶咳极少量的白黏痰。咳声嘶哑，咳剧则小便自出，咽干喉痒，梗噎不适，伴气短懒言，心烦易急，午后低热37.5℃，口干欲饮，纳谷不馨，睡眠不实，便干溲少，脉来沉细小数，舌质黯红少津、苔根部黄燥而干。

患者年逾古稀，素体阴虚，久咳伤肺，既有气短乏力等肺气不足之虚证，又有干咳少痰之燥证，兼有口干欲饮，心烦易怒之热候，而阴虚为本，燥热为标。宜养肺阴，清燥热为治。药用：沙参15g，麦冬10g，桑叶10g，杏仁10g，炙杷叶12g，阿胶烊化6g，胡麻仁9g，甘草6g，5剂。

以此方为基础，曾加入青果、玉蝴蝶以润肺利咽，理气止咳；山药、扁豆养脾阴以培土生金。又经三诊，进药 15 剂。至第四诊，干咳大减，仅偶尔发作。昨日便后，魄门坠胀，汗出乏力，半小时后缓解。苔见薄白，为肺胃阴津见复之兆。脉细而小数，为气阴两虚之候。治宜益气养阴，润肺止咳。处方：太子参 12g，麦冬 12g，炙百合 12g，枣仁 9g，炙杷叶 10g，桑叶 10g，山药 15g，玉蝴蝶 6g，青果 10g，阿胶珠烊化 6g，薄荷后下 6g，炙甘草 6g，6 剂。至第六诊，干咳已止，诸症悉除，半年之久咳随告痊愈。嘱再服本方 6 剂，以资巩固。

我对干咳、久咳的辨治，主要抓燥、虚、热三证，立法遣药以甘寒清润为主，常师清燥救肺汤意而灵活化裁。如金破不鸣，则佐入青果、玉蝴蝶以肃肺；咳久子病及母，则以扁豆、山药补脾阴；高年纳谷呆滞者，去石膏；干咳日久，心阴易伤，心火偏盛，而见心烦易怒，舌尖边红，咳甚则小便自遗等症，此系肺燥金伤、治节无权所致，与肾虚遗尿不同，故以杏仁、枇杷叶肃肺气以清上源，用竹叶清心利尿而洁下流，佐以五味子以收敛肺气，而不用补肾缩泉之剂，燥热一清，源清流结而小便失禁自愈。（选自《路志正医林集腋》"清燥润肺治久咳"）

志杰读案心得：此案路老师取清燥救肺汤之意而灵活化裁，治疗阴虚为本、燥热为标所致燥咳之经验应用记取。喻昌是清代初期时温病证治研究较有成就的医家。喻氏首先提出瘟疫三焦病变定位及三焦分治原则，对秋燥为病之病机和治疗有深入研究。

五、藿朴夏苓汤治急性肝炎案

急性肝炎为常见病、多发病之一，多属湿热蕴结脾胃、郁阻肝胆而成。近年来，医者以"炎"字由两个火字组成，其治多以苦寒清利、凉血解毒为常法，但有些患者不但无效，药后病情反而日重，究其因，医者只看到火热为患的一面，过用苦寒清利，而忽视了脏腑气机的升降出入和阴阳平衡。《素问·六微旨大论》曰"升降出入，无器不有""非出入则无以生长壮老已，非升降则无以生长化收藏"，人体气机始终处于升降平衡的状态之中，如果这种平衡被打乱则发生疾病。肝、胆、脾、胃在人体气机的升降中起着至关重要的作用，肝脾之气升发，则一身之清气皆升，胆胃之气通降，则一身之浊气皆降。所以，在治疗上应注意这个特点，使欲升者能升，当降者得降，不升者助之使升，不降者调之使降。对肝脏尤应注意，肝属木，主少阳春升之气，其性升发，苦寒之药虽可清热利湿，但用之过度就会郁遏肝脏的升发之气，致使升发无权，疏泄无力，同时又能损伤脾胃之阳，使纳化呆滞，运化不及，而出现升降乖戾、气机逆乱之候。这叫作辨之虽有理而施之太过，其治亦必无功。

曾治一男性患者，张某，51 岁，某广播学院教授。1982 年 11 月初，始感肝区痛，乏力，便溏，经某医院化验肝功能，诊为急性肝炎，以清热解毒、疏肝理气为法，投以大剂苦寒、香燥之品十余剂，其症不仅不减，反而病情加重，故于 1982 年 11 月中旬来我院求诊。

症见右胁胀痛，腹满便溏，食欲不振，倦怠乏力，小溲量少色黄，情志抑郁，烦躁易怒，夜寐不安，噩梦纷纭，望之形体肥胖，两目无神，舌质黯红、苔薄腻微黄，脉濡数。证属肝郁脾虚，湿热内蕴。治宜疏肝运脾、化浊祛湿，拟藿朴夏苓汤化裁。方药：藿梗后下 9g，茯苓 15，苍术9g，山药 15g，白豆蔻后下 9g，炒薏苡仁 15g，茵陈 12g，车前草 12g，橘叶 15g，郁金 9g，炒山栀 6g，水煎服，5 剂。药后肝区胀痛减轻，饮食见增，夜寐稍安，余症见消。后以养肝实脾、化湿和胃为法，拟逍遥散化裁。方药：当归 10g，白芍 12g，柴胡 9g，茯苓 12g，黄芪 12g，醋香附9g，苍术 10g，炒枳壳 9g。前后加减，共服 21 剂，化验肝功能正常，诸症俱失。

患者先服苦寒重剂，抑遏肝气，戕脾败胃，又过用香燥理气，灼伤肝阴，致肝用益横，而出现肝郁脾虚、湿热中阻之证。方以藿香、苍术、白蔻仁芳香化浊，燥湿醒脾；茵陈、车前草、茯苓、薏苡仁、山药甘淡渗湿，顾护脾阴；郁金、山栀、橘叶疏肝解郁，清胆经郁热，而无劫肝阴之弊。全方未过用苦寒之品、香燥之味，而湿热得清，肝气得疏，中州得运，升降复常，诸症消失。

抓住主症，扣住枢机，处方遣药以适为度，既防药力不足贻误战机，又防其太过克伐无辜，出现不良后果，这就需要在辨证论治、组方配伍，特别在用量上狠下功夫，才能运用自如，恰到好处。（选自《路志正医林集腋》"急性肝炎不宜过用苦寒"）

志杰读案心得：我国当今医学的生存与发展有三条路：一是中医，二是西医，三是中西医结合。从事中西医结合工作者，切记避免路老所指出的弊端，即对多种"炎"字的病症从火治之，盲目取用"苦寒清利，凉血解毒"方法。只有以中医理论为指导，辨证论治才是正轨，才能发挥中医之优势与特色，取得中医神奇之良效。路老此案就是体现中医神效之例证。如此中医，患者岂能不欢迎！此案仅用21剂治愈急性肝炎的关键点，不是见炎治火，而是依据肝脾之气宜升发、胆胃之气宜通降之"升降出入"理论，对辨证属肝郁脾虚、湿热内蕴的患者，以调理脏腑气机而获愈。如此中医功夫，我辈应认真修炼。

六、三甲复脉汤善后调补治疗三叉神经痛案

三叉神经痛为一顽固性疾病，中医学中虽无此病名，但根据其疼痛的部位、性质似属"偏头痛""头风""面痛"等范畴。《黄帝内经》中

六经病中皆有头痛，特别与手、足少阳经和足阳明胃经有密切关系。因三叉神经痛常发部位如面颊、目眶、口齿、耳旁，均为此三经经脉所过。在辨治上，《景岳全书·头痛》指出："凡诊头痛者，当先审久暂，次辨表里。盖暂病者，必因邪气，久病者必兼元气。"因此，对于三叉神经痛，同样须审证求因，辨别是要辨虚实。余认为本病以肝肾不足、阴虚阳亢、本虚标实者为多。在治疗上，若标热重者，当先去其热，以挫病势；本虚标实者，宜清补兼施。曾以此法治愈一例重症患者，整理如下。

患者赵某，男，65岁，军人。据述三年前无任何诱因突发左侧眉棱骨及牙齿痛，痛如刀绞而阵阵发作，局部无红肿，凡触摸、咀嚼、说话均可加重，左侧卧位亦可诱发疼痛，在某医院确诊为左侧三叉神经痛。三年来多方求医，曾做过针灸、封闭、电疗并服中药近百剂而效果不显。现疼痛不止，呈阵发性加剧，用餐、刷牙、说话时等均感困难，靠服卡马西平暂缓解一时，患者对生活已失去信心。经人介绍，前来求治。

观其面容呈痛苦状，问其病情，不能口述，仅靠书写来表达，素有高血压、气管炎病史，现左侧面颊疼痛，面色浮红，体质消瘦，肢体倦怠，纳谷呆滞，脉沉弦细，舌质红、苔薄白。患者已过八八之年，肝已衰。头为诸阳之会，髓海之地，赖肝肾精血以濡养。脾胃运化水谷以生气血，经肺输布，上营于脑。今肝肾虚衰，年高体弱，脾胃运化乏力，致精血来源告匮，清窍失养，脾虚气机不展而蕴热，热邪循手、足少阳经和足阳明经上攻半侧头面，而引起疼痛，为本虚标实之证。本虚是肝肾不足，髓海不充；标实是阳明蕴热，肝阳上亢，气血逆乱。然患者年事已高，正气内耗，邪实于上，阴虚于下，过补峻泻，均非所宜。拟滋补肝肾以治本，清脾泻热以治标。药用：桑椹15g，枸杞子12g，玄参12g，白芍15g，墨旱莲12g，制首乌9g，地龙12g，防风6g，栀子6g，丹皮10g，怀牛膝10g，藿香后下9g。

二诊，服药 7 剂，疼痛见轻，疼痛间隔时间延长，唯下颌出现皮疹，口干渴，脉弦滑，舌质偏黯、苔白滑。为肾阴稍复，脾胃郁热未清所致，宜先清泻脾胃伏火以治标，泻黄散化裁。药以藿香、栀子、生石膏、丹皮、防风、白芷、黄芩、地龙、甘草。

三诊时咽干口渴已杳，皮疹消退，唯三叉神经痛仍未痊愈，触摸等刺激仍可使症状加重，舌质黯、苔薄白，脉沉弦细。脾胃郁热已退，而肝肾阴虚未复，虚火上炎，脾有蕴热，仍需滋补肝肾，清利脾胃，佐以引火归原，方以三甲复脉汤合封髓丹加减。药用：白芍 15g，阿胶烊化 6g，生龟甲先煎 15g，生地黄 10g，玄参 12g，生龙骨先煎、生牡蛎先煎各 20g，肉桂后下 3g，黄柏 6g，砂仁后下 4.5g，丝瓜络 12g，制乳香、制没药各 6g。以本方为主稍事加减，先后进四十余剂，疼痛完全控制，刷牙、咀嚼等刺激下疼痛未再发作，饮食大增，精神愉快。追访半年，未再复发。（选自《路志正医林集腋》"三叉神经痛治验"）

志杰读案心得：三叉神经痛确为难治之病，西药卡马西平虽可缓解一时，但其多种不良反应不可忽略。路老用中医药治愈如此重症患者，其宝贵经验应认真学习。学生认为，路老取得的疗效的成功经验有四：①重视年龄。《素问·上古天真论》曰："丈夫……七八，肝气衰，筋不能动。八八，天癸竭，精少，肾脏衰，形体皆极，则齿发去。"患者已过八八之年，肝肾虚衰于下为发病之根。②明晰经络。三叉神经痛为热邪循手足少阳经和足阳明经上攻半侧头面所致。③治重标本缓急之法。先后三诊：首诊以标本兼治法，强调过补峻泻均非所宜。二诊审查病情，改拟先清火治标法。三诊依据邪已退，正未复之病机，以补虚固本为主，稍佐清利余邪之方法。④以治热病方法治杂病。三诊所用三甲复脉汤，本来是《温病条辨》治热病后期伤阴之方，路老取之治此杂病肝肾阴虚、虚火上炎者，恰合病机。如此活用古方（仲景方、温病医家方、历代医家之时方），此历代医家成功的经验之一。

七、师新加黄龙汤法治中风案

中风之证，发病急骤，变化迅速，因风性善行数变之故。《金匮要略·中风历节病脉证并治第五》有"邪在于络，肌肤不仁；邪在于经，即重不胜；邪入于腑，即不识人；邪入于脏，舌即难言，口吐涎"的分类方法。此后，对脏腑阴阳的变动以及夹痰、夹火、夹瘀的阐述，认识日臻完善。中风是急重病证，临床须慎重对待。

曾治一患者，耄耋之年，素患消渴，形体消瘦，精神矍铄。半年来渐觉肢体不利，在某医院作脑血管造影，诊为"脑血栓形成"。连续注射维脑路通。近一个月来，性情怪僻，急躁易怒。发病前一日，因家庆心悦神荡，议论不休，又过食鸡肉，于当晚10点钟，忽头晕，腿软，口眼㖞斜，失语流涎，右半身废弛，痰声辘辘，口臭喷人，大便秘结，小便失禁，急送某医院测血压200/100mmHg，给牛黄清心丸、复方降压片口服，次日延余出诊。舌质红赤、苔焦黄厚、上起芒刺，脉滑数有力、右寸独大。证属肝肾阴虚，肺胃痰热，鸡肉属巽主风，再兼五志过极，旋即化火生风，顿成卒中危候。此时滋阴固本，有碍痰热腑实；通腑导痰，又虑阴竭阳离。吴鞠通在《温病条辨·中焦》篇写道："正虚不能运药，不运药者死，新加黄龙汤主之。"吴氏自注："因其正虚不运药者，正气既虚，邪气复实，勉拟黄龙法，以人参扶正，以大黄逐邪，以冬、地增液邪退正存一线，即可以大队补阴而生，此邪正合治法也。"此法与本例病机相合，采取异病同治，师其法，不泥其方。太子参、沙参、麦冬、大黄、黄连、竹茹、枳实、半夏、陈皮、鲜竹沥。以二参、麦冬养阴增液；大黄清热泻下，荡涤实邪；以黄连温胆汤清化痰热；鲜竹沥清化经隧络窍间的顽痰。合奏益气养阴、清热涤痰、通腑泻浊之功。

服药四剂，神志清醒，右侧肢体已能略动，喉中痰鸣大减，大便得通，小便自控。上方酌减黄连、陈皮之苦寒辛燥，加钩藤、蝉衣平肝息风，胆星、旋覆花降气化痰，地龙通经活络，麻仁滋脾丸通腑降浊。服药七剂，口眼㖞斜明显好转，右手握拳，右脚抬举自如，语言渐清，饮食思纳，仅喉间有少量黏痰，大便干涩，而气虚乏力之象已显。舌质深红有裂纹、干燥少津、苔仍焦黄，右脉细软、左脉沉滑小数。为气阴大伤、痰热亦渐减少之候。继以益气养阴，清肺化痰。西洋参、黄芪、麦冬、黄精、生首乌、柏子仁、枇杷叶、谷芽、麦芽、旋覆花、枳实。

服药六剂，神态自若，起坐自如，语言清楚，扶杖能行，痰净息匀，大便畅行，仅觉口干，纳谷不馨。终以健脾益气、理气化痰之剂调理而愈。

本例患者年事高迈，阴竭阳厥，痰热壅盛，五志过极，中风不语，偏瘫不遂，属危急重症，若能正邪兼顾，脏腑同调，药随证转，邀理阴阳，以平为期，亦可化险为夷，转危为安。（选自《路志正医林集腋》"师黄龙之法治中风不语"）

志杰读案心得：此案患者如此高龄，中风如此危重，却取得如此转危为安之良效，不能不令人感叹吴鞠通氏制方之精，路老运用之好！此案取得疗效的关键有三：①明辨病机。患者年高，体质必虚，而心悦暴食，五志过极，瘀热阻络，腑气不通，邪气壅实也。②处方得当。新加黄龙汤"……扶正……逐邪……增液"三方兼顾，路老师其法而变通处方，更加切合病情。③治疗及时。发病次日及时诊治，此救危急重症如救火也。时机一失，良医、良方也难取良效。当今现状危急重症多救治于西医，有效则有功，无效亦无过，很少想到请中医协助救治。往往病至后期束手无策时才想到找中医收拾"残局"。如此局面不改，中医如何发挥救治危急重症之独特疗法呢？但愿路老此案中风危证治验，能警醒对中医有偏见者。

八、地黄饮子用于中风后期案

缓则治本，是中医辨证论治的重要原则。缓，一指急性期过后之病理阶段；二指病情稳定，由重向轻转变。中风患者，若标实阶段已过，虚阳得平，相火得敛，本虚之症已见；或屡遭卒中之体，正气渐衰，肾精不足，此时之治，应重视扶正气，益肝肾，养精血，强脾胃，冀其气充血旺，肌肉、筋骨得养，对肢体之痿废、瘫软、僵硬均可起到康复作用。

朱某，男，67岁，1982年12月15日初诊。患者于1981年底猝发右侧肢体不遂，在附近医院诊疗，半月后出院。半年后因劳累加之情志不畅，又现右侧肢体活动欠灵、麻木、酸胀，未予重视，第二日晨起后左侧肢体瘫软，不能自主活动，说话不利，急延余会诊。除上述诸症外，并有耳鸣，眩晕，失眠，腰膝酸软，畏寒，四肢欠温，纳谷尚可，便干，左侧鼻唇沟变浅，舌质黯而嫩、苔白微腻，脉沉弦小滑，按之无力。四诊合参，患者年逾六旬，屡遭卒中，精气渐衰，本元已亏，肾虚水泛，变饮成痰，加之情志怫逆，劳倦过度，致气机逆乱，痰湿阻络，而成风痱之证。治宜滋阴益气，祛痰通络。仿地黄饮子之意化裁：熟地黄10g，山萸肉12g，石斛9g，麦冬10g，肉苁蓉12g，巴戟天9g，石菖蒲9g，郁金9g，豨莶草12g，怀牛膝10g，地龙12g。

据《黄帝内经》"精不足者，补之以味"之旨，方中用熟地黄、山萸肉以填精益肾，肉苁蓉、巴戟天以补肾阳，麦冬、石斛以养肺胃之阴而滋水源，石菖蒲、远志、郁金以豁痰醒脾开窍，地龙、豨莶草以活血通络。迭经四诊，以此方进行增损，服至28剂，于1983年2月初复诊时，症见语言清晰，精神见振，眠纳均安，二便正常，左肢体功能明显改善，基本可以独立行走，唯饭后易困倦，步履欠稳，舌红、苔薄白，左脉细弦、右脉弦滑尺数，血压170/80mmHg。为肾精见充、宗筋得养，而脾运未复，虚阳未潜之候。治从上法，佐入运脾补肾之品。桑寄生 15g，制首乌 12g，山萸肉 10g，炒杜仲 10g，怀山药 15g，枸杞子 12g，紫丹参 15g，牡丹皮 9g，宣泽泻 10g，怀牛膝 12g，豨莶草 12g，石菖蒲 9g。上方继进 20 余剂，后改为隔日一剂，又服 10 余剂，生活能够自理，完全恢复正常，血压平稳，精力充沛，经访年余，未再复中。（选自《路志正医林集腋》"中风后期扶正为主"）

志杰读案心得：《路志正医林集液》中《中风杂说一札》一文，首先简要回顾中风证治历史源流，接着指出中风的辨证要点（中风急性期应分辨中经络与中脏腑，中脏腑又应分辨闭证与脱证。其闭证又有阴闭、阳闭之异，脱证亦有阴脱、阳脱之别）。但重点论述了中风的三期论治及案例。强调指出：中风初起勿急于补益，中期宜掌握益气活血时机，后期扶正为主。以上医论与医案即节录了路老对中风后期的论治经验，这显示了路老活用地黄饮子治疗中风的宝贵经验。

九、地黄饮子治震颤性麻痹案

西医学之"震颤性麻痹"，从其证候来看，似属中医学中之"虚痉""瘛疭""风痹"等范畴。其病因病机较为复杂，但多为邪热久羁，阴津被劫，或精血两亏、肝肾不足所致。

曾治男性患者王某，年甫半百，于 1969 年因头部受外伤，当即昏迷不醒，伴有血尿，经当地医院抢救脱险而好转，但遗有肢体震颤。1975 年左手颤抖加剧，右臂甩动不利，下肢步履不稳，语言謇涩，亦未予治疗。1976 年双目视物出现重影（复视）。1978 年病情加重，曾在北京某医院诊断为"震颤性麻痹"，经服安坦、谷维素、人参再造丸等中西药物，无明显效果，仍震颤不止，肌肉强直不能久立，走路呈碎步急行，于

1980 年 5 月在北京某中医院服益气养血、舒筋通络之剂年余，病情未再恶化，但每因情绪紧张、思想集中时，肢体震颤加重，于 1982 年 3 月 16 日来我院诊治。起初进修医师诊为气血不足、血不荣筋所致，投以益气养血、柔肝息风之剂。方以黄芪桂枝五物汤增损，后来复诊，言药后诸证未减，乃转余诊之，并望辨析。余详阅病历，细询病情，患者除上述症状外，还伴有头痛目眩，项微强，失眠健忘，口齿欠利，腰酸肢倦，小溲频数而余沥不尽，纳谷一般，大便尚调等症。观其形体尚丰腴，左上肢震颤，手背肿胀；望其色，精神萎靡，两目复视，表情呆滞，反应迟钝，舌体颤动、质红、苔薄白；诊其脉，细弱无力，两尺为甚。

以肢体震颤言，则病在肝，《黄帝内经》所谓"诸风掉眩，皆属于肝"是也，正与叶天士所说"精血衰耗，水不涵木……内风时起"的病机相一致。以头痛目眩、项强、舌强语謇、步履不遂，则病与脑、心、肾有关，盖脑为清灵之府，舌为心之苗，肾主骨生髓，脑又为髓海，今脑受外伤，则清灵被戕，血瘀气滞，痰阻其间，而头痛、语言不利等症生焉。其两目复视者，系肝肾亏虚所致，因肝开窍于目，瞳神属肾故也。

由于病程迁延，思想负担很重，情志不畅，致肝郁气滞，化燥生风，暗耗阴液，久则汲取肾阴以自救，乙癸同源故也。肾水既亏，水不涵木，则肝风内动，故见强直拘急，不能久立，肢体抽搐。患者因无心悸、失眠、面㿠、肢倦、爪枯等血虚症状，故不宜以血不荣筋论治。治宜补益肝肾，化痰开窍，仿河间地黄饮子意化裁。药用：熟地黄 15g，山萸肉 9g，制首乌 10g，女贞子 10g，以滋补肝肾，填精益髓；菟丝子 9g，枸杞子 10g，以壮肾阳，益肾精，取其阴阳互根、阳生阴长之义；麦冬 9g，五味子 6g，以生津敛液；菖蒲、远志各 9g，以开窍化痰；龙骨、牡蛎各 20g，以柔肝息风，滋阴潜阳；用山药、香橼皮者，意在理脾和胃，以防其滋腻，壅阻气机。上方进 12 剂，诸症减轻，两目转动较前灵活，夜尿正常，已无余沥之苦，唯肢体震颤强直拘急，步履不遂如故。经深入研索，始悟本病虽有肝肾不足之本虚一面，但肝风夹痰火横窜经络标实之一面，亦不能忽视。前方偏于滋补肝肾，而镇痉息风、清心化痰之品既少而量又轻，故药不中病。随采标本同治法，上方加炙龟甲15g，以加强滋阴潜阳之功；并以镇痉息风之虫类药与清心化痰之品，配成散剂治之。药用：全蝎6g，蜈蚣6条，僵蚕9g，蝉衣9g，牛蒡子12g，炙露蜂房9g，地龙15g，胆南星6g，天竺黄6g。上药共为极细末，装入胶囊，每服1.5g，日两次，白水送服。

经服上方30剂，散药一料，诸恙渐退，目光转动灵活，面带笑容，肢体震颤减轻，步履较稳，关节屈伸较自如，头痛目眩消失，但全身倦怠，语言欠清，既见效机，守方不更，迭进上方30剂，散剂一料，进步显著，肢体震颤轻微，左手已复如常人，语言较前清晰，步履微感不利，舌嫩红、少苔，脉沉细，较前稍有力，再予育阴潜阳、平补肝肾法，仿地黄饮子合杨氏还少丹意疏方，配为丸剂，以资巩固。熟地黄50g，枸杞子20g，麦冬15g，五味子15g，制首乌40g，墨旱莲30g，女贞子20g，怀山药60g，石菖蒲18g，香橼皮15g，肉苁蓉40g，菟丝子30g，楮实子15g，炒杜仲20g，怀牛膝20g，远志18g，草豆蔻15g，油肉桂9g，生龙骨40g，生牡蛎40g，共为细末，炒蜜为丸，每丸重9g，日服3次，白水下，散药再服一料，缓缓收功。

肝风内动之因多端，余紧紧抓住肝肾不足、肝风内动之病机，以地黄饮子治其本，兼用虫类搜风镇痉，清心化痰治其标，而告全功。（选自《路志正医林集腋》"滋肝肾镇痉息风治震颤性麻痹"）

志杰读案心得：此案肢体震颤缘于外伤，历经十余年中西医治疗，仍无改善。对如此痼疾顽症，路老详细四诊，明辨病机，准确诊断，适当治疗，先仿地黄饮子之意着重补益肝肾以治本，二诊并用虫类镇痉息风与清心化痰之品（研末装入胶囊）标本兼治，服药60剂逐步改善，疗效显著，后以标本兼治方配为丸剂以资巩固。如此痼疾顽症有如此疗效，难能可贵，我辈临证，理应效法。

读者可能有疑问，地黄饮子（熟干地黄、巴戟天、山萸肉、石斛、肉苁蓉、炮附子、官桂、五味子、麦冬、石菖蒲、远志各等份。共为末，每服三钱，水一盏半，生姜五片，枣一枚，同煎至八分，温服）为金元四大家之一的刘河间之方，这能与温病方联系起来吗？须知刘河间是温病学发展史上一个重要人物，他竭力主张变革仲景理论、治法与方药而用于热病治疗。刘氏特制的双解散、凉膈散、天水散等方剂，以及寒凉清里、辛凉透表等方法，引领着温病学的发展。以地黄饮子而言，此方实为张仲景八味肾气丸加减而成。由此可知，刘河间师法仲景而善于变通也。

此案证候特点，类似老年人易患的帕金森病，该病符合上述四诊病机者，可采取路老经验变通治之。

第三节
寒温并用方医案

寒温并用方，此指经方与温病学家之方并用也。临床上对比较复杂的病情，针对其证候特点，单纯用某一个经方或某一个温病方都不合适，而将其两个或三个方联合应用，则比较切合病机证候，这就自然而然地产生了寒温并用的方法。历代医家在伤寒与温病的关系、沟通融合及创新等诸多方面进行了长期不懈的探索，才有温病学说的创立。我们应倍加珍惜古圣先贤创造的优秀成果，认真学习指导临床。如何寒温并用提高疗效，举几则医案如下。

一、小柴胡汤合银翘散法治湿邪郁表低热案

低热为临床常见病症，医者深感棘手。然辨证准确，用药精当，仍可收到药到病除之效

滕某，男，11岁，于1983年4月6日因午后低热3周来我院就诊。据述3周前，晨起锻炼，因跑步汗出过多，衣衫尽湿，复感风邪，出现高热不退。经服西药，大汗出而热退。但3天之后，患儿又感头晕，肢倦乏力，而引起家长注意，开始观察体温变化。发现每日午后体温逐渐上升至

37.8℃，晚 7 时降至正常。曾在其他医院查血常规、抗"O"、OT 试验和 X 线片，均未发现异常。经服中西药物，低热未退而来求诊。

患儿现感头晕沉重，全身困倦酸楚，微咳，自觉喉中有痰，咯之不爽，咽痛鼻塞，流黄浊涕，每日午后体温波动在 37.2～37.8℃之间，纳谷呆滞，二便尚调，舌质淡红、苔薄白，脉濡数。

观以前处方，除西药解表发汗外，其余均作内热炽盛、阴虚内热或余热未尽治之，药以板蓝根、生石膏、寒水石、青蒿、鳖甲等味。根据四诊，结合病情，诊为外感风湿之候。而风为阳邪，服西药大汗，风邪随汗已解，湿邪独留，郁而化热，客于手太阴和手少阳之经，属于火郁证范畴，但又有不同。乃仿火郁汤之意，变辛温而用辛凉轻疏之剂，以轻清宣肺、和解少阳为法。

处方：牛蒡子 10g，蝉衣 9g，前胡 9g，杏仁后下 6g，淡豆豉 6g，桔梗 9g，甘草 6g，柴胡 9g，黄芩 6g，芦根后下 20g。水煎，分两次温服，以微汗出为度。方中牛蒡子、蝉衣、前胡，轻清宣肺，散热解表；淡豆豉辛散开郁；甘桔汤利咽止咳；柴胡与黄芩相伍，既能和解少阳郁热，又有清肺热之功；芦根以清热祛湿，杏仁以宣降肺气，气化则湿化矣。

3 剂后复诊，家长欣然告曰：体温已降至正常，诸症均减。少阳郁热得除而手太阴内热毕露，鼻塞流黄浊涕，脉来滑数，遂以通鼻窍、清郁热之苍耳子散，加金银花、茜草以清热解毒，佐以活血，4 剂后病告痊愈。

进修同志问之曰：前医用清热解毒、滋阴降火等法，为何鲜效，而用轻灵平淡之剂，却竟全功？余告之曰：医者临证，贵在详审，不落窠臼。如本病起于跑步运动，汗出沾衣，伤湿于前，汗大出，腠理空疏，卫外不固，复受风邪于后。本宜微汗而解，而医者忽于湿邪，仍用发汗解表之剂，致风邪随汗而去，而湿邪黏腻稽留于肌表。湿为阴邪，化热不易，故 3 日后始感头晕身重、肢倦酸楚、低热等症。

医者一见发热，即予清热、滋阴剂投之，不知阴柔敛邪，凉遏冰伏，使湿邪郁遏，郁久化热，而见咽痛鼻塞、流黄浊涕、微咳、咳痰不爽等肺系证候。但其主要鉴别有三：①舌质红而不绛、苔薄白而不渴，说明里热不盛；脉濡数，为湿邪化热郁于肌表之候。②午后身热，且不为汗解，是湿邪客于少阳的特征之一，与阴虚发热自是有别。③病已 3 周之久，而咳不爽等症依然存在，故病位仍与肺有关。

肺位于上焦，主气属卫，司呼吸，合皮毛。今湿邪郁于肌表，故用辛凉轻清、宣肺化湿之剂。其意在于轻可去实，辛可开郁，则肺气得以宣发，津液得以敷布，腠理开，表里和，肺卫之湿得以疏解。肺为水之上源，主通调水道，肺气以降为顺，故用芦根之流，渗湿于热下，使肺气宣降如常。病邪久羁，客于少阳，故以柴胡、黄芩和解之。

本例是运用了"火郁发之"的原则，但弃辛温而用辛凉，师其法而不用其药。因势利导，属于变法，从而达到了邪去正安之目的。（选自《路志正医林集腋》"湿邪郁表低热"）

志杰读案心得：此案审病求因，鉴别病情，立法选方，句句入理。谁说中医没有理论？不学无术者也。路老辨治要点有三：①明确诊断为"外感风湿之候"，确立"辛凉轻清，宣肺化湿"之法。如此诊治正与《金匮要略·痉湿暍病脉证治》所述相合，原文曰："风湿相搏，一身尽疼痛，法当汗出而解……汗之病不愈者，何也？盖发其汗，汗大出者，但风气去，湿气在，是故不愈也。若治风湿者，发其汗，但微微似欲汗出者，风湿俱去也。"噫！条文所述与患者初病时"服西药，大汗出而热退……体温逐渐上升"之病因病机多么切合！②用小柴胡汤之主药柴胡、黄芩疏解少阳之邪。少阳主枢，少阳病枢机不利，可发生多种发作性病变。该患儿之体温午后上升，晚上下降，可理解为少阳病"寒热往来""如疟状"之热型特点。③处方乃伤寒方与温病方并用，且灵活化裁以切合病情。学生以为，所处之方虽未曰银翘散之名，却是其辛凉透邪之意，合用小柴胡汤疏解之法已如上述。

二、藿朴夏苓汤合苓桂术甘汤救治病危案

凡医者治病，必当安神定志，深入细致，临证详辨，万不可粗心大意，贻误病机，误诊误治，导致不良后果。

吴氏患者，女，58岁，素便秘，停经数载，因半年来，阴道常有粉红色分泌物流出，1985年4月29日特住院全面检查，未见异常，于5月17日下午出院。当晚，即感纳谷不馨，肢体倦怠，逾三日，突然高热达39.6℃，即赴某门诊部急诊，发现右下腹部有压痛，诊为"阑尾炎"。转某医院手术治疗。入院后，尿常规红细胞计数30～40/HP，白细胞计数17000/mm³，B超显示未见异常。右下腹部压痛不明显，因患者已三日未便，且伴有高热、恶心呕吐，故确诊为"肠梗阻"，遂静脉点滴庆大霉素，以期烧退，实施手术。但高热依然，乃增大药量，昼夜不停，日输入量达2500mL，然高热未退，呕吐反剧，初为清水，继为黄绿苦汁。症见：头晕目眩，闭目稍减，如立舟车，睁眼则觉天旋地转，恶心欲呕，头痛剧烈，眉棱骨亦酸楚重疼，尿少，肢肿。经查发现"脑水肿""肾盂积水"，住院四天而告病危，家属请余会诊。

观患者面色萎黄晦暗，神情淡漠，双目紧闭而不欲睁，自谓头重似物压顶，闷而重疼，周身酸楚，恶心呕吐，输液时尤剧，身热，恶寒甚，扪之初觉热势不高，久则灼手，脘痞腹胀，叩之怦怦然，大腹重按觉压痛，然右下腹不痛，直肠部位亦未见硬结性包块，脉细濡而数，舌淡、苔白腻。

余思之良久，认为患者是湿邪内盛，复感寒湿，内外合邪。湿之与寒，异名同类。寒性收引，故周身酸痛；寒湿外束，玄府闭塞，湿邪内郁，不得外达，故高热；湿性重着，黏腻难祛，故病情缠绵，高热4天，而病位未变；又患者年事已高，体质及脏腑功能自有一定衰减，投药用量本当顾及，况素本脾肾阳虚，今大量输液，供过于求，反助寒湿，更伤阳

气，水邪上逆，则呕吐清酸，上蒙清窍，则头沉重而疼痛；水湿稽留三焦，上而"脑水肿"，下而"肾盂积水"，大有出现心肾阳衰之虑。尿常规异常者，为肾气不足、气化无力所致。至于白细胞高者，余认为也非真正"炎症"，而是机体御邪、正邪相争而成也。

本证之治，诚如薛（生白）氏在《湿热病篇》第 2 条中所云，"湿热证，恶寒无汗，身重头痛，湿在表分，宜藿香、香薷、羌活、苍术皮、薄荷、牛蒡子等味"治之。然水湿内盛，阳气式微，故合藿朴夏苓汤、苓桂术甘汤加减治之。药用藿香后下 10g，半夏 10g，桂枝 10g，茯苓 12g，炒苍术 10g，川厚朴 12g，炒枳实 10g，羌活、独活各 10g，陈皮 10g，白芷 10g，络石藤 15g，生姜 3 片为引。方中用桂枝既能温经，又能助阳化饮；炒苍术、半夏燥湿健脾，降逆止呕；川厚朴、枳实、陈皮化湿导滞，燥湿化痰，下气消痞；茯苓渗湿利水；羌活、独活、白芷、络石藤疏风胜湿，活络止痛；藿香化浊辟秽：更有生姜走而不守，温经发表。共奏化浊温中、散寒通络止痛之功。

进药一剂，呕吐即平，大便得行，体温降至 37.6℃。继进二剂，体温降至 36.2℃，已能稍进饮食，重验尿常规：红细胞计数 7～10/HP，白细胞计数 6000/mm³。至此，患者欣然出院。

二诊：门诊尚见咽喉不利，痰黏不易咯出，头晕沉重，精神欠振，脘腹胀满，胃纳欠馨，周身倦怠，腰疼右甚，大便黏滞不爽，脉濡滑而数、右尺沉，舌淡、苔白滑。此寒湿未尽，宗前法进退。上方去藿香、茯苓、白芷、生姜、络石藤、陈皮，加细辛温肾通阳，干姜温中散寒，黄芪、防己补气升阳，利水消肿，草豆蔻醒脾祛湿，开胃降逆。进五剂，诸症均愈，尿常规（－）。追访至今，健康如初。（选自《路志正医林集腋》"湿温误治"）

志杰读案心得：此案患者病情危重，路老以藿朴夏苓汤与苓桂术甘汤平淡无奇之剂治疗转危为安，彰显中医治疗之神奇。此案可师可法的诊断经验有二：首先是四诊合参，特别是重视腹部"扪……叩……按"诊（腹诊是医圣张仲景常用之诊法），以审查寒热虚实。第二是以中医理论分析现代检查结果，例如：认为不适当地大量输液反助湿伤阳，以水留三焦解析脑水肿与肾盂积水，以肾气不足、气化无力解析尿常规异常，认为白细胞高者是机体御邪、正邪相争等。如此中西医汇通，接受新事物，研究新问题的创新思维，给中医理论赋予新的生命力，为我们指明了切实可行的中西医结合之思路。

三、大承气汤误下成寒湿证救误治案

薛生白以"湿热证，始恶寒，后但热不寒，汗出胸痞，舌白，口渴不引饮"作为湿热病之纲要，概括了一般湿温初起之典型见症。以卫阳被湿所遏而恶寒，郁而化热故恶热，热盛阳明则汗出，湿浊中阻则胸痞，津液不升则口渴。本病初期，治宜芳香辛散，以透湿邪外出，切忌发汗、攻下等法，否则变证丛生。正如吴鞠通所云："汗之则神昏耳聋，甚则目瞑不欲言，下之则洞泄，润之则病深不解。"（《温病条辨·上焦篇》）。余曾遇到一误下患者，益信吴氏"三忌"之不谬。特记之，以资借鉴。

患者李某，男，55岁，干部。素喜饮酒，每餐必备，少则一两，多则两半，习以为常，已数十年。当年一月，下乡访友，盛宴款待，然室中无火，冷风自窗隙吹入，更兼佳肴多为肥甘凉菜，数日后而感周身不适，倦怠乏力，继则胃脘隐隐作痛，痞闷呃逆，不思饮食。经某院多方检查化验，未见异常。遂服胃得安、安胃合剂等月余，而病情未减，反见面色萎黄，嗜卧懒言，眼睑微肿沉重而不欲睁。由此受到医院的重视，疑有恶性病变。然作钡餐造影、B超和胃镜检查，除见幽门黏膜水肿外，并无其他病变。于是肌注卡那霉素，兼用中药治疗。不意脘疼反重，痞满憋闷，脘腹硬满拒按，背几几然时而汗出，汗后形寒身冷或颤抖不安，周身酸痛沉重，喜静恶动，嗜睡倦卧。某医诊治，问得患者脘腹硬满而胀痛，既未腹诊又未仔细诊脉，便投以大承气汤加减，言药到病除，十剂可愈。孰知一剂未尽即洞泻不止，日二十余行。急往复诊。医者仍以脘腹硬满未减、腑实未尽为由，复以前方出入投之。进药一剂即卧床不起且气喘呕恶，周身疼痛不支，脘痞腹胀更甚，不思饮食，逆气填胸，延及两胁，甚时颈及两臂亦觉憋胀不适，遂延余诊治。

观其面色萎黄晦暗，目呆神疲，自言头重如裹，双目难睁，脘腹膜胀窜痛，满闷不饥，口干欲饮但饮不多，心烦喜静，好热恶冷，身痛不能转侧，背热则汗出，汗后则恶寒，语声低微，气短不续，尿少肢肿，便溏，日三四行，脉濡细而数，舌淡、苔白腻。

此本内湿素盛，复受外湿，即《温病条辨·上焦篇》所云："头痛恶寒，身重疼痛，舌白不渴，脉弦细而濡，面色淡黄，胸闷不饥……名曰湿温。"三仁汤之证。然病已四月有余，且一再误下，表湿未蠲而脾阳受戕，病情复杂缠绵，治感棘手。思之再三，仍宜宣肺、健脾以祛表里之湿，佐以疏风和络以胜湿止痛为治。药用：炒杏仁 10g，前胡 10g，炒桑枝 15g，海风藤 12g，以宣肺疏风而祛在表之湿；佛手 10g，枳壳 10g，炒苍术 9g，生薏苡仁 15g，草蔻仁 6g，茵陈 12g，滑石 20g，以理气健脾而祛在里之湿热。并嘱饮食宜清淡，勿食肥甘、油腻、生冷之品。

药进三剂复诊，周身疼痛已解，精神见振，已能下床走动；口干、口渴见减，少思饮食，但纳谷不多，背后仍阵阵发热，热则汗出，汗后身冷，气短乏力，动则心悸，脘痞腹胀，下肢水肿，便溏尿少如故，脉细弦小滑，舌淡、苔白润。病家素本脾虚湿盛，误下致脾阳受伤，进而累及肾阳，使脾肾阳虚。薛氏指出："湿热证，身冷脉细，汗泄胸痞，口渴舌白，湿中少阴之阳，宜人参、白术、附子、茯苓、益智等味。"（《湿热病篇》）此虽指外湿内中之证，然与本案误下变为寒中之病机相同，故取健脾利湿、温阳补肾之法，方用理中汤合真武汤化裁。药用：党参15g，炒白术10g，茯苓12g，川附片先煎9g，肉豆蔻6g，白芍10g，川厚朴10g，炒枳壳10g，生薏苡仁15g，木瓜10g，焦三仙30g。进药4剂，脘腹胀满、便溏均见减轻，脉沉细尺弱，仍为脾肾阳虚未复之征。以人参健脾丸合四神丸加减治之。药用：党参15g，炒苍术10g，茯苓10g，川厚朴10g，佛手10g，肉豆蔻10g，吴茱萸10g，炮姜炭6g，补骨脂12g，半夏10g，焦三仙30g。5剂后，大便成形，日1次，腹胀已除，余症均查，以四神丸、参苓白术丸各5袋，早晚各1/3袋，以巩固疗效。半年后追访，体健如初。（选自《路志正医林集腋》"湿热误下成寒湿"）

　　志杰读案心得：读此案受到的启发和吸取的教训有四点：①治病必求于因。患者病因外受冷风，内伤肥甘凉菜。虽为宿食病，但为因寒凉损伤脾胃为主，故"当与温药"（《金匮要略·腹满寒疝宿食病脉证治》第3条）之所以误用大承气汤，不求病因之过也。②临证必须四诊合参。患者脘腹硬满拒按，确似阳明腑实证，但不可只抓住一点不顾其他。若四诊不参，难免误诊、误治，此案就是深刻的教训。《金匮要略·腹满寒疝宿食病脉证治》第2条曰"病者腹满，按之不痛为虚，痛者为实"，此为对于腹满虚实辨证的一般方法。第14条曰："腹中寒……上下痛而不可触近，大建中汤主之。"此为脾阳衰微，中焦寒虚证之四诊合参，是治病求本的诊治。学承经典是提高诊治水平的根基。③寒湿统一，融会贯通，必能提高诊治水平。上文强调学好仲景书能提高诊治水平，在此还要强调，学好温病学也能提高诊治水平。仲景书是秦汉时期的经典著作，温病学可谓"创新性经典"。创新表现在热病诊治上有许多新的辨证思路与治疗方法。此案整个诊治过程引录的薛生白的《湿热病篇》、吴鞠通《温病条辨》之论述，并以之指导辨证，纠正误诊、误治以及正确的处治，都是明证。④治病不拘于经方、时方，以方证相对，切合病情为要。此案纠正大承气汤以误治之法：先用宣肺化湿法，继则以温阳利湿法，终则温补脾肾法收功。这都体现了"观其脉证，知犯何逆，随证治之"（《伤寒论·辨太阳病脉证并治》第 16 条）之大法。

四、泻心汤与连苏饮治妊娠恶阻并吐血案

妊娠恶阻，谓妇女妊娠后出现恶心、呕吐、头眩、恶食、择食者也。是妊娠初期最常见的症状，多发于怀孕第 6～20 周之间。轻者节制饮食，过期自安；重者呕吐频繁，持续日久，损伤阴液；或反复发作，伤阴化火，灼伤阳络，而见呕吐带有血液；或滴水不入，饮食即吐，致形体日削，肢倦神疲，面色萎黄，卧床不起；严重者，目眶下陷，肌肤枯槁，不仅母体受病，且严重影响胎儿的正常发育，须及早诊治。

恶阻之病因，主要责之胃虚、痰滞及气郁等，但多兼夹为患，而有寒热虚实之别。其治，若胃虚者宜健脾和胃；停饮积痰者宜豁痰化饮；气郁冲逆者则宜降逆顺气。其中偏热、偏寒、夹食、吐血等，又当根据病情，随证治之。现举例以说明之。

患者唐某，女，34 岁。怀孕两月后开始呕吐，饮食不入，时而吐血，已近月余。来就诊时据述：身冷，胃脘刺痛，吃任何食物均吐，有时吐血，血色鲜红，不能进食，饮水亦吐，呕吐物酸黏，大便三四日未行，夜间烦躁不寐，舌质黯红、苔少，脉来弦滑、左寸脉上鱼际。

证属孕后经血不泻，而聚以养胎，冲脉气盛，上逆犯肺，胃失和降，蕴而化热，热伤阳络所致。治宜清热止呕，通腑泻浊，佐以肃肺以制肝，肝气平则冲脉自不上逆矣。药用：苏叶后下 3g，黄连 2g，黄芩 9g，生大黄后下 3g，枇杷叶 12g，陈皮 6g。药进两剂，腑气得通，恶心呕吐大减而吐血止，能少进饮食，胃脘刺痛亦杳，诸症随之好转，脉仍见弦滑，已不上鱼际，舌质红活、苔仍少。证属呕吐日久，津液被劫，脾胃失养，损

伤血络，不无伤阴化火之虞。治宜和胃降浊，养阴和络，佐以清肝制冲。处方：①苏梗后下 3g，竹茹 10g，半夏 6g，云茯苓 15g，川黄连 2g，吴茱萸 1g，枇杷叶 9g，玉竹 6g，刀豆 6g，旋覆花布包 9g，代赭石布包先煎 12g。每日水煎 1 剂，分 4 次服，9 剂。②苏叶 3g，黄连 1g，开水冲泡代茶饮，2 剂。

服上药后，呕恶均瘥，纳谷渐增，精神见充，停药三日，未再呕恶，再以前法增损，以资巩固。（选自《路志正医林集腋》"妊娠恶阻"）

志杰读案心得：学生以为，路老此案经妊娠恶阻并吐血之处方，实乃经方泻心汤与温病方连苏饮加味而成。先论连苏饮，其出自薛生白《湿热病篇》第 17 条："湿热证，呕恶不止……用川连三四分，苏叶二三分，两味煎服，呷下即止。"王孟英于《温热经纬》注解本条说："此方药止二味，方不及钱……余用以治胎前恶阻，甚妙。"王氏不但是一位温病学说集大成者，而且是一位经验丰富的临床大家，他以连苏饮治"胎前恶阻"的经验重复应用，用之得者，确有灵验。再说泻心汤，这在第一节"泻心汤法为主治愈急症心痹衄血发热案"已论及。《金匮要略·惊悸吐衄下血胸满瘀血病脉证治》第 17 条曰："心气不足，吐血，衄血，泻心汤主之。"路老活用泻心汤治"急症心痹衄血"与"妊娠恶阻吐血"，真可谓有胆有识，善用经方者也。《素问·六元正纪大论》曰："有故无殒，亦无殒也。"路老对经文深有领悟，他说："只要辨证准确，掌握药量，小制其服，中病即止，即使为攻伐之剂，也绝无伤胎之虞。"巧合的是，学生曾用大黄甘草汤与连苏饮治妊娠呕吐便秘（半个月未大便）案，深刻领会路老经验之可贵。

第四节
经方与时方并用医案

前面讲到温病学家对热病的诊治，在伤寒方的基础上创制了许多新的方剂，临床上可以寒温方并用。而汉代之后的历代医家对各科杂病的诊治，亦在张仲景杂病方（《金匮要略》之方）的基础上创制了难以计数的方剂。这许多医家创制的众多良方——时方，同样可以与经方结合应用，以应对万变之病情。举几则经方与时方并用医案如下。

一、桂枝汤合玉屏风散为主治疗虚人外感案

反复感冒发作，或身体素虚易患外感，中医认为是虚人外感，这有别于体壮邪实的外感病。虚人外感既要祛除病邪，又要扶持人体正气，以达到祛邪不伤正的目的，这就是人们常用的扶正祛邪法。外感病，邪从外来，发表为正法。桂枝汤于《伤寒论》治表虚有汗之太阳病中风。这个表虚，非仅为"表"之虚，乃平素体质虚弱，卫气抗邪无力，肌表腠理不固，一旦感受风寒，则为汗出，脉浮缓而弱，故采用桂枝汤，发中有收，滋阴和阳，无犯虚虚之戒也。

傅某，男，45岁，深圳某公司工作，2008年4月23日初诊，主诉反

复感冒15年。患者从小体质较弱，1988年患感冒发烧后，15年来反复感冒，症见鼻塞，恶寒，咽部不适，无发热，基本每周1次，每次发作3天，曾用补中益气丸，稍有效而未根除，目前仍活动后汗多，恶风怕冷，平素胃胀，吃有刺激性食物则胃部隐痛，食凉、硬、酸性食物时反酸明显，大便稀溏，每日2～3次，饮食不慎则水泻，少寐易醒，时常睡眠4～5小时，口唇紫黯，舌质黯、舌面有青紫条斑、苔薄，脉沉弦。

既往有"乙肝小三阳"20余年，分别于1993年、1999年、2005年发作3次眩晕，发作时呈旋转感，坐位甚，伴恶心呕吐，2005年至今一直头晕昏沉，走路不稳，注意力难以集中，常吃敏斯朗有所减轻。

综合分析，以疏肝健脾、调和营卫治之。处方：桂枝8g，炒白芍12g，生黄芪18g，生白术15g，防风10g，清半夏9g，生薏苡仁、炒薏苡仁各30g，炮姜8g，黄连6g，茯苓20g，炒枳实12g，泽泻12g，虎杖15g，醋香附10g，甘草6g，7剂水煎服。护理谨遵桂枝汤方后注："服已须臾，啜热稀粥一升余，以助药力，温覆令一时许。"如此而达到"遍身漐漐，微似有汗"之目的。

本案方中桂枝辛甘温属阳，为气分药，芍药酸苦微寒属阴，为血分药，两药等量用之，阴阳相济，气血相和，通敛相适，可滋壮气血而补虚，又能解肌发表；黄芪、白术、防风益气固表；黄连、半夏、枳实、薏苡仁、茯苓清热化湿和胃，共使气血得补，表证得解，脾胃和顺而诸症可消。（苏凤哲整理）

志杰读案心得：此案为虚人外感，兼内伤脾胃证候，路老以扶正祛邪，内调脾胃法，经方与时方并用而取效。桂枝汤乃辛甘化阳的桂枝甘草汤与酸甘化阴的芍药甘草汤两个小方为主，加生姜、大枣而成，是一个以调为主、以补为辅之方，合用益气健脾的时方玉屏风散，则加强了补益之功，再加入调治脾胃之药，则更加切合病情。方中白术生用健脾润肠，治脾虚便秘；炒用健脾止泻，治脾虚便溏。该患者大便溏，似用炒白术为宜。

二、四逆散合异功散治指节肿痛案

指节肿痛，临床常见于痹证，尤以湿热痹为多见。然而亦有因木郁土虚，脾失健运，痰湿内生，湿阻经络，日久化热而致者。此症偶尔见之，易被忽略误诊为痹证者有之，治不得法则罔效。余遇此证，常以疏肝健脾法得效。兹录一例以资证。

郑某，女，32岁，未婚。自述右手指关节晨起肿痛半年余，常在活动后自行缓解，情志抑郁时加重，伴有头晕，失眠，多梦，心烦易怒，嗳气频作，纳呆腹胀，大便滞而不爽，小溲不利。视其舌，质淡红而左边黯、苔薄白而微腻。切其脉，弦细而沉、右关尺部细缓。患者平素月经延后，经行乳胀，少腹坠痛，经色紫黯有块。详阅以前病案多从清热利湿通络或清热消肿论治，病情有增无减，而来求诊。

四诊合参，详审病机，为情志郁结、木郁克土之候。盖土虚则升降失司，健运失度，痰湿内生，以致脏腑经络、肌肉四肢不得水谷之精而养之。经络气血空虚，肝气夹痰湿乘虚而袭之，留滞经络，日久则化热，怪症丛生，故见手指关节肿痛。晨起气血平静，阳气初生，阴气尚凝，故见重；活动后气血畅通，故缓解。肝为女子先天，与冲任二脉相连，主月事、胎孕。今肝郁气滞，月事岂能按时而下？乳胀腹痛为其候也。随书脉案如下：木郁土虚，痰湿阻络，治宜疏肝解郁，健脾助运。处方：柴胡10g，白芍12g，枳壳10g，党参12g，炒白术10g，云茯苓10g，陈皮10g，橘络10g，醋香附12g，炒白芥子12g，炙甘草6g，水煎两遍，分两次早晚服。方取四逆散合五味异功散之义，增白芥子、橘络以搜剔经络与皮里膜外之痰；用醋香附理肝经气滞。此方进退三诊，药进15剂，其症若失，月事得时而下。后以归芍六君子汤善其后。（选自《路志正医林集腋》"木郁土虚指节肿痛"）

　　志杰读案心得：读过此案，不禁被路老娴熟的中医理论、独到的中医思维所折服！学生以为，路老将指节肿痛与"木郁"联系起来，着眼点是"情志抑郁时加重"等，与"土虚"有关的是纳呆、腹胀及二便不利等。但病位主要是在指节，则以"痰湿阻络"概之。随证立法，依法处方，治用《伤寒论》四逆散疏肝养血解郁，合用异功散健脾化痰，并用善于理气通络的炒白芥子、橘络以搜剔经络之痰湿。如此扶正与祛邪，内部脏腑与外在经络兼顾，故邪去而病愈。

三、苇茎汤为主扶金抑木治脉痛案

　　两胁为肝经经脉所过之处，肝经疾患亦多见胁肋症状。《灵枢·五邪》明确指出"邪在肝，则两胁中痛"，故尔，疗胁痛治从肝似成定法，但证之临床非均如此。余曾以宣降肺气、扶金抑木法治愈一例右胁顽痛患者，现录于此。

　　刘某，女，20 岁，学生。右胁胀痛或刺痛半年，深吸气则痛甚，在某医院确诊为：右侧结核性胸膜炎，胸膜粘连。多方求治，见效甚微。1985 年 3 月 25 日初诊：胁痛如前所述，胸闷，恶心，纳呆，口渴不欲饮，舌红、苔白厚腻，脉细数。视前服方药，皆疏肝理气、活血化瘀之品，如郁金、柴胡、川楝子、延胡索、红花等味。思胁肋胀痛为肝气郁滞，治以疏肝理气无谬；痛如锥刺，为久痛入络，治用活血化瘀无疑，何以罔效？余沉思之后，悟及肝位于下焦，乃阴中之阳脏，其经由下而上，贯膈，循胁，注肺中，交手太阴。此乃肝郁化火，上刑肺金所致。肺气不利，则胸膈窒闷，呼吸不畅。肺主宣降，敷布精微，肺气伤则精微不布，生湿蕴痰，故见苔白腻，渴不欲饮。肺气上逆则胃失和降，故纳呆，恶心。肝肺火郁则舌红，脉数。当务之急，在肺气不利，痰浊内阻，故屡用理气活血之剂而乏效。治宜肃肺气，清痰热，扶金抑木，佐以活血。遂以千金苇茎汤合新绛汤化裁。药用：藿梗后下9g，杏仁10g，炙枇杷叶12g，茵陈15g，半夏10g，旋覆花包煎10g，葶苈子包煎12g，黄芩10g，冬瓜仁15g，桃仁5g，芦根30g，薏苡仁20g，5剂。方中杏仁、藿梗、枇杷叶以肃肺降气；茵陈、黄芩、冬瓜仁、芦根、葶苈子、薏苡仁、半夏清热化湿，宽胸祛痰；桃仁、旋覆花以活血通络。

进药后，胁痛基本消失，余症亦相继缓解。二诊去半夏，加玫瑰花12g，以加强肃降通络之功。又进五剂，胁痛消失，余症未作。仅见舌边尖红，脉沉弦小数，乃久病伤阴、虚热未除之象，遂以竹叶石膏汤合新绛汤，化裁善后。（选自《路志正医林集腋》"宣肃肺气治胁痛"）

志杰读案心得：中医历来反对头痛医头、脚痛医脚的对症治疗。如此只看现象，不抓本质，或可取效，亦属偶然。只有治病求因，辨证求本，才是中医学之大理大法。路老此案以中医学整体理念为指导，运用五脏相关，五行生克制化之理论，辨"胁痛为肝郁气滞……肝郁化火，上刑肺金……治宜肃肺气，清痰热，扶金抑木，佐以活血"之方法，治愈半年胁痛患者。所用千金苇茎汤并非张仲景之经方，却是附录于《金匮要略·肺痿肺痈咳嗽上气病脉证治》之附方，原"治咳有微热，烦满，胸中甲错，是为肺痈"者。需要探讨而明确的是：肺痈不一定是肺生痈脓，疑指痰热阻肺，肺气壅塞。以李今庸《读古医书随笔》考究说："痈，壅也。在古代医学文献里，'壅塞'之'壅'，每有写作'痈'字者。"李老教授之见解却有道理，如此更能指导临床。当然，根据异病同治法，肺痈酿脓期与痰热壅肺证，皆可取之。

四、温经汤与少腹逐瘀汤法治痛经案

月经以血为本，以气为用，冲任血盈，溢于胞宫，按月而至，是为经水。若情志调畅，体质健壮，气顺血和，则经行畅达和平，自无痛经之苦。反之，外受寒热之侵，内以七情之伤、脏腑失和、阴阳偏胜等，则易致痛经。痛经宜首辨寒热虚实，虚证多因气血虚弱，经行后以血海空虚，胞脉失养而感疼痛，即所谓"不荣则痛"。若素体脾胃薄弱，生化之源，或大病、久病亡血，气血不足，运行无力，滞而不畅而引起疼痛。若禀赋不足，肝肾亏损，或房事不节，使精亏血少，冲任失养，亦可产生痛经。实证多因气滞血瘀，如肝气不疏，郁久化火，经血滞于胞中，或久居阴冷潮湿之地，经期冒雨涉水受寒，血为寒凝，滞于胞宫，血行不畅而发为痛经。

辨证时，要注意疼痛发生的时间、部位、性质。从虚实而论，经前痛多实，经后痛为虚，经期痛则有虚有实；痛而拒按为实，喜按为虚，剧痛为实，隐痛为虚。从气血论，经前痛多为气滞，经后痛多属血虚，经期痛则多为气滞血瘀；胀甚于痛为气滞，痛甚于胀为血瘀；疼痛时作时止为气滞，痛无休止为血瘀。从部位论，小腹连及腰背属肝肾，两胁少腹部疼痛属肝胆，全腹部疼痛者属脾胃。经来满腹胀痛连及胁肋者，多属肝胃不和或肝脾失调。从寒热论，灼痛为热，绞痛为寒，得热痛甚为热，得热痛减为寒。然虚中岂无实？实中岂无虚？若由虚致瘀，经来量少色紫、质黏，血下不畅而腹痛者，岂非虚中夹实？若外受寒湿，滞于胞宫，郁久化热，阴血被灼，经来色黑有块，艰涩难下，小腹刺痛、绵痛交作，岂非由实致虚。因此，宜灵活辨析，始能提高辨证水平。除上述外，还应结合临床表现，这是很重要的一环。血虚者，当有面色萎黄、心悸、怔忡、舌淡、脉细弱等症；阴虚内热者，以手足心热、潮热、盗汗、舌红、脉细数为主；肾气不足者，以禀赋不足、腰酸肢冷、舌淡、脉沉涩或弱为主；脾胃虚者，以纳呆运迟、体倦乏力、便溏、水肿、舌淡、脉濡缓为主；肝郁气滞者，以胁腹胀痛、精神抑郁、脉弦为主；瘀血阻滞者，以腹痛且有定处或有积块、舌或有瘀斑、脉沉涩为主；寒湿凝滞者，以小腹冷痛、肢冷畏寒、脉沉紧为主。

赵某，女性，22岁，未婚。患者13岁月经初潮，量、色、质均基本正常，无痛经。近5年来，每次月经量少，黯红色，夹有瘀块，行经时小腹疼痛，有寒冷感，按之痛不减，痛剧时四肢汗出，于1978年10月19日初诊。除上述症状外，伴有手足不温，精神萎靡，形体偏瘦，舌质黯红边紫、苔白，脉弦涩，按之有力。辨证为寒湿伤于下焦，客于胞宫，寒凝血脉，气血运行不畅所致。治以温经散寒，活血化瘀。方选温经汤与少腹逐瘀汤化裁：当归12g，桂枝9g，白芍12g，丹皮9g，吴茱萸6g，炮姜6g，半夏9g，小茴香9g，香附12g。

11月5日二诊：上方连服14剂后即行经，仍有小腹疼痛，但经量较前增多，已无瘀块，血色黯红。以上方加失笑散，继服10剂。

三诊：月经来时疼痛大减，已无血块，手足转温，精神好转。再宗前法调治月余。

近两次经来腹痛已杳，月经量、色、质均正常，舌质见红活，脉弦缓。嘱其服加味逍遥丸以善其后。（选自《路志正医林集腋》"痛经寒热虚实辨"）

志杰读案心得：路老以痛经发生的病因、病位、病情及时间等分辨寒热虚实，又结合临床四诊表现，以判断具体的病变脏腑及血虚、阴虚、瘀血及寒湿证特点。若没有长期的临床经验及勤于总结，难以达到如此精细辨证。案例以温经汤（《金匮要略》）与少腹逐瘀汤（《医林改错》）化裁，历经两个月经周期的治疗而痛经消除。温经汤与少腹逐瘀汤为先圣后贤主治妇人冲任虚寒并瘀血而为病的良方，所不同的是：温经汤偏重补益，少腹逐瘀汤偏重逐瘀，而温通经血则为两方之共同点。路老化裁两方，切合病情，故疗效满意。

五、归脾、理中合黄土汤化裁治漏下案

血证是临床常见病候，《景岳全书·血证》总结前人经验，归纳出血原因为火与气两方面，谓："血动之由，惟火惟气耳。故察火者，但察其有火无火，察气者，但察其气虚气实。"缘气为阳，血为阴，气为血帅，血为气母，气之与血有阴阳相随、互相依存的关系，而气之于血，有温煦、化生、推动、统摄的作用，且受自然界气候的影响。故气虚则血生化无由，血必因之而衰少；气寒无以温煦，血必因之而凝滞；气衰则推动无力，血必因之而瘀阻；气陷而不能统摄，则血常因之而外溢。然血为气基，故血虚则无以载气，气亦随之而不足。气失去血的濡养，则燥热诸疾由之而生，尤其是血既脱失，则气无以附，可致阳气涣散不收，导致气脱、亡阳等重证。关于血证治疗，《血证论》论述甚为精辟，提出止血为第一要法，消瘀为第二法，宁血为第三法，又以补虚为收功之法。并认为此四者乃通治血证之大纲，目前仍为临床采用。

我根据古人法度，结合个人体验，从气治血，治愈一些患者，现略举一例以资印证。

余曾治一患者付某，女，27岁，北京市工人，1985年7月12日会诊。患者1977年下乡劳动，遭受寒湿，引起指、趾关节肿胀疼痛，近两年疼痛加重，畏寒怕风，阴雨天及劳累后尤为明显，伴腿膝酸重，周身乏力，头晕心悸，气短懒言，腹胀便溏，月经10个月以来淋沥不断。望其面色萎黄，两目乏神，切诊脉来微弱，舌淡、苔白腻。曾数投清热利湿、活血化瘀、温经通络之剂，痹痛、漏下不仅未减，反而体质更感虚弱。四诊合参，患者症结在脾，实由健运失司、外不化湿、内不统血而致。因湿为阴邪，最易阻遏气机伤人阳气，湿邪阻滞经络，阳气失布运之职，则见肢体酸楚倦怠；湿阻中焦则腹胀、便溏；湿邪上蒙清窍则头晕；阻遏心阳则心

慌、气短，脉来微弱；湿为阴邪，故畏寒怕风，阴雨天加重，同气相求故也。若不加详辨，仅依所述症状或西医诊断，按关节炎就清热消炎，月经不调就活血化瘀、温经通络，则是越清热脾阳越衰，以致寒湿凝滞不化，气血更加阻滞，而使病情加重。今病变重点在脏而不在经络，故不宜用温经通络之剂。治以益气健脾，温中摄血。仿归脾汤、理中汤合黄土汤之意，药用：党参9g，炙黄芪12g，炒山药15g，莲肉12g，丹参10g，阿胶珠6g，炒柏子仁10g，云茯苓10g，炮姜6g，仙鹤草15g，炙甘草6g。先以伏龙肝40g煎水去渣，纳上药煎服，每日1剂，分2次服。该方仅服4剂，缠绵10个月之漏下痼疾若失，关节痹痛等亦明显好转。说明脾气得复则统摄有力，血自可归经；健运正常，则湿邪自去，湿邪除则经脉通利而痛自止。（选自《路志正医林集腋》"从气治血"）

志杰读案心得：读了此案，心得有四：①治病必求于本。患者病情较复杂，既有外部肢节肿痛等症状，又有内脏虚弱证候，而"四诊合参，患者症结在脾，实由健运失司，外不化湿，内不统血而致"。②抓住主要矛盾。患者内外症状较多，而"月经10个月淋漓不断"是主要矛盾。以经血不断流失，气随血失，血气日趋不足，身体逐渐虚衰，故扶助正气为当务之急。③师先圣后贤之大法，以方证相对为要。据以上两点分析，患者以脾气虚衰为本，以漏下不止为主要矛盾，故路老"治以益气健脾，温中摄血"为法，选经方理中汤温中补脾；黄土汤温脾摄血（《金匮要略·惊悸吐衄下血胸满瘀血病脉证治》第15条曰："下血，先便后血，此远血也，黄土汤主之。"）并取时方归脾汤（《济生方》）益气养血，使气血复为正统。仿三方之意，化裁以切合病情为要。④灶心黄土不可忽视。处方只取黄土汤（甘草、干地黄、白术、炮附子、阿胶、黄芩各三两，灶中黄土半斤）三味药，其中取黄土汤煎水去渣再煎药之法不可忽视。关于黄土之功效，早在《名医别录》即曰："主妇人崩中……止血。"《本草漫谈》解析说："伏龙肝即灶心土，须对釜脐下经火久炼而成形者，具土之质，得火之性，化柔为刚，味兼辛苦。其功专入脾胃，有扶阳退阴散、结除邪之意。凡诸血症，由脾胃阳虚而不能统摄者，皆可用之，《金匮要略》黄土汤即此意。"患者内外并病之痼疾，服药4剂即取得良效之由，上述三点都重要，而是否黄土汤有特殊功效呢？有待研究。

第五章 古籍研读心悟

第一节
《素问·刺法论》中疫病的预防理论和方法

宋代林亿等人在《新校正》云："今世有《素问亡篇》及《昭明隐旨论》，亿谓此三篇，乃托名王冰为注，辞理鄙陋，无足取者。"使得《素问遗篇》（包括《刺法论》和《本病论》）中有关疫病的论述，未能得到学术界充分的重视。虽然《素问·刺法论》是否为后人伪托目前还存在争论，但其中对于疫病的发生规律和防治措施的论述有许多精辟的认识，值得我们深入学习和挖掘，本文试就《素问·刺法论》中有关疫病预防理论和方法作一解读，不当之处，请方家斧正。

一、五疫的认识

《刺法论》云："黄帝曰：余闻五疫之至，皆相染易，无问大小，病状相似，不施救疗，如何可得不相移易者？"这一段论述有两个关键问题，一是谈到了疫病与一般外感病不同的特性在于可以互相"染易"，即是有明显的传染性，易引起广泛流行，而且传染后"无论大小，病状相似"，说明了早在 2000 多年前古代医家已经认识到了传染性疾病的特性和危害。汉代许慎在《说文解字》中对"疫"训为"疫，民皆疾也"，与《刺法论》的认识一致，强调了疫病具有流行性。二是认识到疫有不同类型，可分为五疫，在本篇及《本病论》篇中已明确指为木、火、土、金、水五疫，这是从五运六气角度来划分的，其发生的原因，认为是五运六气的升降失位、变化异常，导致"气交有变""四时失序，万化不安，变民病也"。其中"乙庚失守，其后三年化成金疫也，速至壬午，徐至癸未金疫至也"。这已被 2003 年（农历未年）SARS 的暴发流行所证实。

二、疫病的预防原则

余认为，中医的预防仅强调正气，有一定的片面性，如有的注解为"只要正气存内，就可以避其毒气"。其实，在《刺法论》中对预防原则的论述是较全面的。首先强调的是正气的强弱，"不相染者，正气存内，邪不可干"，同时也指出一定要"避其毒气"，这两者不可偏废。明代吴又可在《瘟疫论·原病》曰："本气充满，邪不易入，本气适逢亏欠，呼吸之间，外邪因而乘之。"并举例说："昔有三人，冒雾早行，空腹者死，饮酒者病，饱食者不病。"以鲜明的实例说明发病与正气强弱关系密切。但大疫之至，"或阖门而殪，或覆族而丧"（曹植《说疫气》）。造成一个家庭甚至整个家族均染病或死亡，其家族岂无青壮年男子？虽正气强盛，若家人染疫，日与接触，毒气炽盛，鲜有不病者？因此，若单纯强调"正气存内，邪不可干"，而忽视通报疫情、避免与传染源接触，及时切断饮食呼吸等传播途径等相关措施，势必疫情扩散。可见如果不能全面认识，仅知存正气，而不强调"避其毒气"，将贻害无穷！

三、预防方法

《刺法论》篇中还提出了一些具体的预防疫病的治法和药物，有取嚏法（气出于脑）、存想法（五气护体）、吐法、汗法、服小金丹。其中蕴涵一定的科学道理，解读如下。

（一）取嚏法

《刺法论》云："天牝从来，复得其往，气出于脑，即不邪干。"张景岳在《类经·论治类》第二十篇"辟疗五疫"中说："天牝，鼻也，鼻受天之气，故曰天牝……盖以气通于鼻，鼻连于脑中，流布诸经，令人相染矣。气出于脑，谓嚏或张鼻泄之，则邪从鼻出，毒气可令散也。"盖疫之邪从鼻（呼吸道）而入，通过取嚏，一是通过物理作用，将在鼻腔黏膜的病原微生物排出；二是宣通肺气，使肺之宣发功能保持活跃，则邪气易于排出。《串雅内外编》在辟疫条下指出："凡入瘟疫之家，以麻油涂鼻孔中，然后入病家去，则不相传染；既出，或以纸捻探鼻深入令嚏之方为佳。"在预防非典中，有医家提出用取嚏法，如张弘等认为，非典早期大多数患者没有喷嚏、鼻塞、流涕等卡他性炎症反应，从而提出采用通阳取嚏法，即艾叶、苍术、白芷、雄黄等芳香化浊类药刺鼻取嚏，可能会起到一定的预防作用。

（二）存想法

对于本篇的存想五气护体法防疫，多数人认为神秘色彩过浓，较少深入研究，有的甚至以为是迷信，不屑一顾。这种方法目前在瘟疫预防中已不使用，然笔者通过研究，发现其中蕴藏科学道理，不能一概抹煞，应予以足够的重视。

《刺法论》曰："欲将入于疫室，先想青气自肝而出，左行于东，化作林木；次想白气自肺而出，右行于西，化作戈甲；次想赤气自心而出，南行于上，化作焰明；次想黑气自肾而出，北行而下，化作水；次想黄气自脾而出，存于中央，化作土。五气护身之毕，以想头上如北斗之煌煌，然后可入于疫室。"这种存想法，带有鲜明的道教色彩，秦、汉以后到魏、晋之间，讲究道家方术的大多以"存想"为主。道家古老的丹经，如《黄庭内外景经》等，便是以"存想""存神"的方法为中心。不少医家也受此影响，如隋代巢元方《诸病源候论》记载有：存念青龙、白虎神、四海神；存雷电、存月星辰；存视五脏、存五脏形色、存五脏五色光等内容，更有很多存想行气的练法；其他医家如南朝的陶弘景、唐代的孙思邈等，均有相似的论述。这些方法，与气功中的"意念"、佛家的"观想"、瑜伽的"冥想"，以及西方的暗示疗法、催眠术等，有异曲同工之处，看似语涉玄虚、荒诞不经，但其中实含有宝贵的科学道理。

有研究表明，维持 5 分钟具有"关爱及慈悲"的想法，即可提高一个人的免疫能力 5 小时。反之，维持 5 分钟具有"挫败及愤怒"想法的人，则降低免疫能力 5 小时。这是因为积极的想法，可使大脑分泌一种"脑内吗啡"，这种由 20 多种内啡肽组成神奇的激素，具有强大的镇静镇痛、提高机体免疫力的作用。

"脑内吗啡"是一种内源性的阿片肽，其中有一类叫 β - 内啡肽，可以显著提高人的免疫力，帮助人类治疗许多疾病。其主要功能是使机体在各种应激条件下保持稳态，在更高水平上做更复杂的调节，以使机体的各种功能统一和协调起来，对调节免疫功能有重要的影响。而存想、冥想、暗示等方法，可以增加脑内啡肽的产生，从而调节人体的免疫功能，提高对传染病的免疫力。

另外，有研究表明气功、存想等可以提高免疫细胞的活性。如对真气运行法的一项临床研究，结果显示：患者血清补体及绝大部分免疫球蛋白的含量提高，T细胞及其亚群中CD4的数量增加，CD4/CD8比值更趋正常，说明真气运气法具有一定免疫调节和促进内环境稳态的作用。

有心理学者研究"想象"对肿瘤患者的疗效，采用了随机对照试验，想象自己漫步在海滩上，初升的太阳照在脸上，海水轻柔地漫过脚面等。然后想象免疫细胞如何杀死癌细胞，被杀死的癌细胞又是如何被海水冲刷掉。在干预的前后，分别采取患者的唾液和血液，测定NK细胞的活性。结果发现心理-行为干预可以显著提高NK细胞活性，而且需通过服药来克服放疗引起的白细胞计数降低不良反应的患者比例显著下降。该研究表明，心理行为干预对免疫功能的改善和恢复具有非常显著的作用。

现代科学研究的结果表明，这些存想的练习方法，并非"装神弄鬼"，而是有着丰富的科学内涵，只是尚未被大多数人所认知，现代心理与免疫学说的发展，恰恰说明了中医理论有着很高的科学价值。当然，这种五气护身的存想法，最好是平常练习，对免疫功能的增强作用更明显。

（三）辟瘟方——小金丹

《刺法论》介绍了小金丹的组成及炼制、服法，兹不赘述，现代的制法为：将辰砂、雄黄、雌黄、紫金（金箔），放入乳钵中研细，倾入瓷罐中，外用盐泥封好。另在空地上挖一个坑，约尺许，将罐置于坑内，封以薄土，筑实。另用桑柴或桑炭，烧其地面，烧7天，至第8日，候冷，把罐取出，将药刮出，入于另一罐，再埋于地下，以消除火热之气，埋7天，再取出，将药倾入钵中，研细，炼蜜为丸，如梧桐子大。可以看出，小金丹的制法即道教炼制外丹的方法，虽有一定的宗教色彩，但其方药组成是深契医理的。孙思邈《千金要方》在伤寒方中专设了"辟温"一篇，录方36首，其中"太乙流金散""虎头杀鬼方"等均有雄黄、雌黄等，或焚烧或内服，取其解毒之功。现代临床上广泛应用的温病二宝之安宫牛黄丸和至宝丹，均含有雄黄、朱砂、金箔，包含了除雌黄外的小金丹全方，可见小金丹的处方对后世的影响是深远的。

古人认为雄黄有较强的解毒作用，能"解百毒"，《本草纲目》在本品发明条下云："权曰：雄黄能杀百毒，辟百邪，杀蛊毒。人佩之，鬼神不敢近；入山林，虎狼伏；涉川水，毒物不敢伤。《抱朴子》曰：带雄黄入山林，即不畏蛇。若蛇中人，以少许敷之，登时愈。吴楚之地，暑湿郁蒸，多毒虫及射工、沙虱之类，但以雄黄、大蒜等分，合捣一丸佩之。或已中者，涂之亦良。"李时珍言其为"治疮杀毒要药"。雌黄在本方亦为解毒之用，李时珍曰："雌黄、雄黄同立产……若夫治病，则二黄之功亦仿佛，大要皆取其温中，搜肝杀虫、解毒祛邪焉尔。"故两者在外科、皮肤科广泛应用，内科应用在新中国成立后越来越少，但新近发现其主要成分含砷，对肿瘤和血液病有较好效果，这又成为现代医学的研究热点。

辰砂亦即朱砂，味甘，微寒，有小毒。有重镇安神和解毒之功。现代认为内服有重镇安神之功，如朱砂安神丸等。解毒多外用，如外用紫金锭等。其实内服也有解毒作用，如安宫牛黄丸、至宝丹用于热病神昏时，即取朱砂解毒之功。

金箔镇心之效人皆知之，不知其亦有解毒之功。如《本草蒙筌》云："除邪杀毒，却热驱烦，安魂魄，养精神，坚骨髓，和血脉，禁癫狂疾走，止惊悸风痫。幼科药作锭丸，必资此以为衣饰。"将杀毒列为首，说明本品有较好的解毒作用。

因此，这四味具有较强解毒作用的矿物药组合，加以炼制而成的小金丹，其主要作用是解毒辟疫。全方并无一味扶正药物，与现代防疫注重应用黄芪、灵芝等扶正药加上清热解毒药的组方思路有很大不同。两者的优劣，还需在实践中加以验证。另外，这四味药也有较强的不良反应，如不加炼制直接服用对人体损伤较大，故古人多采用升华的炼制方法，以减少毒性。虽然现代临床这类药物使用上受到限制，但其重视解毒的原则值得我们深思。

（四）吐法与汗法

《刺法论》还指出吐法和汗法对防疫有重要作用。吐法取春分之日，日未出而吐之，是顺时令阳升之时，用吐法有利于祛除外邪毒气，同时促使人体阳气向上升发，与天地阴阳相应，发挥防御功能。雨水后用药浴发汗，也是散邪之重要方法，具体用药未言，张景岳谓"以散邪祛毒之药"，可从。选择雨水后，亦是与时相应之义，此节气"东风既解冻，则散而为雨"，在人体则取汗，与天之雨水相应，有利于散除外邪。

《刺法论》对于疫病的发生，主要强调的是运气的变化失常，不仅仅是一时一地气候的寒温非时，故所论重在"天行"而非"时行之气"。一般非其时而有其气，多形成六淫之邪，其为害相对较小，不易造成大范围流行；而认为运气的变化，往往是造成疫病大流行的主因。在防治措施上，可以看出是重在祛邪解毒，当然也强调"正气存内，邪不可干"，但无论是取嚏、汗、吐，还是小金丹，完全是立足于外因，着重祛邪外出，或解毒辟秽。可以认为，本篇对于疫病的认识是全面而精辟的，早在千余年前，已开吴又可等瘟疫派的先河。其理论蕴涵着科学道理，对于当今防治疫病，仍具有重要的指导意义。

第二节
火郁证治探讨

　　临床中属火、热邪气为患的疾病极为常见。六气之中，火居其二。《素问·至真要大论》言及病机十九条中，论火热者九，几近二分之一，可见早在2000多年前的《黄帝内经》时代，人们就极为重视火、热病邪对机体的病理影响。金代刘完素通过临床实践，更提出了"六气皆可化火"的观点，并把火热所致的疾病扩大到了50多种。丹溪云"诸火病自内作（相火）""气有余便是火"，更说明了火、热致病的广泛性和危害性。后世医家也曾从各个方面，对其进行了多方面探讨，对证属火、热疾病的治疗，积累了丰富的经验，我们今天进步深入研究其病因、病机、治法及注意事项对于指导临床实践，仍具有十分重要的现实意义。

　　对于火热疾病的治疗，《黄帝内经》中做了不少论述，如《素问·五常政大论》的"治温以清""治热以寒"，《素问·至真要大论》的"热者寒之""温者清之"等，都为火热疾患的治疗提出了原则性的指导意见。

　　热与火同类。但火为热之极，且火具有炎上的特点。因此，相对来说，热邪则较局限。火热之邪法当清之，苦寒折之，这是治疗火热证的大法。但是，《黄帝内经》又同时提出了"火郁发之"的治疗原则。"火郁"为什么要发？"发之"的适应证如何？"发之"与"清之"又是怎样 个关系呢？本文就其理论渊源、发之的特点及注意事项，结合临床作一粗浅论述，请大家指正。

　　"火郁"出于《素问·六元正纪大论》，为"五郁"之一，是《黄帝内经》用以推断气候变化和人体发病特点的一种运气概念。在整体观念的指导下，这一概念被后世医家在继承基础上，发挥创新，采用取类比象的方法引申其义，运用于人体，说明五脏怫郁的治疗。正如张景岳所说"天地有五运之郁，人身有五脏之应"，而运用于临床辨证论治，其涵义也随之得到进一步引申和衍化，从而产生了新的临床火郁概念，后者虽由前者发展而来，但其基本内容已有明显差异。在《黄帝内经》中的火郁，是指火运（或君相二火）由于本气不及或他气太过以致受到制胜而抑郁，其气化特点不能正常地表现于自然界，从而引起气候的反常变化和某些疾病较为普遍发生的运气反常变化。因其属于运气范畴，故可称为"运气火郁"。丹溪创六郁之说，并以气郁为首，进而产生湿、痰、热血、食郁，皆由传化失常而致。他认为："气血冲和，万病不生，一有怫郁，诸病生焉，故人身诸病多发生于郁。"既可单独为病，又可六郁相因。自明以降，郁之为病多责情志，遂有七情之郁。孙一奎又倡"本气自郁"，遂有五郁、六郁、七情之郁、本脏自郁之分，而"郁"字有滞而不通之义。凡外感六淫、饮食劳倦、情志内伤等因素都可使人体气血怫郁而产生郁证。而本文所说的火郁系指人体在致病因素作用下某些生理功能发生障碍，致使火气郁于体内不得泄越的病理变化，由之形成的临床证候称作"火郁证"。因其以阐述病因病机为内容，故可相对于运气火郁而被称之为"病理火郁"。火郁概念虽有上述区分，但是由于它们皆从五行学说引申而来，加之运气火郁常可导致病理火郁，在发病特点上与病理火郁有着内在的统一性。因此，《黄帝内经》所创以"火郁发之"为大法的火郁治则，不仅适用于运气火郁为病，同时也适用于病理火郁为病，从而为火郁证的临床治疗奠定了理论基础。

　　根据"郁极乃发，待时而作"的法则，火郁达到一定极限之后，因郁而骤冲的火势常可以暴发的形式张扬于外，形成《黄帝内经》所谓的"火郁之发"。天地运气有此变，临床火郁证亦然。但需说明：火郁之发由火郁发展而来，但因其火热之象已毕露于外，故与火郁又有着本质上的区别。"火郁发之"治则只适用于火郁为病，而对"火郁之发"则属禁例，临证宜予明辨。

在长期的临床实践中，火郁理论虽为历代医家不断充实和发展，但由于学术观点和临证体会之不同，致使一些医家在火郁病机和证治方面存在着分歧见解，遂使火郁的临床概念颇为复杂。加之长期以来缺乏系统的整理归纳工作，以致火郁理论甚为零散，缺乏系统性和完整性，给学习和运用都带来一定困难。

就临床而言，火郁证候虽为常见证之一，但因其热象隐伏，证情错杂，证候实质易为某些标象所掩盖，甚或出现虚寒假象，故而在临证中常因某些疏忽而造成误诊或误治。

（一）火郁证的病因病机

1.火郁证的病因

病因甚为复杂，归纳起来约有以下几个方面。

（1）误治凉遏：外感表证失于疏解，或误用寒凉之剂，使表邪郁遏不能宣散，郁而化火；或火热之证过用苦寒阴凝或阴柔滋腻之品，致使火气闭郁不得发越，从而导致火郁之证。

（2）脾虚阳陷：饮食不节，劳倦过度，脾胃虚损，运化失职，中焦壅滞，郁而化火；或因过食生冷，抑遏阳气于脾土之中，郁而化火，形成火郁之证。

（3）热极闭郁：邪热亢极，使气机壅塞，腠理闭涩，气血瘀滞，阳气郁陷，火气无从发越，遂成火郁之证。《素问玄机原病式》谓："郁，怫郁也，结滞壅塞而气不通畅，所谓热甚则腠理闭密而郁结也。如火炼物，热极相合，而不能相离，故热郁则闭塞而不通畅也。"

（4）气郁邪滞：情志不遂，肝气郁结，久而化火，形成火郁；或由痰浊、食积、瘀血留于体内，使气机壅滞，血行不畅，郁而化火，亦可导致火郁。

（5）正虚邪陷：火热之证或因过用攻伐，或因体质素亏，或因病久伤正，以致正虚无力驱邪，火热之气郁陷于内，形成火郁之证。若因脏腑虚损，功能衰退，以致当升者不能升，当降者不能降，当化者不能化，因郁生火，形成脏腑组织之火郁。此类病证，多属虚火之郁。综上所述，火郁病因不外邪滞、正虚和治疗失误三者。但需说明：上述各种病因对火郁发病的影响并非处于同等地位，其作用范围也各不相同。就个人的临床经验来看，则以误治凉遏和脾胃阳虚内陷两者为多见。热极闭郁多见于外感热病、阳热亢盛的极期阶段；气郁化火多为肝郁证的发展变证；痰浊食积、瘀血内阻所致的火郁，多属兼夹之证；正气虚衰可为各种火郁证的间接病因，而在外感热病中，往往是致火郁热陷的直接病因，对虚火之郁的形成，自然有着直接影响。

2.火郁证的主要病理

火郁病因虽有种种差异，但它们皆以影响机体的正常生理功能，并使之发生阻滞，进而使火气抑郁不能发越为共同病机。因此，《张氏医通》指出"六气虽属外因，而火气郁发未有不因诸内者"。兹将其主要病理变化分述于下。

（1）升降失常：在生理状态下，人体内部进行着有规律的升降运动，如清阳上升、浊阴下降，肾水上升、心火下降、脾气上升、胃气下降。正如《素问·六微旨大论》所谓："出入废则神机化灭，升降息则气立孤危。故非出入则无以生长壮老已，非升降则无以生长化收藏，是以升降出入，无器不有。"若因脾胃内伤，枢机升降失运，或邪气壅塞、三焦不畅，或元气虚衰，升降无力，均可使升降发生障碍，以致清阳不升，浊阴不降，邪气壅滞，郁而火化，火气无从发越，从而形成火郁。

（2）开阖不利：开阖功能是人体赖以调节出入活动，以维持阴阳相对平衡和机体的内外整体协调状态的重要条件之一。这种功能首先表现为肌表的排汗作用。天气炎热或体内阳热偏盛时，腠理开发，汗出溱溱，炎热之气得以随汗液发散于外。若因邪气抑遏或治疗不当，以致肺气失宣，肌表固密，汗出减少，甚而无汗，阳热之气无从发越，形成火郁。素体亏虚之人感邪之后亦常因阳虚作汗无力，或阴虚汗源匮乏而影响排汗作用，使邪气郁遏化火。

在人体的表里之间，亦存在着开阖调节功能，以保证阴阳出入运动的正常进行。《黄帝内经》所述三阴三阳开、阖、枢的概念中即包括了这种调节功能。《类经》就此内容对三阴三阳开、阖、枢的作用分别做了阐述，并明确指出："开者主出，阖者主入，枢者主出入之间。"若因邪滞或正虚，以致开启不足、闭阖有余、或枢机不利，从而影响阴阳的出入运动，使阳气郁闭于内，形成脏腑组织之火郁。

（3）气血壅滞：气血总以流通畅达为顺。若情志不遂、肝气郁结，或经脉瘀阻、血行不畅均可郁而化火，形成肝胆或经脉之火郁。

火郁于内不得发越，对人体会造成多方面的损害，例如：伤阴耗气，内灼脏腑，横窜经隧，上逆清窍，甚则迫血妄行，扰乱神明，以致危殆。同时，火郁愈甚则火势愈盛，火势愈盛则其郁愈甚，两者可以互为因果。

（二）火郁证的诊断要点

火郁证本属火邪为病，固有内热见证可定。但由于常常出现一些虚寒表象，甚而呈现厥逆、身凉、脉伏等一派阴寒之见证，不若一般火热证那样火热之象毕露于外，因此，在诊断中既要抓住要领，又要全面分析。首先要透过各种表象认清其火热实质，然后再详细推敲，找出其病因所在。兹结合个人的临床经验，对其诊断要点分述如下。

1. 辨舌象

舌诊，对火郁证有着特殊的诊断意义。因为舌质可以反映脏气的寒热虚实，舌苔可以反映病邪的性质和深浅，所以舌象对认识火郁证的火热实质和分析致病的原因，均有重要的诊断价值。

火郁证的舌质多呈黯红，病久阴伤，多干燥少津，甚则出现裂痕；郁火深入营血，舌多绛紫而黯。

舌质黯红、上罩白苔，或黄腻苔，多为湿郁痰阻、郁而化火之象；苔兼黄厚而浊，则多为食滞火郁之证。瘀血内阻，舌质多呈紫黯，或者出现瘀斑。郁火亢盛，舌苔黄糙、无津，甚而焦黑上起芒刺。病久伤阴，亦可出现舌质光红、少苔或无苔，望之似润，扪之无津。若因正气虚弱而致火郁者，舌质多呈黯淡少津；偏于气虚或阳虚者，边尖亦可出现齿痕。综上所述，在舌诊中要全面观察，细致分析，并与脉症合参，方可得出正确的结论。

2. 辨脉象

火郁之脉，多见沉数；郁之甚者，脉多沉迟或沉伏，但重按必搏指有力。若正气为邪气郁闭。亦可见沉涩或沉结之脉。但细心体察，脉中必有神气。《景岳全书》尝谓："凡郁之脉，在古人皆以结、促、止、节为郁脉。使必待结、促、止、节而后为郁，则郁证不多见矣。故凡诊郁证，但见气血不顺而脉不和平者，其中皆有郁也……凡辨结促者，又当以有神、无神辨之，其来去有力，犹可以郁证论。"这些论述既是泛指诸"邪"郁之脉而言的，自然包括了火郁之脉的辨别。可见在脉诊中必须细心揣摩，知常达变，既不可草率从事，亦不可固执一端。

3. 辨症状

火郁发热，以手扪之，轻按不显，重按灼手，热在肌肉之内，非若火热证那样表里俱热，也不像气虚发热那样轻按热甚、重按反减。

火郁低热，貌似虚劳，但多数患者形体的衰弱均不明显（病久者例外），而且肌肤多干燥无汗，或仅头汗出。虚劳患者则多见形神疲惫、消瘦憔悴等症。若偏于阴虚者多兼潮热盗汗，偏于阳虚者多兼自汗畏风。

火郁证多见恶寒，甚则凛冽振栗，但必兼火热内灼的见证，如渴喜冷饮、喜食冷物、口干、口气臭秽、小便黄赤等。阳虚恶寒则见口中和、不渴、溲清便溏、自汗等症。火郁证多见肌肤、四肢、胸胁胀满不舒，乃郁火阻滞气血所致。火郁厥逆，外现一派阴寒之象，但细察内证，必见气喷如火、谵语、烦渴、咽干唇裂，或大便燥结等症，舌苔焦黑，或生芒刺。

阴盛厥逆则兼见口和不渴，或喜热饮，溲清便溏，甚或下利清谷，舌淡苔滑，形神极度衰惫等。

由于火郁的部位不同，临床见证亦有所侧重。火郁于心（或心包），则口舌生疮，心烦懊恼，失眠，甚至闷瞀昏乱；火郁于肝或胆，则胁肋胀满而疼，口苦，头晕，目眩，耳鸣，甚则狂躁不宁；或郁于脾，则四肢如烙，口疳口疮；火郁于肺，则干咳、呛逆、胸痛或咳血，夹痰浊者可兼见胸膺窒闷，痰黄黏稠，或发肺痈；火郁于肾，可见骨痛，髓热，阳痿遗精；火郁于膀胱，可见淋痛血尿；火郁于大肠，可见里急后重，痔疾便血，热结旁流，燥结不通，或便灼肛不爽；火郁小肠，可见溲赤尿血；火郁于胃，可见吞酸嘈杂，胃脘灼痛，口疮口臭，龈肿齿痛等。

若郁火上逆清窍，可见衄、衄、喉痹；郁火横窜经脉，可见瘰疬、转筋、拘挛、痿、痹；郁火深入营血，可见斑疹紫黯、隐状不伏，甚或神昏吐衄；若营血壅滞，郁火夹毒可见疮疡痈疽。湿郁热郁，可见胸腹胀闷，汗出不畅，身热不扬，白㾦欲出不彻；风热内郁，可发皮肤痒疹；湿热内郁，可致发黄。厥阴火郁，可见巅顶热胀而痛；阳明火郁，可见眉棱灼热而痛等。

上述症状辨别，仅是举其大体而已，由于一些火郁病例，其病因常有几种夹杂在一起，加之各脏腑组织间密切相关，因此，有时会出现错综复杂的临床症状。

总之，诊断火郁证亦须本着四诊合参的原则，全面审视，详细推敲，方无顾此失彼之虑。

（三）火郁证的治疗原则和常用方剂

"火郁发之"，是治疗火郁证的基本大法，王冰认为"汗之令其疏散也"。元代王履提出："发者，汗之也，升举之也。如腠理外闭，邪热怫郁，则解表取汗以散之；又如龙火郁甚于内，非苦寒沉降之剂可治，则用升浮之药，顺其性而从治之，使势穷则止，如东垣之散火汤是也。"明代张景岳指出："火郁之治，当用发矣。若元阳被抑，则达非发乎？津液不化，则折非发乎？所以辛温发之，辛甘扬之，辛凉解之，辛苦散之等，皆属发之的范畴。"所谓"发之"，就是顺应火的炎上升明之性，运用升举、轻扬、宣散、疏通等治法，选用轻清透邪、宣发疏散的药物，以舒展郁滞，使怫郁之火热邪气外达，从而达到腠理致密、营卫调和、生理功能正常之目的。

个人认为，在学习前人独特见解时，还应独立思考，关键是对"汗之"概念的理解，不能简单地理解为发汗，否则就是指一个解表法了。实际上，我们在临床中，火郁发之的运用范围十分广泛，因此，要从广义上来理解，如四逆散中之用柴胡，麻杏石甘汤之用麻黄，泻黄散之用防风，疏肝理脾之逍遥散中之用薄荷、煨姜，清营汤中之用金银花、连翘、竹叶，与叶天士所谓"入营犹可透热转气"的理论，都含有"火郁发之"之意。"火郁"当"发"，发之多少为宜呢？这要看火热怫郁的程度，郁轻者发之轻，郁甚者发之重。如何掌握轻重之别呢？一是注意选用透发药物之力的强弱，以及其在整个方剂中所占的比重；二是掌握用药量之大小。发之过微，则火郁之邪无以散；发之太过，则过燥伤阴，反助火势。这些都需临床中细查精详、仔细斟酌。

"火郁发之"是一个总的治疗原则，是不是火郁只是透发，发之与清之又是什么关系呢？火、热之邪可苦寒直折，若火、热遏伏，郁火、郁热则不能径直清之，因为中医治病总要给邪以出路，不使内结，最忌郁结内陷。如果"火郁"仅以苦泄之品治疗，则每易冰伏其邪，火热郁结更甚。故"火郁"之证，当通过轻清透发，使郁火、郁热有外泄之机，以恢复其"炎上"之性。但"火郁"之邪一旦透发出来，则必遵"热者寒之"之法以祛邪热。个人体会，"火郁发之"主要针对火热邪气郁滞而言；"热者寒之"主要针对火热炽盛而言。"发之""清之"，两者尚需相互结合起来，使透发之中有清解，苦泄之中有宣达，才能起到相得益彰的作用，以加速疾病的痊愈。

现将常用火郁治法简介如下。

1. 发表散火法

针对表邪的不同性质，分为辛温和辛凉两类。辛温的代表方剂如参苏饮、川芎茶调散；辛凉法的代表方剂如葱豉桔梗汤、升降散等。

2. 升阳散火法

用升发清阳、托邪外出的方药，使郁火发越于外。适用于脾虚阳陷所致的火郁证，如素体血虚而胃热，过食寒凉，四肢发热如烙，肌肤干燥无汗等，以及阳虚不达所致的斑疹隐伏不透、表证发汗不应等症。代表方剂如东垣升阳散火汤、火郁汤、升麻葛根汤等。蒲辅周老先生曾指出升阳散火汤或火郁汤"都是从升麻葛根汤套出来的，有升有散，升的是脾阳，散的是郁热，本'火郁发之'的理论"（见《蒲辅周医疗经验》第55页），对升阳散火法的作用机制做了简明扼要的阐述。

3. 疏郁散火法

用疏肝解郁、调达气机、和解表里的方法，以解除郁滞，运转枢机，使郁火发泄于外。适用于气机阻滞、血气失和、枢机不行所致的火郁证，如伤寒气郁阳厥、肝胆火郁等证。代表方剂如四逆散、逍遥散、小柴胡汤等。《医贯》尝谓："火郁则发之……其实发与达不相远。盖火在木中，木郁则火郁，相因之理，达之即所以发之。"

4. 清热散火法

用直清里热的方法及药物，开解邪热之怫郁，疏通闭塞，畅达表里，使郁火发越于外。适用于邪热亢极，闭塞气机，阳气郁陷，腠理固密所致的火郁证，如热厥、斑疹紫黑不透等。代表方剂，轻剂如沈氏火郁汤、邵氏热郁汤，重剂如白虎汤、凉膈散、黄连解毒汤等。此法多用于外感热病邪热亢盛的极期阶段。《伤寒温疫条辨》谓："以白虎发汗，亦里热除而表散自解之义，非此麻黄、桂枝发散风寒也。"《伤寒指掌》亦指出："或用透发不应，只用清火解毒，斑疹反透，此皆热毒内结使然。"

5. 通闭散火法

用涌吐、通便、消导、行瘀的方药，以解除郁闭，畅达气血，使郁发、火泄于外。适用于痰浊、食积、瘀血等郁闭气机，使火气不能发泄所致的壮热无汗、寒战、厥逆、烦躁、斑疹隐伏不透等症。代表方剂如栀子豉汤、承气汤等。

6. 温化散火法

用温阳散寒的方药，解除寒遏，宣发阳气，使郁火发散于外。适用于阴寒凝滞、阳气闭郁所致的火郁证，如少阴咽痛，脾胃虚寒所致的口疮，寒邪郁闭所致的喉痹、失音等症。其代表方剂，如桔梗汤、半夏散、泻黄散等。

7. 补益散火法

用益气、滋阴、充液的方药以鼓舞正气，透发郁火。适用于正气虚衰、邪热内陷所致的热厥，斑疹不透或出而骤退，以及虚人外感屡用解表不应等症。近代医著《重订广温热论》关于"不求汗而自解"的论述，对认识补益散火法的临床运用很有指导意义，其谓："如果热燥甚，病者思得凉水，久而不得，忽而痛饮，饮盏落枕而汗大出即解者……又如平素气虚，屡用汗药而不得汗，后加人参于解表药中，如参苏饮、人参败毒散之类，复杯即汗者……又如阴虚及夺血液枯之人，用纯表药全然无汗，后加润燥生津药物于轻解之中，如七味葱白汤、加减葳蕤汤，而汗出如水者……"值得提出的是，在此之前已有医家使用给患者大量饮水的方法，以挽救阴液虚极、阳热内陷所致的热厥危证。例如《宋元明清名医类案》中记有周慎斋治一人昏晕，下午不言，昏睡一日不醒，人叫不应，身凉不食，诊为"阴气将绝""干热入里"之证，而"以水救人"，患者得痛饮后即大汗如雨而解。它说明了补益散火不仅限于药物治疗，对液枯邪陷之人直接补充津液，则往往收到立竿见影之效。除上述七种治法外，还有化湿透热法、辛开苦降法等，均有寓"火郁发之"之旨，在火郁证的治疗中常配合使用，其代表方剂如三仁汤、薏苡竹叶散、半夏泻心汤等。

综上所述，"火郁"治法的内容非常丰富，其临床应用范围也很广泛，只要辨证真切，使用得法，常可收到桴鼓之效。为了更具体地反映火郁治则的临床运用和本人诊治火郁证的临床经验，兹选火郁证临床治验 4 则分别介绍于下。

例 1　感冒迁延不愈案

杨某，女性，41 岁，干部，住北京市。

1981 年 4 月 24 日初诊：低热，畏风，鼻流清涕，咳嗽阵作已 2 个月余；口咽干燥，纳食不馨，咯痰色白或灰，晨起为甚。曾去某厂医院做 X 线片检查，诊为肺门周围炎，肌注青霉素，口服复方新诺明 1 周，不效。舌质黯红、苔白腻，脉象弦细。证属风寒外感，失于疏解，表邪郁闭，已有化火之势。仿"火郁发之"之意，予辛凉轻剂治之。药用：蝉衣 6g，僵蚕 6g，桔梗 8g，山药 12g，茯苓 10g，荆芥 10g，牛蒡子 6g，黄芩 10g，竹叶 12g，麦冬 10g，3 剂。

1981 年 4 月 28 日复诊：患者自述进 1 剂药后，汗大出，有热气自内向外发出之感，衣服尽湿，咳嗽减轻，遂感身倦乏力，口干思饮。进第 2

剂药后，汗减热轻，咳嗽大减，咯痰很少。进第 3 剂药后，仅有微汗，已无发热之感，全身舒适，咳嗽轻微，无痰，纳谷见增，食欲恢复。仍有鼻流清涕、偶尔畏风、大便不畅、咽干等症。表邪已解，郁火已透，唯营卫未和，正气未复，继以桂枝汤合小柴胡汤化裁，以善后。药用：桂枝 6g，白芍 9g，柴胡 9g，黄芩 10g，炒杏仁 后下 9g，陈皮 9g，甘草 6g，桔梗 9g，竹叶 20g，芦根 后下 15g，3 剂。药后诸症皆愈。

体会：本例患者长期低热、畏风、鼻流清涕，咳嗽咯痰，为表证失于疏解肺失宣肃之象；兼见口咽干燥，舌质黯红，脉象弦细，乃知邪郁化热，津液已伤；苔腻、纳少为脾虚湿盛之征。外有邪遏，内有湿滞，郁火无从发越，遂蕴蒸于肺，煎液为痰；肺失宣肃，其窍不利，故而清涕时出。治用蝉衣、僵蚕轻清宣散，疏郁透散；佐以荆芥气辛性温发散风寒；桔梗、牛蒡子开宣肺气；山药、茯苓健脾化湿；黄芩、竹叶清心肺郁火；麦冬甘凉，清热生津，使肌表宣通，肺气清肃，湿化郁解，气机流畅，自然汗出热透。继以桂枝（剂）和柴胡（剂）化裁调和营卫，复运枢机，余邪不存，正气康复，诸症自愈。本病例之治疗，主以发表散火，佐以清热、生津、健脾化湿等法，继以和解之法以善其后。主次分明，先后有序。

例 2　皮肤痒疹案

任某，女性，44 岁，医生，住北京市。

1980 年 12 月 5 日初诊：7 个月前患感冒，鼻流清涕，头痛，咽痛，不发热服羚翘丸、感冒冲剂不愈，1 周后口唇发热起疱痒痛，头皮瘙痒，夜间加重，周身皮肤痒甚，遍起小泡，破后有清水流出，结痂透明。虽用清热解毒等中药治疗，未能痊愈。近 1 周来病情加剧，遂来院就诊。患者除上述诸症外，且有咽痒时咳，心烦急躁，大便溏薄，鼻流清涕，头痛等症。纳可，小便正常。舌质黯红、苔白腻，脉沉弦数。证属风寒外感，内夹伏热，误用凉遏，而致火郁。郁火与湿浊胶结蒸变，发为疱疹瘙痒之证。治宜疏风解表，化湿透热，俾湿开热透，表气宣和，则疱疹自退。药用：生黄芪 12g，炒白术 9g，防风 9g，藿香后下 6g，羌活 6g，丹皮 10g，地肤子 10g，薏苡仁 15g，炮姜 3g，甘草 6g，3 剂。

1980 年 12 月 18 日复诊：患者自述于第 1 剂药后 50 分钟，即觉全身微痒，少有汗出，口唇周围有跳动发热感，2 小时后痒止，身轻，顿觉舒适，口唇疱疹也近消失。现头部、手指部之疱疹已干燥结痂，心烦急躁等症已去，唯大便虽已成形，但仍不坚，近日又因室内暖气供热不好，感冒风寒，鼻仍窒塞，且有咽干、咳嗽等症。舌质仍红、苔薄白稍腻，脉沉弦不滑。寒湿有渐化之象，郁热有外透之机。继以前法进退之。原方去藿香、炮姜，加苏叶后下 9g，生姜 3 片，苦参 6g，3 剂。药后诸症皆除。

体会：本病例初起为风寒外感、夹伏热之证，邪微病轻，只需微辛轻散之剂如葱豉汤之类，少加甘草、桔梗等品，以发散风寒，透发伏热，即可痊愈。而患者却以羚翘丸、感冒冲剂治之，不仅寒温失宜，而且药重病轻，以致表邪抑遏，伏热内郁；加之湿浊内阻，气机不畅，郁热无外泄之机，遂与湿浊胶结蕴蒸而为痒疹；兼之心烦急躁，舌质黯红，脉沉弦数，其为火郁之明证矣。治经羌活、防风祛风胜湿，开发腠理；炮姜、白术温脾健运，以复枢机；薏苡仁、地肤子利水渗湿，以清下流，且薏苡仁能化痰利肺、健脾除湿，地肤子能通行肌表而治湿疮；更以藿香芳化辟浊；丹皮凉血行滞；黄芪实卫而整复开阖；甘草凉润而泻火解毒。如是湿浊从三焦分利，郁火由肌表透发，胶结之势既解，疱疹瘙痒诸症自然随之而失。本病例邪郁和湿阻并重，因此兼用了发表、化湿两法。特别是以炮姜、白术、黄芪调整升降开阖功能，体现了"治病求本"的原则。

例 3　口疮案

李某，女性，36 岁，干部，住北京市。

1975 年 10 月 14 日初诊：口疮疼痛，影响进食，兼见脘闷纳呆、噫气腹胀、大便溏薄、身倦乏力等，舌体胖有齿痕、质淡稍黯、舌苔薄白，脉象沉细。证属脾胃阳虚，运化无权，以致中气壅滞，郁而化火。治以温中健运，行滞散火，方以砂半理中汤化裁，药用：人参 3g，白术 9g，炙甘草 6g，炮姜 3g，砂仁后下4.5g，3 剂。药后口疮痊愈，诸症悉减。

体会：口疮多由脾胃郁火所致，而证候则有虚实之分。故凡治口疮，首当分别虚实。实证多由脾胃实火郁滞而致，治宜清泻散火；虚证多系脾胃虚寒，运化无权，阳气不伸，郁而化火形成，证属虚火之郁，故治宜温化散火。虚实不同，治法迥异，临证须详细辨别，治疗方能中的。

本例患者口疮兼见倦怠，便溏，舌淡体胖、有齿痕，脉象沉细等症，脾胃阳虚可知；脘闷痞满，纳呆，噫气腹胀，舌质黯紫，为中气壅滞之象，郁久化火，因发口疮。证属虚火之郁，故以理中汤温阳健运，佐以砂仁行气散滞。脾胃健则升降复，壅滞除则郁火散。

例 4　烦热痞满案

陈某，女性，41 岁，职工，住北京市郊区。

1981 年 3 月 16 日初诊：手足心发热，午后较甚，心烦急躁，失眠，心悸，头疼，有时畏冷，胃脘痞塞，胁肋胀满，纳少，便干，口黏而热。面色黧黑，舌淡尖红、舌苔厚腻，脉弦略缓。询其病史，曾行子宫切除术。证属肝郁气滞，脾虚湿阻，升降失司，郁久化热。治法宗"木郁达之""火郁发之"之旨，治宜疏肝解郁，行滞消痞，分利湿热。仿四逆散、半夏泻心汤、三仁汤之意化裁。药用：柴胡 9g，枳实 9g，半夏 9g，黄连 3g，黄芩 9g，干姜 3g，炒杏仁后下9g，白豆蔻后下9g，薏苡仁 15g，藿梗后下9g，香橼 9g，生姜 3 片、大枣 2 枚为，5 剂。药后诸症皆愈。

体会：患者手足心发热，午后较甚，面色黧黑，状若阴虚；但形体不衰，无骨蒸、盗汗等症，且舌淡、苔厚，脉缓，非阴虚证已了然矣。胁肋胀满，心烦急躁，头疼失眠，口热便干，舌尖发红，脉弦，乃肝郁化火上扰之象；脘部痞塞，纳少苔腻，为湿阻气结之证。气滞湿阻，火郁于内，故内见烦热，外见畏冷；郁火内扰，故见心悸不宁。治宜柴胡、香橼疏肝解郁；三仁（杏仁、白蔻仁、薏苡仁）、藿梗化湿健脾；半夏、干姜、黄芩、黄连、枳实辛开苦降，散结消痞；生姜、大枣调和营卫。使肝气条达，湿化脾健，热结开泄，营卫调和。如是则升降畅达，表里气和，郁火自有发越之机，而诸症得以平息。从本病例可见，火郁烦热最易与阴虚发热混淆；而面色黧黑又有肾气亏损和肝郁火炽之不同。对此类易于混淆的症状最需要细查详辨。本例治疗综合运用了疏肝散火、化湿透热、辛开苦泄（本法实寓有"通闭散火"之旨）诸法。

通过以上火郁治法的分类阐述和临床病例介绍，可以看出"火郁发之"是对火郁治法高度的、原则性的概括。就其本意讲，虽指发郁、发泄、发散郁火，但欲使郁火得以"发之"，就须解除火气致郁之由。因此，在临床运用时，常须根据具体证情采取相应的具体治法。有时一法独行，有时数法兼用。在一法单用时，不忘对兼夹证的辅佐治疗；在数法并用时，也要分清主次。

（四）结语

（1）"火郁"作为无形邪热郁滞不达，自当轻清透发，但火热邪气一经与有形之邪互结，则又有不可发之者，如火热之邪与燥屎搏结而致的阳明腑实之证，或与瘀血相结之桃核承气证、抵当汤证，则又需施以"夺之"之法。

（2）临床中，尚有肝肾不足，阴虚火旺，阴不敛阳，以致虚阳上扰者，即或兼有"火郁"之证，亦不可草率用"发之"之法。

（3）对于下焦阴盛阳衰、逼阳于上，下真寒而上假热之证，也同样不宜用"发之"之法。

（4）"火郁发之"之法，主要是针对无形热邪壅遏郁滞者而言，若阴虚火旺或阳虚郁滞而见阴火者，"发之"当慎，更需要佐以扶正、益阴之品为要。

（5）火郁的病因很多，而以误治凉遏和脾虚阳陷者多见，火郁病机在于人体升降、开阖和气血循行等生理功能的障碍，以致火气抑郁不能发越。

（6）火郁证的诊断，关键在于认清其火热实质，进而找出致病的原因。舌诊、脉诊有着重要的诊断意义；症状鉴别方面，小便是否黄赤，汗出是否通畅，口气是否臭秽，斑疹、白㾦是否透彻，以及是否口渴欲饮等，均有重要的参考价值。总之，要四诊合参，全面分析，抓住要领，知常达变，才能使辨证正确无误。

火郁的治疗以"发之"为大法，在临床运用中则须针对具体证情选用相应的具体治法。常用火郁治法约可分为发表、升阳、疏郁、清热、通闭、温化、补益等7种散火法。在临床治疗中，既要突出重点，又要照顾全局，总以"适事为故"。当郁火发越之后，还须注意善后调治，以促使患者早日康复。如益气养阴、健脾和胃、调和营卫、畅达气血等，务求"以平为期"。

附　方剂索引

（1）参苏饮（《太平惠民和剂局方》）：人参、苏叶、葛根、前胡、法半夏、茯苓、枳壳、橘红、桔梗、甘草、木香、生姜、大枣。

（2）川芎茶调散（《太平惠民和剂局方》）：川芎、薄荷、荆芥、甘草、羌活、白芷、防风、细辛、茶。

（3）葱豉桔梗汤（《通俗伤寒论》）：葱白、淡豆豉、苦桔梗、薄荷、焦山栀、连翘、甘草、淡竹叶。

（4）升降散（《伤寒温疫条辨》）：白僵蚕、全蝉蜕、广姜黄、生大黄、黄酒、蜜。

（5）升阳散火汤（《脾胃论》）：柴胡、防风、葛根、升麻、羌活、独活、人参、白芍、炙甘草、生甘草。

（6）火郁汤（《兰室秘藏》）：升麻、葛根、柴胡、白芍、甘草、防风、葱白。

（7）升麻葛根汤（《小儿药证直诀》）：升麻、葛根、芍药、甘草、生姜。

（8）四逆散（《伤寒论》）：柴胡、枳实、芍药、甘草。

（9）逍遥散（《太平惠民和剂局方》）：柴胡、白术、白芍、当归、茯苓、炙甘草、薄荷、煨姜。

（10）小柴胡汤（《伤寒论》）：柴胡、半夏、黄芩、人参、炙甘草、生姜、大枣。

（11）沈氏火郁汤（《杂病源流犀烛》）：连翘、薄荷、黄芩、槐仁、麦冬、甘草、郁金、竹叶、全瓜蒌。

（12）邵氏热郁汤（《四时病机》）：薄荷、连翘、瓜蒌皮、焦栀子、广郁金、青子芩、生甘草、桔梗、鲜竹叶、青蒿露。

（13）白虎汤（《伤寒论》）：石膏、知母、甘草、粳米。

（14）凉膈散（《太平惠民和剂局方》）：大黄、芒硝、连翘、薄荷、甘草、黄芩、山栀。

（15）黄连解毒汤（《外台秘要》）：黄连、黄芩、黄柏、栀子。

（16）栀子豉汤（《伤寒论》）：栀子、豆豉。

（17）大承气汤（《伤寒论》）：大黄、枳实、厚朴、芒硝。

（18）小承气汤（《伤寒论》）：大黄、厚朴、枳实。

（19）调胃承气汤（《伤寒论》）：大黄、芒硝、甘草。

（20）桔梗汤（《伤寒论》）：桔梗、甘草。

（21）半夏散（《伤寒论》）：半夏、桂枝、炙甘草。

（22）泻黄散（《小儿药证直诀》）：防风、藿香、石膏、栀子、酒、蜜、甘草。

（23）三仁汤（《温病条辨》）：杏仁、薏苡仁、白蔻仁、厚朴、半夏、白通草、滑石、竹叶。

（24）薏仁竹叶散（《温病条辨》）：薏苡仁、竹叶、滑石（水飞）、白蔻仁、连翘、茯苓、通草。

（25）半夏泻心汤（《伤寒论》）：半夏、黄连、黄芩、人参、干姜、炙甘草、大枣。

第三节

中医升降理论浅谈

　　在论述升降失常之前，我们必须先从自然界的现象及其变化谈起。《黄帝内经》中已认识到，大地是处在太空的中央，无所凭佑，是靠宇宙大气的力量把它升举起来。如《素问·五运行大论》曰："岐伯曰：地为人之下，太虚之中者也。帝曰：凭乎？岐伯曰：大气举之也。"并且认为天地间的一切事物，无时不在运动和变化。变化的发生是由于天气不断下降，地气不断上升，一上一下，互相召引，一升一降，相互为用。同时，有动必有静，一动一静，才能够互相影响而发生变化。又《素问·六微旨大论》云："天气下降，气流于地，地气上升，气腾于天，故高下相召，升降相因，而变作矣。"（相召：相互吸引后，作用相因，互为因果）。《素问·天元纪大论》又说："动静相召，上下相临，阴阳相错，而变由生也。"正由于天地阴阳之气不是静止的，而上下升降、运动不息，所以会发生变化，有变有化，才能产生万物。人是自然界生物之一，与自然环境息息相关。因此，根据《黄帝内经》理论，天气下降于地，地气上升于天，升降的会合，亦为"气交"，人就生存在"气交"之中，也就是说，人是生活于天地阴阳之气的运动变化之中。

　　李东垣创脾胃论，其精髓即在于脾气之升、胃气之降也。所立升阳益胃汤、补中益气汤、调中益气汤等，分别使用羌活、独活、柴胡、防风、升麻，以风药升阳。他的根据是："湿气之胜，助风以平之。"又云："下者举之，得阳气升腾而去矣。"《素问·经脉别论》曰："饮入于胃，游溢精气，上输于脾，脾气散津，上归于肺。"脾为后天之本，居于中焦，是升降运动的枢纽。肺司呼吸（肺主气属卫，为宗气出入之所，司呼吸，为气机出入升降之枢），肾司摄纳。水生于地，而地气上升于天，但是天气终归下降于地，故有"水之源在肺，气之根在肾"的说法。

朱丹溪《格致余论》："心为火居上，肾为水居下，水能升、火能降，一升一降，无有穷已，故生意存焉。"

脾主升清，胃主降浊，肝气宜升，胆气宜降，肾水上升，心火下降，肺气宣发，又主肃降，无一不体现了阴阳上下升降的运动规律。

在临床上，心在上焦属火，肾在下焦属水，心中之阳下降至肾，能温养肾阳；肾中之阴上升至心，则能涵养心阴。在正常情况下，心火和肾水是互相升降、协调，彼此交通，保持动态的平衡，即是心肾相交。反之肾阴亏虚，心火炽盛，肾水和心火失交，则成未济（《易·火水未济卦》），水火失去平衡，不能相济，就会产生心烦、怔忡不安、失眠等心火炽盛的证候。临床上遇到由心肾不交而引起的失眠，要用阿胶黄连鸡子黄汤，古人叫作泻南方、补北方。其他如交泰丸、苏子降气汤、补中益气汤、平胃散等亦为调节气机升降的代表方。

在中药性能方面，升降浮沉的理论同样是临床用药规律之一。因为人体病变所在，有上下表里之不同，病势亦有逆上和陷下之差异。在上在表，宜用升浮而不宜沉降，如伤寒初起之表证用麻黄、桂枝之发表；在下在里，宜用沉降而不宜升浮，如里实便秘，用大黄、枳实之攻下；病势逆上者，宜降不宜升，如肝阳上逆之头痛，用石决明、珍珠母、牡蛎等之潜降；病势下陷宜升而不宜降，如久泻脱肛、子宫脱垂等中气下陷，用人参、黄芪、升麻、柴胡之益气升阳。如果违反这些原则和规律，就会造成不良后果。如肝阳头痛而用辛温发散药治疗，就会使肝阳上升而无制，引起痉厥之患；久泻脱肛而用泻降药，则使清气下陷更甚，必致洞泄不禁。

第四节
略谈肝生于左

　　"肝生于左"是阐述肝之生理特性的一个概念，非指肝之解剖部位而言。有些初学中医的同志认为此语是指肝脏部位。在古本《十四经发挥》一书中，即明确指出："肝之为脏……其治在左，其脏在右胁、右肾之前，并胃着脊之第九椎。"想要辩证地、全面地理解《黄帝内经》，对其中某些理论概念及其临床价值内涵与外延的理解是重要一环。

　　此语出自《素问·刺禁论》："脏有要害，不可不察，肝生于左，肺藏于右，心部于表，肾治于里，脾为之使，胃为之市，鬲肓之上，中有父母，七节之傍，中有小心，从之有福，逆之有咎。"本段概述了脏腑之功能特性，说明脏腑在人体中之重要地位，指出针刺应注意五脏要害之处，以避免发生意外，故曰"从之有福，逆之有咎"。另一方面，揭示出人体气机升降之规律、藏象气化之含义，蕴藏着气机升降之思想。历代对"肝生于左，肺藏于右"之"左右"的认识，一指东西方位，如王冰注释"人身西南，左东右西，肝主春生之气，位居东方，故肝生于左"。二指阴阳升降道路，《素问·阴阳应象大论》："左右者，阴阳之道路也。"杨上善释"阴气右引，阳气左引"，古人十分重视天人相应，常以自然界现象来取类比象，揭示脏腑之功能。面向南方，看到东方在左，为日出之处，西方在右，为日落之处，故曰左升右降。《素问·五运行大论》云："上者左行，下者右行，左右周天，余而复会也。"

年复一年，春夏秋冬，四季乃成。春天草木，万物生发，繁茂向上，人与自然界息息相关，故春气与肝相应，也就生于左，突出肝主左宜升的生理特性。

《素问·气交变大论》云："东方生风，风生木，其德敷和，其化生荣，其政舒启。"姚止庵注"春以开张为政"，即以木之生发舒展之性，表明肝不仅具有升发畅达之性，还有促进饮食消化、调节情志的功能。唐容川指出："木之性主乎疏泄，食气入胃，全赖肝木之气疏泄之，而水谷乃化。"（《血证论·脏腑病机论》）但疏泄太过或不及都会造成异常，太过则横道乘脾犯胃而易成肝脾不调，不及则易致郁证。诚如朱丹溪言："结聚而不得发越也，当升者不升，当降者不降……"郁可致气机不畅，影响气血运行，气滞则血瘀，郁久易化火伤阴，说明肝经为病易亢、易郁的特点；而肝又藏血，体阴用阳，体用是相互联系和制约的。肝气调达舒畅，上升适度，血引流畅，血液的贮藏和调节均正常；肝血充盈，又可制约肝气之升发，使肝阳不得不潜，不得不柔，升而不亢，潜而不郁。

由于左与肝有一定之联系，故临床上对于左半身之疾病，应多从肝来考虑。且肝不仅为藏血之脏，亦主情志之病变。曾遇一女性患者，栾某，61岁，因生气、情志不畅而起病，胸部及左胁窜痛间断性发作1年余，每因情志不遂而发作或加重，伴腰痛、头晕，夜寐差，盗汗，五心烦热，曾接受中医药治疗，但疗效不显，于1982年2月20日来我处就诊。症见胸膺及左胁窜痛，吸气为甚。左侧头部及左耳前疼痛，左手指麻木，口苦口渴，大便干燥，小便频数，有臭味，面色潮红，左颧为甚，舌绛紫无苔、边有瘀斑，脉沉弦细。此乃年事已高，肝肾不足，木少滋养，体不足而用有余，肝阳易亢，肝气易升，加之情志不遂而诱发此疾。肝主曲直，宜于调达，愤怒之下，气必郁滞，胁为肝之分野，升降之所系，左升太过，气滞经络，则左胁窜痛，胸膺乃肝脉上布之区，气郁血凝，络脉失濡，故胸膺疼痛；左侧头部及耳前为少阳经所过之处，肝胆之为表里，阳亢上扰，故左头、耳前胀痛，正如前人有"在右属气多痰热，左属血少更属风"之观点。气有余便是火，扰心神故烦，上炎则口苦，颜面潮红；阴虚阳亢也可致面红，郁火灼津故口渴；"麻为血虚，木为死血，阴血亏乏，筋脉失养，故手指麻木；疏泄失职，加之郁热内炽，肠道失运致便干；影响膀胱气化，故小便频数；舌脉均为阴血亏虚、郁滞挟瘀之象。辨证属肝肾阴虚，气郁血瘀。沈金鳌曰肝气之逆，因肝志之郁，然虽郁不可用攻伐……肝木之实，因肝血之虚，然既虚则不得废滋养"。(《杂病源流犀烛》)故治宜滋阴柔肝、行气化瘀止痛，选一贯煎(《柳州医话》)加减。以生地黄补养肝肾，壮水滋木；肝本喜柔恶刚，以沙参、麦冬、枸杞子顺其性而补之；血旺则体强，以当归养血和肝，白芍酸甘化阴，以缓肝急，川楝子清泄郁热，郁金行气祛瘀，旋覆花降气、调气机，橘叶理气通络止痛，生牡蛎养阴平肝潜阳。

3月14日二诊，服方14剂，经络濡养舒通，故胁痛减；气机调畅，升降有序，故嗳气已除，上方去旋覆花、沙参。近来眼眶及左颊胀痛，朱丹溪有言"左颊肝之部，以合左手关位"。故加夏枯草专入肝经以清泻肝火。

3月28日三诊，颊痛、口苦及手麻消失，胁痛又减，二便调畅，情绪安定，又增心悸、手指浮肿、胸闷不适，此乃母病及子，心血不足，心宫失养，当养心调脾、益气滋阴。拟方如下：太子参、沙参、麦冬、黄精、柏子仁、山药、莲子肉、枸杞子、香橼皮、炙甘草，6剂。尽剂后复诊，心悸缓解，身觉有力，饮食正常。近来夜间虚烦，盗汗，故加五味子、栀子、浮小麦，养心阴，清虚热，止盗汗。1个多月后碰见患者，自述精神尚佳，胸胁疼痛已无，饮食二便如常，情绪平稳，心悸未作，康复如常。

《丹溪心法》云："气从左边起者，乃肝火也。"《血证论》云："于位居左，多病在左胁痛，左胁动气肝之主病。"这些都是对"肝生于左"的进一步发挥，提示对于左侧的病症应多从肝考虑。再结合其他证候定属性，进一步辨证论治。该案发病部位以左侧为主，定位在肝；结合发病诱因、年龄，以滋阴、柔肝、行气之法治之，获得了满意效果。说明前贤某些理论在临床上是行之有效的，应当加以发掘整理。

第五节

怎样学好《难经》

　　《难经》是以质疑问难的形式解释《黄帝内经》的理论性著作。它不同于一般的注释，而是发挥至理，剖析疑义，以垂示后学，诚为学习《黄帝内经》之津梁。尤其是其自出机杼，有所创新，补《黄帝内经》之所未发，扩前圣而启后贤，对中医理论的发展做出了杰出的贡献。历代医家常以《内》《难》并称，把《难经》也尊为"医经"，认为是学者在岐黄殿堂登堂入室的必读著作。但近年来，似有忽视学习研究《难经》的倾向。今特撰本文，为学习《难经》一呼，并供进修或自学者之参考。

一、《难经》的概况

　　《难经》又称《八十一难》，书名见于仲景的《伤寒杂病论·序》。后世对书名的含义解释不尽一致，一种认为，"难"字作问难解，系解释疑难之意。《帝王世纪》说："黄帝命岐伯雷公论经脉，傍通问难八十一，为《难经》。"徐大椿也明确指出："夫《素》《灵》之微言奥旨，引端未发者，设为问答，俾畅厥义也。"另一种认为，"难"作难易之难解。如黎泰辰说："谓之难者，得非以人之五脏六腑隐于内，为邪所干，不可测知，惟以脉理，究其仿佛耶，若脉有重十二菽者，又有如按车盖而若循鸡羽者，复考内外之证以参考之，不其难乎？"（《中国医籍考·医经》）我认为从全书体例及其主要内容来推敲，则皆为问答释疑，故当以前者更为贴切，《难经》之难字，应读作"难（nàn）"，去声。《难经》一书，大多数注家认为是秦越人所作，杨玄操、吕复、王祎、李駉、冯承熙、滑伯仁、陈修园等人都持此说。杨氏云："黄帝八十一难经者，斯乃渤海秦越人所作也，越人受长桑君之秘术，遂洞明医道，至能洞彻脏腑，刳肠剔心，以其与轩辕时扁鹊相似，乃号之为扁鹊。"《旧唐书·经籍志》也说："《黄帝八十一难》二卷，秦越人撰。"但也有人认为《史记》未言越人有著作传世，《汉书·艺文志》亦未载《难经》之名，且其内容受五行学说家的影响非常明显，据此推断其为后世伪托之书，成书于西汉之后。我认为，仲景既称《八十一难》为古训，可见其成书于汉朝之前。盖秦汉之前医书多是口传心授，其后又辗转传抄，讹误在所难免，改动亦属必然，特别是经过后世医家的编次，已非原貌。因此可以说它与《黄帝内经》一样，非出一时一人之手笔。《难经》全书八十一节，分为六章，分别对脉法、经络流注、营卫三焦、气血盛衰、脏腑诸病、荥俞经穴、针灸补泻等进行了比较深入的讨论和发挥。其中一至二十二难主要讲脉法，二十三至二十九难主要谈经络，三十至四十七难重点阐述脏腑，四十八至六十一难主要论述病因病机与部分病症，六十二至六十八难主要介绍腧穴，六十九至八十一难主要讨论针刺补泻法的运用。《难经》对后世中医学的生理、病理、诊断、治疗等基础理论的发展起了积极的推动作用。

一、《难经》的学术成就

《黄帝内经》《难经》《伤寒杂病论》等中医典籍确立了中医学的理论

体系。《难经》具有很高的学术价值，早在宋代就被选作医学教育的教材之一。今将《难经》的学术成就择其要以示一二。

（一）独取寸口，为后世不祧之祖

《难经》脉法具有独创性，在《黄帝内经》三部九候脉法的基础上，根据《素问·五脏别论》气口"独为五脏主"的理论，提出了"独取寸口"的诊脉方法，对中医脉学的发展做出了贡献。《史记·扁鹊仓公列传》有"至今天下言脉者，由扁鹊也"的称誉。独取寸口给后世以很大的方便，一直沿用至今。

《素问·经脉别论》认为："脉气流经，经气归于肺，肺朝百脉。"《素问·五脏别论》指出："五脏六腑之气味，皆出于胃，变见于气口。"《难经》在此基础上，首先论证了"独取寸口，以决五脏六腑死生吉凶之法"的原理，"寸口者，脉之大会，手太阴之动脉也……五脏六腑之所终始，故法取于寸口也"。肺与十二经脉有密切的关系，寸口为手太阴肺经之动脉，是十二经脉经气汇聚之处。因此，通过寸口脉象变化，可以诊知十二经脉、五脏六腑的邪正盛衰，确立了独取寸口的理论根据。《难经》把《黄帝内经》的全身遍诊简化为寸口的三部九候诊脉法，《十八难》指出："三部者，寸关尺也，九候者，浮中沉也。"在确定寸、关、尺的部位时，首先定关，关前为寸，关后为尺，有人认为这是《难经》"独得之秘"。三部各有浮、中、沉，三而三之，合则为九，九候以"菽"之多少的轻重来说明诊脉时下指取脉的轻重手法。这里需要说明的是，《难经》的三部九候虽与《黄帝内经》的三部九候名称相同，但名同而实异。其次，《难经》还强调了尺脉的重要性。《十四难》说："人之有尺，树之有根，枝叶虽枯槁，根本将自生，脉有根本，人有元气。"至今仍具有指导意义。《十八难》进而讨论了寸口三部脉所配合的脏腑，这样"独取寸口"诊脉法初具规模，达到了较为完善的程度。后世脉学，如王叔和的《脉经》、李时珍的《濒湖脉学》等，虽对中医脉学有了很大的发展，但其基本大法，仍不出《难经》所述的范围。《难经》"独取寸口"被近人张山雷氏誉为"后世不祧之祖"。

(二) 归纳经络、奇经八脉，补《黄帝内经》之未备

《难经》在继承《黄帝内经》中有关经络学说的基础上，撷其要点，对经脉的长度、流注次序的运行规律、手足三阴三阳经经气绝的症状和预后诊断做了论述，使之更加简明扼要，条理愈趋清晰。《二十五难》还提出"有十二经，五脏六腑，十一耳，其一经者，何等经也"的问题，认为手少阳三焦与心主相表里，"俱有名而无形"，故有十二经。提出了三焦"有名而无形"的问题，引起了后世的争论和对奇经八脉的研究，在《黄帝内经》中散见于《素问·骨空论》《灵枢·脉度》等多篇内容，记述简要，不够全面和系统。《难经》始明确提出奇经八脉的说法，特别是对奇经八脉的名称、与十二正经的关系、起于何处、止于何部以及为病等均做了较系统的论述，真是条分缕晰，一目了然。如《二十七难》具体列举了奇经八脉的名称："有阳维，有阴维，有阳跷，有阴跷，有冲，有督，有任，有带之脉，凡此八脉者，皆不拘于经，故曰奇经八脉。"《二十八难》则进而补充了奇经八脉各自的循行部位及起止点，《二十九难》则更列举了奇经八脉的发病证候。《难经》有关奇经八脉的理论，补《黄帝内经》之未备，丰富了中医经络学说的内容，对后世经络学说的发展，产生了深远的影响。

(三) 两肾有异，开命门学说之端

《三十六难》提出了"两肾者，非皆肾也，其左者为肾，右者为命门"。命门为生命之门户，是"诸神精之所舍，原气之所系也"，具有"男子以藏精，女子以系胞"的重要生理功能，《三十九难》指出"其气与肾

通"。《难经》强调了命门在人体生理上的重要性，开创了命门学说之先河，给后世医家以很大影响，如薛立斋、孙一奎、张景岳、赵养葵等辈都重视命门，在实践中进一步发挥了《难经》的有关理论。命门学说为《难经》所首创，后世有关命门部位和其实质的研究探讨更活跃了学术氛围，温补命门法至今仍被广泛应用于临床。

（四）伤寒有五，承《热论》而启仲景

《素问·热论》认为："今夫热病者，皆伤寒之类也。"把"伤寒"作为外感发热性疾病的总称。《五十八难》说："伤寒有五，有中风，有伤寒，有湿温，有热病，有温病，其所苦各不同。"《难经》此论，把"伤寒"分为广义、狭义两种不同概念，指出广义之伤寒有五种，其病因不同。并以脉象为例，略示了五种伤寒的鉴别要点。本难还提出外感寒热证有病在皮毛、病在肌肉、病在骨的不同发展阶段。《难经》在《素问·热论》的影响下，奠定了用汗、下法治疗外感热病的病理基础，指出了"阳虚阴盛，汗出而愈，下之即死；阳盛阴虚，汗出而死，下之而愈"。王履认为，《难经》此论，为"伤寒汗下枢机"。张仲景在《黄帝内经》《难经》的影响和启迪下，经过反复的临床实践，完成了我国第一部临床医学巨著——《伤寒杂病论》。其中的《伤寒论》以六经论伤寒，创立了理、法、方、药比较系统的辨证施治的方法，至今仍被广泛应用，有着较高的疗效。

（五）广其治则，垂法后世于无穷

《难经》在治则治法方面有许多新的建树，给后世以很大启发。如《七十七难》"所谓治未病者，见肝之病，则知肝当传之于脾，故先实其脾气，无令得受肝之邪"的肝病实脾之论，《金匮要略》做了进一步的阐发，后世医家在这一思想的启发下，根据疾病传变规律，先安受邪之地，在治

疗中采用了许多预防性措施，从而发展了《黄帝内经》"上工治未病"的理论，丰富了治未病的方法。《十四难》"治损之法"，提出"损其肺益其气；损其心者调其营卫；损其脾者调其饮食，适其寒温；损其肝者缓其中；损其肾者益其精"，发挥了《黄帝内经》"虚则补之"之旨，丰富了治疗虚损病症的方法，对临床具有较高的实用价值，指导着中医对五脏虚损的治疗。又如"泻南方，补北方"的治则，并不单单施用于针灸，推而广之，各科皆可应用。仲景黄连阿胶鸡子黄汤以及《证治准绳》"泻南方则肺金清而东方不实，何脾伤之有？补北方则心火降而西方不虚，何肺热之有"，即是在这一治则的指导下进一步的发展。

（六）敢于创新，丰富了针灸疗法

《黄帝内经》虽对五脏五腧、六腑六腧做了叙述，但对五输穴主治病症未做明确交代。在《六十八难》中总结出："井主心下满，荥主身热，输主体重节痛，经主喘咳寒热，合主逆气而泄。"从而分主五脏疾病，尽管尚属简略而不全面，但不失为辨证取穴法之一，为后人进一步钻研五输穴奠定了良好的基础。

至于刺法，《黄帝内经》中有关针刺手法已较繁多，如以经气之顺逆往来、呼吸出入，而用针锋之向背等作为迎随补泻；但《难经》并不囿于前人的经验，敢于质疑，提出创见。以本经前后穴位（如手厥阴心包之输大陵，输属土，泻输即泻子；手厥阴井中冲，井属木，心之母也，针井即补母）作为迎随补泻，两者义虽相近，而方法各殊，使针灸手法得到了充实和发展。特别是提出了"知为针者信其左，不知为针者信其右"的见解，对针灸学的发展有着深远的影响，对临床确有重要的指导意义。盖一般针灸工作者偏重于刺手（右手）的作用，往往轻视甚至忽视押手（左手）的价值。殊不知左手有爪切、循按、弹弩、候气、补泻等功能，对于加快进针、减轻疼痛、促进得气、提高疗效等方面，有不可思议之妙。如无丰富的临床实践，很难有这样的体验。

三、《难经》的校勘和注释

《难经》成书既早，年久日深而辗转相传，其间脱简、衍文、错讹之处在所难免，又兼文辞古奥，义理深邃，读者探微索隐，自是不无障碍。这就需要进行校勘和注释。历代校勘、注释《难经》者不乏其人，最早注释者为三国之吕广，唐代杨玄操有补注本。其后，宋有丁德用、虞庶、杨康候、周仲立、庞安时、李子野；金元有纪天锡、张元素、袁淳甫，谢缙孙、滑伯仁；明有熊宗立、张世贤、虞天民、马莳；清有徐大椿、丁锦、黄坤载、叶霖、周学海等；日本人如名古屋玄医、丹波元胤氏等也曾注释《难经》。近人张山雷、孙鼎宜、蔡陆仙、陈璧琉等也进行过这方面的工作。据不完全统计达数十家之多，其中有些注本已经失传。学习《难经》选择较好的注本非常重要，可谓学者之舟楫。

《难经集注》，是明代王九思选撰，集吕广、杨玄操、丁德用、虞庶、杨康候等人的注释而成。原书自明以来即已散佚，流传日本，后由林大瀑依原版用活字排印，收入佚存丛书，而各家注释赖此得存。是现存较早的注本，集各家之论，互相补充，有助于对原文的理解，是学习《难经》较好的参考书。

《难经本义》是金元滑伯仁的注本。滑氏从《难经》源本于《黄帝内经》的角度出发，将篇首备列"经言"二字的各条，一一考之于《素问》《灵枢》，以探其源。凡《黄帝内经》不载者，滑氏认为非别有古《医经》的存在，便是《黄帝内经》一书在流传过程中有脱简，并设"缺误总类"一篇，对《难经》进行校勘。是书说理条畅，言之有据。

《难经经释》，为清代徐大椿所著。本书以《黄帝内经》的基本理论来解释《难经》，主要阐明脏腑、经络的生理功能，不以后人的主张来证前人，这是比较科学的态度，具有较高的参考价值。

《难经汇注笺正》，是近人张山雷编著。此书汇选了诸家之言，提出了自己的见解，并立有"考异"一项，对《难经》做出了一定的校勘工作，值得参考。

《难经译释》为南京中医学院（现南京中医药大学）医经教研组编著。该书是用现代语言编写的译释本，具体内容按原书先后次序分为六章，原文下逐节分为"词解""语译""释义""要点"诸目，浅显明了，立论公允，系统性、完整性强，是初学者较好的学习参考书。

四、学习《难经》三法

《难经》一书，"理趣深远，非卒易了"，因此学习时要讲究方法。

（一）通读原著，参阅注释明文意

一般学习《难经》者，多作选读。但《难经》全文不长，分为八十一节，故我主张学习时不要急于取舍，还是以通读原著为好。只有通读，才能全面了解《难经》之原貌。

首先明其句读，借助字典、词典以掌握难僻字词的读音和词意，然后熟读原文。常言道："书读百遍，其义自见。"诵读有声可以帮助记忆，反复朗读以体会文中意义，有些重要章节，熟到朗朗上口，能够背诵才好。

熟读后再借助注释参考书籍，逐节逐章地弄通文意。参考各家注解释义只是为了帮助理解原义，不能代替诵读原文。在读和释的过程中，读原文是学习的重点。初学时宁拙勿巧，宁慢勿快，宁涩勿滑，不放过一字一词，务在弄通原意。若有所体会，即择其要做好学习笔记。

（二）溯源析流，尊重历史发展

学习《难经》要采取历史唯物主义的态度。《难经》是以问难的形式解释《黄帝内经》的理论性著作，故学习《难经》要结合《黄帝内经》的有关章节，溯本于《黄帝内经》以探其源。如《难经》的脉学部分，源于《黄帝内经》，要参阅学习《脉要精微论》《玉机真藏论》《三部九候论》以及《五脏别论》等篇章。《黄帝内经》或言而未明，或引端未发，而《难经》或有所发挥，发展了《黄帝内经》的理论，对中医学理论的发展和完善做出了贡献。学习《难经》同时还要参考后世各家学说对《难经》的发展发挥以析其流。如学习《难经》有关奇经八脉的论述，则应参阅《十四经发挥》《奇经八脉考》；学习《难经》有关命门的理论，应结合后世薛立斋、孙一奎、张景岳、赵养葵等人的论述。这样才能了解《难经》自出机杼，在理论上的创新及对后世的影响。再者，《难经》中的有关章节，前后互参，则更易了然。《难经》成书于古代，限于当时的历史条件，必有不够恰当之处，如"肝有七叶""心有七孔三毛""木得水而浮，肝得水而沉；肺得水而浮，金得水而沉"等，对此必须以辩证唯物主义的态度对待，不责备于古人，而是吐讹茹真，汲取其精华，剔除其糟粕。

（三）狠抓要点，深钻精研重实践

对于《难经》中的重点内容，即其对中医理论有重大发展的部分，要深入进去，深钻精研，探微而索隐，密切结合临床实践进行学习，或做专题研究。如独取寸口、治损之法、命门理论、三焦元气、七冲门、八会穴、针灸刺法等内容，都应做深入研究。以治损之法为例，其理论渊源是什么？历代医家有何论述、发挥？对临床有什么指导意义？具体有哪些治疗方法、方药，其实用价值怎样？必须一一明悉。"损其肝者缓其中"则可结合学习《素问·脏气法时论》"肝苦急，急食甘以缓之"和《金匮要略·脏腑经络先后病脉证》"夫肝之病……益用甘味之药以调之"。则可知其理论是一脉相承的。又如"八会穴"是《难经》对针灸的重要贡献之一，是古代针灸医疗经验的科学总结，今日临床尚广泛应用。八穴与脏、腑、血、气、筋、骨、髓、脉的内在联系，八会穴治疗疾病机理的探讨，则是学习《难经》的专题研究之一。

五、结语

这里我引《难经汇考》东坡楞伽经跋作为结束语，他说："如医之有难经，句句皆理，字字皆法，后世达者神而明之，如珠走盘，无不可者。若出新意而弃旧学，以为无用，非愚无知，则狂而已。譬如俚俗医师不由经论，直授药方以之疗病，非或不中；至于遇病辄应。悬断生死。非与知经学者，不可同日而语矣。世人徒见其有一至之功，或捷于古人，因谓难经不学而可，岂不误哉！"

以上是我学习《难经》的初步体会，不一定确当，聊供青年中医学习《难经》时做参考。

第六节

承易水轻灵冲和，拓轻灵学派之长

张元素，字洁古，河北易水（现易县）人，著有《医学启源》《珍珠囊》《脏腑标本寒热虚实用药式》等，探颐索隐，钩深致远，被誉为易水学派开山之师。易水先生重视脏腑病机，强调升降并用，补泻兼施，轻灵冲和，将药物气味厚薄、升降沉浮、引经报使与脏腑辨证结合，遣方用药力专效宏。后经李东垣、罗天益、王好古等师传弟子对"脾胃学说"的系统阐述和创新发展，形成中医发展史中具有重要地位的补土学派。李中梓、张景岳、赵献可等遥承其学，提出"肾命学说"，进一步丰富了易水学派的学术思想。余幼承家学，深入研读《医学启源》《脾胃论》《药性赋》《卫生宝鉴》等著作，临证融药性理论及脏腑辨证于一炉，尤其倡导轻灵。

一、轻灵之法承易水，创新当与时运合

张元素以《黄帝内经》理论为旨归，提出"运气不齐，古今异轨，古方新病，不相能也"（《金史·张元素传》）。主张学术创新，他基于《素问·阴阳应象大论》中气味厚薄、寒热升降理论，及《素问·至真要大

论》中酸苦甘辛咸五味与五脏苦欲之旨，传承发挥，制方遣药自成家法。

（一）升降浮沉药合四时

《素问·阴阳应象大论》说："阴味出下窍，阳气出上窍，味厚者为阴，薄为阴之阳；气厚者为阳，薄为阳之阴，味厚则泄，薄则通，气薄则发泄，厚则发热。"张氏《医学启源·药类法象》指出："药有气味厚薄，升降沉浮，补泻主治之法，各各不同。"结合药类法象，拣择制度，修合之法，将药物分为以下五类：

风升生："味之薄者，阴中之阳，味薄则通，酸、苦、咸、平是也。"如防风、羌活、升麻、柴胡、葛根、威灵仙、细辛、独活、白芷、牛蒡子、桔梗、藁本、川芎、蔓荆子、秦艽、天麻、麻黄、荆芥、薄荷、前胡之类。

热浮长："气之厚者，阳中之阳，气厚则发热，辛、甘、温、热是也。"如黑附子、干姜、生姜、川乌、良姜、肉桂、桂枝、草豆蔻、丁香、益智仁、木香、白豆蔻、川椒、吴茱萸、茴香、延胡索、砂仁、红花、神曲之类。

湿化成："戊土其本气平，其兼气温凉寒热，在人以胃应之，己土其本味淡，其兼味辛甘咸苦，在人以脾应之。"如黄芪、人参、甘草、当归、熟地黄、半夏、白术、苍术、橘皮、青皮、藿香、槟榔、莪术、三棱、阿胶、诃子、桃仁、杏仁、大麦蘖、苏木之类。

燥降收："气之薄者，阳中之阴，气薄则发泄，辛、甘、淡、平、寒、凉是也。"如茯苓、泽泻、猪苓、滑石、瞿麦、车前子、木通、灯草、五味子、白芍、桑白皮、天冬、麦冬、犀角、乌梅、丹皮、地骨皮、枳壳、琥珀、连翘、枳实之类。

寒沉藏："味之厚者，阴中之阴，味厚则泄，酸、苦、咸、寒是也。"如大黄、黄柏、黄芩、黄连、石膏、龙胆草、生地黄、知母、防己、茵陈、朴硝、天花粉、牡蛎、玄参、苦参、川楝子、淡豆豉、地榆、栀子之类。

（二）五脏补泻各从所欲

《素问·脏气法时论》提出：肝苦急，急食甘以缓之，肝欲散，急食辛以散之，用辛补之，酸泻之；心苦缓，急食酸以收之，心欲软，急食咸以软之，以咸补之，甘泻之；脾苦湿，急食苦以燥之，脾欲缓，急食甘以缓之，用苦泻之，甘补之；肺苦气上逆，急食苦以泄之，肺欲收，急食酸以收之，用酸补之，辛泻之；肾苦燥，急食辛以润之，肾欲坚，急食苦以坚之，以苦补之，咸泻之。

张元素依据五味补泻理论指出，川芎散肝，细辛补肝，白芍泻肝；芒硝软心，泽泻补心，黄芪、甘草、人参泻心；甘草缓脾，人参补脾，黄连泻脾；白芍敛肺，五味子补肺，桑白皮泻肺；知母坚肾，黄柏补肾，泽泻泻肾。同时他通过临床实践将脏腑病变化裁其中，在《脏腑虚实标本用药式》中进行详细阐述。以脾胃病为例，根据脾喜温运，确立了宜守、宜补、宜升，祛湿宜上、中、下分消的原则。

土实泻之，方法有：实则泻其子，用诃子、防风、桑白皮、葶苈子。涌吐用豆豉、栀子、莱菔子、常山、瓜蒂、郁金、齑汁、藜芦、苦参、赤小豆、盐汤、苦茶，泻下用大黄、芒硝、礞石、大戟、续随子、芫花、甘遂。

土虚补之，方法有：虚则补其母，用桂心、茯苓。补气用人参、升麻、葛根、甘草、陈皮、藿香、玉竹、砂仁、木香、扁豆，补血用白术、苍术、白芍、饴糖、大枣、干姜、木瓜、乌梅、蜂蜜。

本湿除之，方法有：燥中宫，用白术、苍术、橘皮、半夏、吴茱萸、胆南星、草豆蔻、白芥子；洁净府，用木通、赤茯苓、猪苓、藿香。

标湿渗之，方法主要是开鬼门，用葛根、苍术、麻黄、独活。

（三）脏有升降之能，药有升降之性

张元素提出药物有升降之性，"苦药平升，微寒平亦升，甘辛药平降，甘寒泻火，苦寒泻湿热，甘苦寒泻血热"。李时珍《本草纲目》将其拓展为"酸咸无升，辛甘无降，热无沉，寒无降""气厚味薄者浮而升，味厚气薄者沉而降，气味俱厚者能浮能沉，气味俱薄者可升可降"。同时"凡根在上者，中半以上，气脉上行，以生苗者为根。中半以下，气脉下行，入土者为梢。当知病在中焦用身，上焦用根，下焦用梢"。《经》曰："根升梢降。"药物的升降之性不仅取决于四气五味、气味厚薄，尚与煎煮炮制法密切相关。《医学启源·药性生熟用法》以黄连、黄芩、知母、黄柏为例，提出"欲治病在头面及手梢皮肤者，须酒炒之，借酒力上升，病位咽之下、脐之上者，以酒洗之，在下者，生用，凡熟升生降也"。

（四）制方冲和，升降动静相宜

张元素制方恒以冲和，讲求升降相因、动静结合，为后世医家所推崇，也是轻灵思想之所寄。冲和，自然柔和之生长气机，冉冉而有生气。张氏枳术丸被后世誉为"培土第一方"，它化裁于仲景"枳术汤"，以麸炒枳实一两，白术二两，同为极细末，荷叶裹烧饭为丸，如梧桐子大，每服五十丸，白汤下。东垣在《内外伤辨惑论》中也曾引此方，认为张氏此处重用白术，兼加烧饭，易汤为丸，本意"不取其食速化，但令人胃气强实，不复伤也"。同时运用枳实、荷叶升清降浊，顺应脾胃升降之性。本方轻在荷叶气味清香，形空清，象风木，可以生发脾胃清阳之气；灵在以五脏气机流通疏泄为准则，而不独重一脏气机，正如《医学启源·用药备旨》指出："五脏更相平也，一脏不平，所胜平之，此之谓也。"

张氏《医学启源》中以加减冲和汤为名，宣外阳，补脾胃，疏风木，实表里，充荣卫，治疗风邪中府之证，反映了无冲则不和、无破则不利的制方思想。方中"柴胡五分，升麻三分，黄芪五分，半夏二分，黄芩二分半，陈皮二分半，人参二分半，芍药二分半，甘草二分半，当归三分，黄柏（酒浸）三分。锉如麻豆大。作一服，水二盏，煎至一盏，去滓，稍热服，如有自汗多者，加黄芪半钱；嗽者，加五味子二十粒"。全方人参、黄芪专入脾胃，培补中元，化生气血，升麻、柴胡同走肝木，借辛散之性，以通达气机，疏肝补脾，使气机具有升发、流通、疏利、布散之机。方中药性轻灵，药物量少，以散为剂，更借酒浸取其轻扬升发之效。

李东垣在此基础上化裁，创制补中益气汤："黄芪、甘草各五分，人参三分，当归身三分，以和血脉，橘皮二分或三分，以导气，又能益元气，得诸甘药乃可，若独用泻脾胃，升麻二分或三分，引胃气上腾而复其本位，便是行春升之令，柴胡二分或三分，引清气，行少阳之气上升，白术三分，降胃中热，利腰脐间血，上件药咀。都作一服，水二盏，煎至一盏，量气弱气盛，临病斟酌水盏大小，去渣，食远，稍热服。"随附加减法 20 余种，因时、因人、因病位、因兼证而异。例如腹痛，恶寒冷痛者，加桂心；恶热喜寒者，更加白芍、黄芩；夏月腹痛而不恶热者，亦然；天凉恶热而痛，更加白芍、甘草、黄芩中，少加桂枝；天寒腹痛，去芍药，加益智仁，或加半夏、生姜。再如咳嗽，春令大温，加佛耳草、款冬花；夏月病嗽，加五味子、麦冬。制方中不仅体现了冲和灵动的思想，还顾全天、地、人三才因素对治疗的影响。

罗天益在《卫生宝鉴》中亦载原方，昼夜不寐，心事烦扰，心火内动，上乘阳分，兼服朱砂安神丸，眼白睛红，隐涩难开，当归连翘汤洗之。

虽然张元素、李东垣没有在其著作中特别强调药物用量，但从其处方中我们能够体会到用药宜轻不宜重。此时药物的作用是导引、流通和调整，是"四两拨千斤"之法。

二、轻灵之法适宜今时

当今时代，随着生活水平的提高，人口老龄化愈加显著。同时饮食结构变化，生活节奏加快，工作压力增大，人类疾病谱随之发生变化，高血压、冠心病、糖尿病、脑卒中等发病率逐年增加，人们的体质也更多表现为《黄帝内经》所说的"尊荣人""膏粱之人"。以代谢综合征为例，由于先天禀赋、饮食自倍、情志失宜，脾胃受损，失于健运，膏脂堆积于外则皮肉膏肥，阻滞于内成为病理性的痰湿脂浊，浊淫血脉，变生他病。此时宜以轻补、轻清、轻宣、轻化、轻开、轻香为原则，若一味施以重剂，恐致"偾事"，对于年迈体虚、病危久病、虚夹实杂的患者更应灵活机变。即张元素所云，制方最要紧的是"须识其病之标本脏腑，寒热虚实，微甚缓急，而用其药之气味，随其证而制方也"。

早在仲景时代即认识到："观今治宜，不念思求经旨，以演其所知，各承家技，始终顺旧。省疾问病，务在口给，相对斯须，便处汤药，按寸不及尺，握手不及足，人迎、跌阳，三部不参，动数发息，不满五十，短期未知决诊，九候曾无仿佛，明堂阙庭，尽不见察，所谓窥管而已。"如今这种现象更加明显。同时一些医生用药，忽视中医理论指导，不讲药物性味归经，处方药味庞杂量重，用药过偏，毫无法度，甚至按现代医学病名或化验单投药，不仅影响疗效，而且造成药物浪费，甚至产生不良后果。因此，倡导以中医理法为指导，按君臣佐使之规律组方遣药，药不在多而在精，量不在大而在中病，贵在轻灵活泼，恰中病机，具有时代意义。

三、承冲和思想，创轻灵特色

宗继承易水学说，发展中医脾胃论，概括为"持中央、运四旁，怡情志、调升降，顾润燥、纳化常"六纲十八字诀。除重视益气升阳外，更提出"脾胃亦娇脏"的论点，并将"持中央以运四旁，治中宫以疗五脏"验证于临床，获得满意疗效。同时根据现代人"饮食自倍""以酒为浆""逸多劳寡""内湿恒多"的特点，提出"北方亦多湿"的论点，借鉴湿温、湿热等治法引入内科杂病之中，创立轻开重降之门，并成为全身表里上下即三焦所属多脏腑疾病的治疗原则。

轻灵学派，是余在中医整体恒动观的指导下，结合当代疾病发病特点，以脏腑、三焦、六经理论为依据，彰前贤发而未发之旨，治取轻虚之品，轻清展气，且与沉降之品结合，升降相因，拓轻开重降之先河；灵在善借天、地、人三才之力，调整机体脾胃、三焦两轴之枢机，并善辨脏腑之病机，慧识寒热虚实之真假，进而确立标本缓急、轻重前后之原则，如排兵布阵，步步为营，不用拙力，灵通活泼，用轻可去实，以巧取胜，治疗脏腑诸病。

（一）升降相因，调达枢机

轻，轻开轻展；灵，随拨随应。轻灵之法主要有三个方面的作用：一是健脾胃，升中阳。脾胃阳气虚馁，中焦不利，气机滞塞，湿气下流，轻扬之法使下陷阳气得以复升，清阳气升，浊阴气降，升降复，则神机化，水湿自除。二是疏肝木，畅气机。甲木不通，一身气机无以疏通，精微淤滞，糟粕淤阻，化痰生瘀，轻清之法疏木以调达。三是宣肺气。肺司呼吸之气，朝会百脉，通调水道，宣畅气机，升清降浊，助脾化湿。轻可开气，轻可展气，具有宣开之功，透达之力，发散郁逆，向外向上，故能由里而外舒缓、扩张、松弛血脉或肌肉，改善脏腑组织拘紧、挛缩、僵硬的病理状态，促进胃肠蠕动，消化液分泌，增加食欲，促进代谢；开达肺气及三焦，宽胸散痞，能够增强免疫力，预防外感疾病；疏肝解郁，以愉悦身心，对抗抑郁，缓解紧张，改善精神状态。

余制方可谓无花无叶不成方。在上焦心肺，宜轻开上焦。头面之疾，以荆芥、菊花、桑叶、薄荷、金蝉花、夏枯草等，轻宣头目；胸脘之疾，以旋覆花、玫瑰花、枇杷叶、苏叶、淡豆豉等，宽胸理气；病在心胸，以三七花、人参花、月季花、凌霄花、红花等，活血和营；病在肺鼻，以辛夷花、金银花、桑叶、桔梗、枇杷叶，宣肺通窍。病在中焦脾胃，宜轻宣芳化，以旋覆花、藿香、苏叶、苏梗、荷叶、荷梗，醒脾和胃、肃肺降胃。病在下焦肝肾，宜轻清疏达，以玫瑰花、白梅花、素馨花、月季花、鸡冠花、槐花，疏肝解郁、活血散瘀。

轻灵者，宜举从升、抑从降，非只升不降。《素问·六微旨大论》云："高下相召，升降相因。"又云："升已而降，降者谓天，降已而升，升者谓地。"故在调理气机升降中，欲升清则佐降浊之品，冀降浊则佐升清之味，使升中有降，降中有升，升降不息，运化不止。如祛湿化浊法常加杏仁、薏苡仁，辛散中有杏仁之肃降、薏苡仁之渗利，开达三焦表里，升降脾胃气机，调控纵横两轴之枢机。痰湿中阻，胃气上逆，余喜用旋覆花，在一派肃肺降逆药味中，取花之清高之性，以防清浊相干。且有诸花皆浮、覆花独降之说，是一花之中独具开降两性。

（二）选药精准，药轻力宏

用药治病，恰如用兵，必须熟练掌握每一味药性，才能成竹在胸，灵活运用。余自幼熟读《神农本草经》《本草备要》《药性赋》，朗朗于口，通晓药物共性的同时，知晓每味药物的特殊性。目前临床用药过于繁杂，其原因主要是没有准确掌握药物的个性和特殊性，因而不能同中求异，准确选择适当的药物。余擅长使用疏风升发之药，风剂运用也与四季相应，风中之春剂，以春和清明为特点，药性温和而味薄，如防风、葛根、荆芥、荷叶等；风中之夏剂，以夏热酷烈为特点，药性温热，如升麻、柴胡等；风中之秋剂，以干燥凛冽为特点，药性温燥，如白芷、蔓荆子等；风中之冬剂，如严寒之猛烈，药性辛热，如羌活、藁本等。应根据正虚邪实之不同以辨证运用，化风升为轻灵。余临证擅长使用对药、角药（三味一组），通过配伍不同，实现主治各异。如苏叶与橘皮、砂仁配伍，行气安胎；与藿香、乌药同用，温中止痛；同当归共用，和血散血；司木瓜、厚朴，则散湿解暑，除霍乱脚气；与桔梗、枳壳同用，则利膈宽肠；与杏仁、莱菔子相伍，则消痰定喘；苏叶、黄连配合，则能清热止呕。同时，处方用药强调生熟炮制方法，例如白芍以桂枝炒，阴寒之性减弱；熟地黄与砂仁拌打，防止滋腻碍胃；延胡索醋制，止痛作用增强；当归甘温，补血活血，润肠通便，土炒后则滑润之性去，而具补脾养血之能。故古人云："用药之妙如将用兵，兵不在多，独选其能，药不贵繁，唯取其功。"

（三）三才同调，灵动活泼

人与自然密切相关，脏腑经络表里相连，临床用药应因人、因时、因地制宜，制方务求稳妥。例如，瘦人多火，补益升发之品不宜多；胖人多湿，理气流动之品不可少；老人阴亏阳衰，慎用苦寒清泻；壮年血气方刚，不能过于温补。四时用药也各有偏颇，春夏用药防止升阳助火；秋冬用药防止苦寒伤阳，龙胆草、栀子亦应慎施；长夏湿令用事，阴柔滋腻之品不宜多。还以风升药为例，中医有"春日发陈""夏日蕃秀""秋日容平""冬日闭藏"之说，风升之药在一年四时的运用各不相同。如春季用柴胡、防风、薄荷、生麦芽等，一则升清展郁以除湿，且补肝之用，土得木之疏泄，方能升降而无壅滞之虞。夏季用荷叶、青蒿、升麻、苍术等，运脾升清，清暑除湿。长夏之时，湿土当令，湿邪最盛，但腠理开泄，卫外失固，用药辛香温燥太过，往往暑热散而湿独存，尤忌太过升发。秋季用防风、荆芥穗、柴胡、桔梗等温润之品，升清阳，宣肺气，通调水道。脾土虚损，最易累及肺金，乃母病及子，宣肺气，能助阳升浊降，又可防止母病及子。冬季用羌活、白芷、细辛等，冬应肾脏，位列下焦，非风药行经不升不举，更乃湿邪最易留驻，宜升举发散以除之。

（四）轻重相宜，气机调畅

中药学认为，凡药轻虚者浮而升，重实者沉而降，通常花、叶、中空的茎梗，以及质地轻扬的药物升浮，子实和质地重实的药物沉降。病程短的患者正气充足，只要辨证准确，抓住主要矛盾，用药轻灵，往往随拨随应，以病邪轻浅故也。即使一些慢性疾病，久用重剂不见效果，反与轻剂，奏效甚宏，在于轻灵流动，气机得畅。余曾治一喉肌软化症患者，历经数年，曾服中西药物未见好转，颇以为苦。初诊处方7味，每剂药量27g，经过一段时间，效果满意。病重药重固然可取，但病轻药重，药过病所，而为药伐之患。尤其是老年患者，本已虚弱，每日纳谷尚不能运化，况斤余药物，脾胃岂能承受运化？故前人发出"脾虚不能运药何"之慨叹。

四、病例举隅

案一：患者石某，女，26岁。1984年11月30日初诊。双下肢浮肿7年，头晕、恶心11个月。曾赴多家医院就诊，诊断为慢性肾炎（尿毒症期），继发性高血压，心功能衰竭。诊见患者病情加重，猝喘，胸闷，短气不续，呼吸急促，每分钟30次，吸气若不能容，呼气若不能还，必不时拊其胸背，有随时将脱之势，不能平卧，彻夜难寐，面色晦暗，虚浮无华，口唇发绀，烦躁不宁，夜寐不安，下肢浮肿，小便短少，舌淡、苔黄腻，脉沉滑。辨证属：秽浊中阻，充斥三焦，气机阻滞，心阳欲绝。急当扶阳抑阴，仿用仲景桂枝甘草汤：桂枝、炙甘草各10g，煎水100mL，顿服。服药不到10分钟，其喘若失，酣然如睡。次日晚餐后，患者自搬木椅看电视，神态自若，判然两人。

本案可谓轻灵之法治疗危重疾病的典范。抢救用药之简（两味药），药价之廉（6分钱），收效之速（不到10分钟），使病区医护人员、患者及其陪伴亲友十分惊奇。余认为，患者的症结在于浊阴充斥，心阳式微，血失气帅，血行无力，即《素问·生气通天论》云："阳不胜其阴，则五脏气争，九窍不通。"故采用急则治标、甚者独行的法则，首选振奋心阳之祖方桂枝甘草汤。桂枝辛温，温通心阳；炙甘草甘温，益气补中，二者相配，辛甘合化，使心阳得复，血脉流畅，气有所倚，其喘自平。张锡纯曾治一妇"忽发喘逆，迫促异常，须臾又呼吸停顿，气息全无，约十余呼吸之倾，手足乱动，似有蓄极之势，而喘复如故。若是循环不已，势近垂危"。张氏分析病由："逆气上干，填塞胸膈，排挤胸中大气，使之下陷，夫肺悬胸中，须臾无大气包举之，及须臾不能呼吸。"予"桂枝尖三钱，煎汤饮下，须臾气息调和如常"。张氏治上案实与本案用桂枝甘草汤复心阳、畅气血之意相合，而平息喘逆之效又如此相似，看来并非偶然之巧合。除桂枝外，方中炙甘草具有补益中气作用，借补中阳来助胸阳，离空当照，则清阳升，浊阴降，症大减。

案二：患者杜某，女性，69岁，2008年11月12日初诊。患者4年前发现血压升高，间断性头痛，两颞为甚，呈胀痛或隐痛，发无定时，劳累为著，疲倦乏力，目不欲睁，小腹坠胀，髋部沉重，行走困难，大便溏软，日行5次，入睡困难，食纳可，尿频尿急，气味臭秽。望之面色晦滞，两目乏神，舌淡红、边有瘀斑、苔薄白，脉弦滑。辨证为：中气不足，脾肾两虚。治以补中益气，固肾强腰，佐以和血，补中益气汤合二仙汤加减。处方：太子参12g，生黄芪15g，炒白术12g，升麻6g，柴胡5g，当归12g，炮姜6g，炒三仙各12g，淫羊藿15g，仙茅10g，炒薏苡仁30g，夜交藤15g，益母草12g，醋香附10g，生龙骨先煎、生牡蛎先煎各30g，盐黄柏4g，14剂，水煎服。二诊时诸症大减，头痛已杳，睡眠转佳，血压趋稳，症见下肢发木、沉重、浮肿，动则气短，大便散、日3次，尿频尿急，小腹坠胀，舌淡红、苔薄白，脉弦滑。辨证属中气不足，溲便为之变，治宜补中气，健脾肾。处方：生黄芪 18g，党参 12g，生白术 18g，茯苓 30g，升麻 6g，柴胡 6g，猪苓 20g，当归 12g，阿胶珠烊化 8g，益智仁后下 9g，炒杏仁 9g，炒薏苡仁 30g，黄柏 6g，炙甘草 6g，生姜 1 片，14 剂，水煎服。三诊时，头痛未作，诸症减轻，舌质暗、苔薄白腻，脉弦涩。治以补益中气，调理心脾，巩固疗效。处方：生黄芪 15g，党参 10g，炒白术 15g，当归 12g，升麻 3g，柴胡 3g，陈皮 10g，桑寄生 15g，菟丝子 15g，紫河车 6g，金樱子 12g，芡实 12g，益母草 15g，玉米须 20g，炙甘草 6g，14 剂，水煎服。

　　一般认为，高血压病在肝肾，肝肾阴虚，肝阳上亢，肝风内动，痰浊中阻，气阴两虚者居多，治疗多补益肝肾、育阴潜阳、平肝息风、化痰降浊、益气养阴等法，补气、温阳、健脾、益肾类"温补"药少用，恐其温补"上火"，"升高"血压，补中益气、健脾固肾法更是少之又少。余认为，高血压乃西医病名，中医治宜遵循证治法则，突出辨证论治优势，见是证用是方，不可望"病"生义，一味滋阴潜镇，徒劳无功，抑或更伤脾胃。该案患者血压升高，头痛急躁，脉象弦滑，辨证为肝阳上亢，以镇肝熄风汤亦为常理，并无大错。余认为，该患者病久年高，症见疲倦乏力，目不欲睁，眠差便溏，小腹坠胀，尿频尿急，面色晦滞，两目乏神，舌淡红、边有瘀斑、苔白，中气不足才是本质，因脾胃虚弱，升降失和，清阳不升，浊阴不降，浊气上逆，阻遏清窍。治疗当以补中益气，轻灵开发，升清降浊，兼滋肝肾，遂以补中益气汤合二仙汤加减。

　　余治病倡轻灵法活，五脏各具升降之职，而脾胃居中、为五脏升降之枢纽，中气动则左右旋，脾胃健则五脏复升降之能。该案不循常规，药少而剂量轻，可为调脾胃、畅枢机以治五脏病的典型案例。

第七节
脾胃学说的渊源与内涵

一、起源于《黄帝内经》

中医脾胃学说的学术思想源于《黄帝内经》。对脾胃的论述见于《素问·灵兰秘典论》："脾胃者，仓廪之官，五味出焉。"指出脾胃的生理功能是受纳水谷和输出精微。又论"饮食入胃，游溢精气，上输于脾，脾气散精，上归于肺，通调水道，下输膀胱，水精四布，五经并行"（《素问·经脉别论》），说明脾胃功能的实现有赖于肺的参与。而《素问·玉机真脏论》"五脏者皆禀气于胃，胃者五脏之本也"的论述，说明全身脏气有赖于胃气的充养，阐述了脾胃主运化水谷，吸收营养精微，决定其在五脏之中所居的重要地位。又如"胃者水谷气血之海也"（《灵枢·玉版》）、"人受气于谷，谷入于胃，以传于肺，五脏六腑，皆以受气"（《灵枢·营卫生会》）、"脾坚则脏安难伤"（《灵枢·本脏》）等是对脾胃在人体中重要性的强调。

此外，《黄帝内经》还论述了脾胃的病因病理，如"饮食自倍，肠胃乃伤"（《素问·痹论》），"思伤脾"（《素问·五运行大论》），"饮食劳倦伤脾"（《素问·本病》），"寒温不适，饮食不节，而病生于肠胃"（《灵枢·小针解》）等，分别提出作为脾胃病的病因有饮食、劳倦、寒温、思虑等。而如果脾胃受病，可以出现"腹满，肠鸣，飧泻，食不化"（《素问·脏气法时论》），"消谷""悬心善饥"（《灵枢·师传》），"肌肉不仁"（《素问·痿论》），"四肢不用，五脏不安"（《灵枢·本神》），"不安""诸湿肿满"（《素问·至真要大论》）等证。

在治疗原则方面，《黄帝内经》提出"脾恶湿，急食苦以燥之""脾欲缓，急食甘以缓之"（《素问·脏气法时论》），对于邪在胃肠而又阴阳俱虚者"调于三里"（《灵枢·五邪》），对于口中甜的脾瘅证"治之以兰"（《素问·奇病论》），而"胃不和则卧不安，半夏秫米汤主之"等。

二、汉唐时期的学术观点

汉代张仲景在《伤寒杂病论》中详论了脾胃病变及其证治。如"胃家实"用白虎汤、承气汤系列，"脾家虚"用理中汤、建中汤系列。对胸痹心痛"阳微阴弦"，用薤白系列方、橘枳姜汤、人参汤等，实开调脾胃治胸痹之先河。

唐代孙思邈在《千金要方》中设方百余首，其中温脾汤、温胆汤、高良姜汤等都尽显调理脾胃之功。孙思邈提出"五脏不足，求于胃""气得上下，五脏安定，血脉和利，精神乃治"，强调脾胃及气机升降的重要作用。

三、金元时期的学术思想

金元时期，医家林立、争鸣四起，其中李东垣的《内外伤辨惑论》和《脾胃论》，在病因病机、辨证论治上，使脾胃学说自成体系。李东垣强调，临证应首辨内伤与外感，内伤不足系"脾胃有伤"；重视脾胃与元气的关系，提出"真气又名元气，乃先身尘之精气也，非胃气不能滋之""元气之充足，皆由脾胃之气无所伤，而后能滋养元气"；提出"内伤脾胃，百病乃生"，论述五脏六腑皆禀脾胃之气，故脾胃病常见他脏诸证。李东垣将《灵枢·五乱》中"气乱于心，则烦心密嘿，俯首静伏；乱于肺，则俯仰喘喝，接手以呼；乱于肠胃，则为霍乱；乱于臂胫，则为四厥；乱于头，则为厥逆，头昏眩仆"等脏腑气机逆乱的表现解释为"胃气下溜，五脏气皆乱"，因"五脏皆属于胃""胃虚则脏腑经络皆无以受气而俱病"。李东垣重视脾胃升降，提倡升发脾阳和甘温除热。主张"下者举之"，善用风药以升发阳气，提出"脾阳升则阴火降"，此即能达甘温除大热之功。

四、明清以后的学术发展

明代李中梓阐发"脾为后天之本"，如《医宗必读》记载："脾何以为后天之本？盖婴儿一生，一日不食则饥，七日不食则胃肠涸绝而死。经云'安谷者昌，绝谷者亡'，胃气一绝，百药难施，一有此身，必资谷气。谷气入于胃，洒陈于六腑而气至，和调于五脏而生血，而人资之以为尘者也。故曰：后天之本在脾。"并提出"肾为先天之本，脾为后天之本""肾安则脾安，脾安则肾愈安"的观点。而同是明代的著名医家张景岳，论述了"脾为土脏，灌溉四旁，是以五脏中皆有脾气，而脾胃中亦有五脏之气"；提出"善治脾者，能调五脏"以安脾胃，反之"能治脾胃使食进胃强，即所以安五脏"，是对此前"五脏不足，求于胃"理论的补充与完善。

清代名医叶天士亦承袭脾胃学说，力主"内伤必取法于东垣"，但其又有创新，打破此前脾胃不分的概念，阐述脾胃分工是"纳食主胃，运化主脾"，论述"脾宜升则健，胃宜降则和"；进而提出脾胃分治的原则，即"太阴湿土，得阳始运，阳明阳土，得阴自安"和"脾喜刚燥，胃喜柔润""胃为阳明之土，非柔润不肯协和"，创造了养阴法，补李东垣之不足，推动了脾胃学的发展。现代临床调脾胃法已经发展成一个具有特色的调节（中医）脾胃功能的综合治疗大法。如健脾法有益气、温阳、升阳，养胃法有生津、养阴，祛湿法有燥湿、芳化、渗利、涤饮、化痰，消导法有消食、消瘀，攻下法有温通、寒下，清胃法有泻火、清热，苦辛法有辛开苦降，理气法有温通、凉散、降逆等。这些治法极大地丰富了中医脾胃学说的内容，有效地指导当代中医的临床实践。

五、气机升降学说

气机升降学说是中医理论体系的重要组成部分，其渊源、发展及应用与脾胃学说密不可分，历代脾胃大家无不精通气机升降之理。

气机升降学说的理论思想源于《黄帝内经》。《素问·六微旨大论》论述"气之升降，天地之更用也……升已而降，降者谓天；降已而升，升者谓地；天气下降，气流于地；地气上升，气腾于天。故高下相召，升降相因，而变作矣"，指出天地一阴一阳同居一个整体，天为阳，地为阴。天气下降谓"阳降"，地气上升谓"阴升"。阴升阳降，保持阴阳互根互用，阴阳交泰。若阳不能降，阴不能升，则为阴阳孤危，若阴阳升降反作，则必然出现决离之势。又《素问·六微旨大论》云："出入废则神机化灭，升降息则气立孤危。故非出入，则无以生长壮老已；非升降，则无以生长化收藏。是以升降出入，无器不有。"指出生存在于自然界的一切有机体，都以升降出入为生命运动的形式。《黄帝内经》的论述，奠定了中医升降学说的思想基础。

　　人与天地相应，"为一小天地"。在人体主气机升降是脾胃最基本的生理功能之一，如《素问·评热病论》："腹者，至阴之所居。"脾居腹中，故为至阴之脏，属阴中之至阴，其气以上升为顺。《素问·经脉别论》："饮入于胃……脾气散精，上归于肺。"就反映脾气上升的趋势。叶天士总结为"脾宜升则健，胃宜降则和"，如升降反作就会出现一系列"清气在下"的病理表现。这些表现不仅局限于消化系统，也常见于他脏。如《脾胃论》记载"由脾胃先虚，气不上行"所致的"耳为之苦鸣，头为之苦倾，目为之眩"。对此类病例，李东垣提出应"补其中而升其阳"，用"升麻引胃气上腾而复其本位"的治疗原则。东垣的临证治疗思想与其十分重视升降理论密切相关。《脾胃论》云"若不达升降沉浮之理，而一概施治，其愈者幸也"，指出如不思升降之理而治病，即使有效，也属偶然。那么，脾胃在气机升降中起什么作用呢？《脾胃论》云"饮食入胃，精气先输脾归肺，上行春夏之令而滋养周身，乃清气为天者也；升已而下输膀胱，行秋冬之令，为传化糟粕转味而出，乃浊阴为地者也"。指出脾胃升降的法度应该是"升必达肺""降必归肾"，是对脾胃参与机体升降活动功能的高度概括，同时也成为评价脾胃升降功能的指标，即看其上升是否达肺，下降是否归肾。

　　后人认为，在升降学说的运用中，李东垣详于升脾、略于降胃，叶天士则突出强调降胃之重要，与东垣的主张浑然一体，使脾胃升降学说趋于完整。

　　综上所述，气机升降有狭义与广义之分，前者指脾升胃降，"饮入于胃……脾气散精"；后者则概括五脏功能。"藏属肾，泄属肝，此肝肾之分也。肝主升，肺主降，此肝肺之分。心主动，肾主静，此心肾之分也。而静藏不至于枯寂，动泄不至于耗散，升而不至于浮越，降而不至于沉陷，则属之脾，中和之德之所主也"（何梦瑶《医碥》）。此五脏升降相因，共同维持人体内的动态平衡，就是气机升降的广泛含义。

六、人是有机的整体

人是有机的整体，五脏之间无论从五行生克，还是从气机升降出入来说，都是紧密相连的。脾胃与五脏相辅相成，肝的疏泄，有利于脾的运化；肺的宣发，散布脾之水谷精微；肾的命门之火温煦脾阳。一旦脏腑失调，势必产生脏腑气血阴阳的虚损，更加速气、血、痰等的产生，形成恶性互动，使病情加重。故中焦脾胃固然重要，然切不可固守一端，顾此失彼，而应高瞻远瞩，重视人与自然的和谐统一，重视人体脏腑功能的协调一致，才是对脾胃学说的正确理解。

第八节

阴火探微

　　"阴火"在金代李东垣的著作中频繁出现，但其著作中并未明确"阴火"概念，对"阴火"的使用也没有固定的方式。如"阴火者，心火也"，"肾间阴火沸腾"等，不同提法频频出现，令人疑惑。而所谓"火"之"阴"者，亦令人费解导致"何为阴火"，成为一个争议不断的命题。但可以明确的一点是，阴火在脾胃内伤热病的发病过程中，起着举足轻重的作用。换言之，脾胃内伤所致的热病，其"热"生于内，这个内生的火热邪气，正是"阴火"所致。阴火的山现，是脾胃内伤热病的标志，更是病机之关键所在，是这一类疾病发生的主要病理过程。

一、阴火的产生过程——阳陷阴升

　　《脾胃论·脾胃盛衰论》对"阴火"形成过程的描述十分简练，字不过百，却已将"阴火"的含义、致病特点和形成过程尽数阐明。李东垣曰："夫脾胃不足，皆为血病。是阳气不足，阴气有余，故九窍不通，诸阳气根于阴血中，阴血受火邪则阴盛，阴盛则上乘阳分，而阳道不行，无生发升腾之气也。夫阳气走空窍者也，阴气附形质者也。如阴气附于土，阳气升于天，则各安其分也。"这一段文字阐述了"阴火"的形成过程，确定了"阴火"的概念，同时也暗示了"升降浮沉"的治疗法则与"阴火"的对应关系。

细揣阴火产生的过程机理，有如下几点认识：

（1）气虚阳遏化火。脾胃内伤，气血不足，营卫失和，表里之气不相接续；或饮食不慎，多喜冷食，阳气阻遏，火郁于中，阳气通行阻隔而气机不相顺接，即"胃虚过食冷物，抑遏阳气于脾土"之故；或脾胃虚损，阳气不升，精微不行，变生湿浊，壅滞之处必有伏阳，所谓"五脏禀受气于六腑，六腑受气于胃""胃虚则胆及小肠温热生长之气俱不足，伏留于有形血脉之中，为热病"。

（2）血虚津枯化火。脾胃气虚，无以输布津液，津液不足，脾胃津亏燥热，即"若饮食不节，胃气不及，大肠、小肠无所禀受，故津液涸竭焉""精气不输于脾，不归于肺，则心火上攻，使口燥咽干，是阴气大盛""饮食劳役所伤，自汗小便数，阴火乘土位"。脾胃气虚，不能升清，营血亏虚，心之阴火亢盛，即"脾胃虚弱，乃血所生病""脾胃不足，皆生血病""津液不行，不能生血脉，脉中惟有火也""营血大亏，营气伏于地中，阴火炽盛"。

（3）水谷之湿化火。脾胃气虚，水谷不化精气，不得上输于肺而下流，成为湿浊，郁结而生内热，即"谷气闭塞而下流，水谷之湿化热""脾胃气虚，则下流于肾""肾间受脾胃下流之湿气，闭塞其下，致阴火上冲"。

（4）情志郁结化火。怒忿悲思恐惧，心神不宁，七情不安，也能郁而化火，这是五志化火，即"凡怒忿、悲、思、恐惧，皆损元气，夫阴火之炽盛，由心生凝滞，七情不安故也""若心生凝滞，七神离形，而脉中惟有火矣"。从李东垣的诸多论述中可以看出，劳倦伤脾、中气不足、七情不安等因素，使气火失调，从而产生阴火。阴火又成为继发病因，阻滞气机，耗气伤津，产生气滞、气逆、气陷、郁火、湿热、血虚、津亏等病理因素，影响或导致心、肾、脾、胃等脏腑功能紊乱，形成阴火致病广泛的特点。

二、阴火的概念——阴中之火

由以上分析可以看出，"阴火"的含义为"阴中之火""阴血伏火"。它虽然产生于上焦，因脾胃虚弱、心火亢盛而出现，但是它并不归属于某一脏腑，阴火是存在于阴血之中，随全身气血流动而弥漫于周身的"阴中之火"。《脾胃论·饮食劳倦所伤始为热中论》明确了这一观点："若饮食失节，寒温不适，则脾胃乃伤，喜、怒、忧、恐，损耗元气。既脾胃气衰，元气不足，而心火独盛。心火者，阴火也，起于下焦，其系于心，心不主令，相火代之。相火，下焦包络之火，元气之贼也。火与元气不两立，一胜则一负。脾胃气虚，则下流于肾，阴火得以乘其土位，故脾胃之证始得。"这一段文字，进一步阐述了阴火的发生和传变规律。

三、"阴火"与"阳火"之别

就目前研究情况而言，"阴火"与"阳火"仍然没有非常准确的定义，但从历代医家论述"龙雷之火"来看，"阳火"指的是真热，而"阴火"是一种假热。假热包括两种情况：一是指肾阳虚极，不能潜藏而反浮越，以致虚阳亢奋，而见阴盛格阳的阴火证；二是指脾气虚甚，以致血液亏虚，气无所附，虚阳亢奋而见脾虚发热的阴火证。

四、李东垣著作中"阴火"的多种出现形式

《脾胃论》中虽然多次出现"阴火"这一名词，但也常有一些但言其义、未见其名的地方。虽然没有直接使用"阴火"的名词，但在文中使用了可以说明"阴火"之意的名词代替。这些段落对于进一步深入理解阴火的概念很有帮助，下面举例说明一二。

如清暑益气汤加减法中，提到了"心火乘脾，乃血受火邪，而不能升发阳气，伏于地中，地者人之脾也，必用当归和血，少用黄柏以益真阴"（《脾胃论·清暑益气汤》）。其中"血受火邪"者，即为"阴火由生"之意。并以"不能升发阳气，伏于地中，地者人之脾也"，取类比象人体的脾脏和自然中的"地"，强调"火伏阴中"即为"阳陷地中"之意。因此，这里虽未见"阴火"之名，却以"血受火邪"的说法代言"阴火"了。又如"《经》云：阳本根于阴，惟泻阴中之火，味薄风药，升发以伸阳气，则阴气不病。阳气生矣"（《脾胃论·补脾胃泻阴火升阳汤》）。文中以"阴中之火"代言阴火，这也正是阴火的含义所在。再如"若阴中火旺，上腾于天，致六阳反不衰而上充者，先去五脏之血络，引而下行"（《脾胃论·阴病治阳阳病治阴》）。"阴中火旺"者，阴火也，李东垣再一次明言"阴火"的概念系"阴中之火"。

五、阴火的治疗

对脾虚阴火所致的热中证，李东垣根据《黄帝内经》"劳者温之""损者益之"原则，提出甘温除大热，创制补中益气汤、补脾胃泻阴火升阳汤，并谆谆告诫："内伤不足之病，苟勿认作外感有余之病，而反泻之，

则虚其虚也……惟当以甘温之剂，补其中升其阳，甘寒以泻其火则愈。"又云："以人参、黄芪益其元气而泻其火邪。"（《内外伤辨惑论》）上两方都用黄芪、人参、炙甘草、升麻、柴胡补气升阳，不同的是前方兼有养血理脾，后方兼有清热燥湿，这是在补气升举前提下的变通范例。再看他在《脾胃论》中自拟的 59 方中，补中益气汤的 8 味药运用达 20 次之多，也是在补元气、消除阴火之源的前提下灵活变通。如何变通？更多的是针对阴火病机进行加减。

（1）根据阴火所在的部位和层次，每于补中升阳法中加味。如火郁上、中、下三焦，在上加羌活、防风、葛根、柴胡、升麻等风药发散透热，在中加神曲、石膏，在下加知母、黄柏。火在气血阴阳不同层次，热壅气分属实，常加黄芩三钱（9g），黄连一钱（3g），苦寒以泻之；热郁气分属实，加辛寒之石膏、甘凉之甘草，神曲则辛凉和辛温并用，以宣散通透；热伏阴分，加辛、苦、咸寒之柴胡、知母、黄柏、生地黄；阳虚则虚热外浮，加辛热之附子、肉桂、干姜以迎阳归舍，引火归原；血虚加当归，重用黄芪，仿东垣当归补血汤，以补气生血。

（2）根据标本虚实和兼夹邪气，在运用补中升阳法的同时，扶正祛邪，标本兼顾。盖脾胃气虚是本，阴火是标，不仅二者互为因果，又常兼夹如郁火、实火、湿热、瘀热、痰热、气滞、气逆、血虚、津亏等，而随证治之。

第九节

丹溪生平及提出痛风病名的时代背景的研究

朱震亨（1281—1358），字彦修，号丹溪，浙江义乌人。朱氏倡"阳有余，阴不足"，为滋阴派代表，提出"六气之中，湿热病十居八九""湿热相火为病甚多"的见解。他在其所著《格致余论》中率先列出"痛风"病名，创上、中、下通用痛风方。随着现代痛风发病率呈逐年上升趋势，中医对此有卓越疗效。为了使本病病名正本清源，我经过多年探讨，又对丹溪生平时代背景、气候、河流、居住环境、生活习惯等进行了考察，参阅了义乌县（现浙江省义乌市）县志以及明清医籍，写成本文。过去仅在风湿病专业会议上做过介绍，今特向内科等各位专家汇报。未知当否，供参考指导。

一、丹溪生平

朱氏于 1281 年生于浙江省中部义乌县赤岸镇，即元朝在 1279 年消灭了流亡在崖山之南宋势力，统一全国后的第二年。朱祖籍山东，西晋时始迁居上址，家近丹溪，故名。其家族世代为儒，丹溪属朱氏西宅派，祖父环，宝间举乡页进上，父元。丹溪天资聪颖，6 岁即能作声律诗赋，世人称"神童"。少年时家境衰落，不得不到山崖越涧采药为生。稍长，治举子业，乡试不利，弃仕途。30岁时，因母患痹疾，众医束手，故而有志于医，自学《素问》3年，似有领悟。又2年，母病渐愈。36岁时，去东阳县八华山随许谦（云白，朱熹的四传弟子）学习理学，习武练功，这与该县县志所载"元代尊奉儒学，理学兴盛，县境内有多处书院"是一致的。他在攻读理学之时，一面研究医学，上山采药，配虎骨酒，治愈卧床10余年老师的痹病。其师鉴于丹溪在医学方面有前途，遂劝其专攻医学，寻求高师。40岁左右，丹溪渡浙江，走吴中，出宛陵（安徽宣城），抵南徐（江苏镇江丹徒区），达建业（南京），跋山涉水千余里，历时五载未得良师。后回武林（杭州），闻罗知悌医学精博，遂赴武林山中，诚心拜师求教，风雨交加不动摇，具有立雪程门精神，使罗深为感动，而收其门下。后丹溪日夜攻读，严寒酷暑不辍，医术日益精进。学至3年，名扬四方。由于精读《黄帝内经》，深研河间、戴人、海藏、子和、李杲等多家之学，又从罗师深造，成为名医，于48岁时（1328年）回家乡行医，服务桑梓。通过长期临床实践，既有雄厚的理论基础，又有扎实的文学素养，善汲诸家之长，因而认识到江南依山傍海，地土卑弱，"始悟，湿热相火为病甚多""六气之中，湿热为病，十居八九"。王孟英亦云："江浙地近海域，气偏湿热，浊秽戾毒较多。"故朱氏倡"阳常有余，阴常不足"论点。看到当时医家盛用辛燥之《局方》，深感与临床实际不符。力主在治疗原则上以滋阴降火，勿妄动相火，开滋阴清热之先河，在学术上独树一帜，终成为金元四大家之一。

二、时代背景

（一）居住地的简况

义乌县位于浙江省中部。东邻东阳，南界永康、武义，西连金华、兰溪，北接诸暨、浦江。县境东、南、北三面群山环抱，南北长而东西狭，面积 1102.8 平方公里，处金衢盆地东部。境内低山、丘陵、岗地、平原错杂，地势自东北向西南缓降。属亚热带季风气候区，年降水量 1100～1600mm，因分布不均而易受旱灾和洪涝灾害。东阳江从东到西南斜熨县境，长 39.75 公里，大陈江系山溪，斜穿县北端，境内流长 17.5 公里，注入浦阳江。

赤岸镇位于县东南端。东临东阳县（现东阳市），南接永康县（现永康市）。东阳江干流自中央村往南……出枫坑水库往北合石屋坑之水至山盆，合声闻溪。盘溪诸水后名丹溪（相传南齐时，临海太守嫁女给王姓。完婚之日，轿马相连，披红戴玉，极其华丽，映红溪水，故名）。

（二）义乌气候

该县属亚热带季风气候区，四季分明，气候温和，日照多，空气湿润，冬夏季长，春秋季短。气候特点为：春天始于 3 月 26 日，终于 5 月 20 日。持续时间为 56 天。本季节暖空气开始加强，冷空气也相当活跃，气温呈锯齿形回升，降雨明显增多，农谚云："春天孩儿脸，一天变三变。"夏天始于 5 月 21 日，终于 9 月 25 日，持续时间为 128 天，约 4 个多月。初夏时，冷暖空气常在本县上空交汇、对峙，形成闷热、潮湿、阴雨的黄梅雨天气，称"霉雨"季节；盛夏时，晴热少雨，光照强，蒸发旺盛，群众称为"上伏下伏大难当，阳光似火水如汤"的三伏酷暑季节，午后常有局部性热霉雨产生，影响本县的台风也在本季居多。秋季，始于 9 月 26 日，终于 11 月 25 日，持续时间 61 天。夏末秋初，因受冷空气影响，常出现阴雨天，农谚有云："八月毛雨碎，有米无柴煨。"冬季始于 11 月 26 日，终于 3 月 25 日，约 120 天，少数年份出现多雨雪天气，俗称"烂冬"；12 月下旬进入隆冬，农谚云："冬至前后，污水不走。"气温方面，沿东阳江两岸的平原与丘陵地带在 17℃ 以上，各月平均气温的年差为 24.7℃，年平均最高气温 21.9℃。日最高气温高于或等于 35℃，平均每年有 35 天左右，历年极端最高气温达 40.9℃。降水方面，降水年平均在 1100～1600mm，以南部山区最多，北部山区次之。降雨量方面，城镇平均为 1303mm，年最大 1843.6mm，年最小 870.9mm；降水日数方面，年平均降水日数为 153 天，最多年 175 天。湿度方面，月平均相对湿度均在 73%～82%，年平均为 77%，最大年达 80%，最小年 73%；最大月达 87%，最小月 51%。

（三）生活习俗

旧县志称颂本县民情风俗：颜宗流风薰被，民多尊长孝亲，忠心为国；崇礼仪，尚孝义，勤劳，俭朴，耿直好武。过去以多代同居为荣，有多至五代的。以辈分高的年长男子占统治地位。主食方面以大米为主，米粉、小麦、番薯为辅。客来先泡茶敬烟，烧子汤，喜饮酒（黄酒），菜蔬海鲜肥甘。

（四）当时的经济、贸易情况

忽必烈称汗后，1271 年 11 月建国，国号大元，称元世祖。1279 年 2 月灭南宋，在中国境内实现大统一，疆域比汉、唐时期更加辽阔，特别是忽必烈将其开放经济管理制度推向江南，创建了元朝国民经济的繁荣局面。如在文教上，蒙古人尊孔，沿袭宋代重理学的传统。采取农桑为急务，设劝农官，编成《农桑辑要》等书，推广黄道婆的织布技艺；实行宗教包容、互相团结的政策，兴修水利，开通大运河；造船业当时居于世界先进水平，每只大船有人员千人，且有先进导航设备，商业繁荣。泉州是当时最大的贸易港口，设有"行泉府司"，控制海船 15000 艘，当时指示航行的六胜灯塔，至今仍在泉州保存下来，西方旅行家马可·波罗在游记中盛赞大都"外国巨价异物及百物输于此城，世界诸城无能与比"。

浙江省会杭州，在元灭宋时，城市未遭到大的破坏，城市商业在南北统一运河开通后，迅速得到恢复。元代著名戏剧家关汉卿，在元灭宋不久到杭州。他作曲说"这答儿忒富贵，满城中锦幕风帘，一哄地人烟凑集""百十里街衢整齐，万余楼阁参差，并无半点儿闲田地"。意大利商人鄂多立克说："杭州是（当时）世界上规模最大的城。"

由于忽必烈采取了以上各种措施，从而出现了"家给人足，民庶晏然；年谷丰衍，朝野中外"，号称"治平"的盛况（见《滋溪文稿·碑铭》）。明代封建史家宋濂等人在《元史·食货志》中提出："世称元之治，以至元。大德之间为首者，盖以此。"其经济方面的治绩，堪与前代"文景""贞观""开元"之世相媲美，有的甚至大大超过了这些治世，如疆域之大，超过了历代。

三、痛风病名的提出

由于义乌气候、地理环境、生活习惯、嗜食酒肉厚味等情况，因而有痛风的发生条件，丹溪在 67 岁时，著《格致余论》一书（1347 年），内有痛风论一篇，明确提出："彼痛风者，大率因血受热已自沸腾，其后或涉冷水，或立湿地，或扇取凉，或卧当风，寒凉外搏，热血得寒，污浊凝涩，所以作痛，夜则痛甚，行于阴也。"这里他明确指出：本病病因是自身血分受热，再受风寒湿等诱因而致，与一般风湿病先从外受六淫不同，此其一；由于血热，又受寒凉，热血得寒，而污浊凝涩，此其二；其痛所以夜剧，是行于阴之故，此其三。

在治法上，指出"以辛热之剂，流散寒湿，开发腠理，其血得行，与气相和，其病自安。然亦有数种治法稍异，谨节一二，以证予言"。从所举 3 个病例看，一是 60 多岁男性患者补血温血，以四物汤加桃仁、牛膝、陈皮、生甘草，入生姜，研潜行散（即单味黄柏）；二是 30 岁女性患者，因食味甚厚（肥甘厚味），性情急躁，挛缩数月，诊为夹痰与气证，当和血疏气导痰，以潜行散入生甘草、牛膝、桃仁、通草、炒枳壳，姜汁煎，半年而安；三是 20 多岁的鲍姓男子，痢后患痛风，叫号撼邻，诊为恶血入经络，血受湿热，久必凝浊，所下未尽留滞隧道，所以作痛，用四物汤加桃仁、红花、牛膝、黄芩、陈皮、生甘草，入生姜，研潜行散。这 3 个病例，第 1 例与第 3 例所用药物基本都是四物汤加活血通络药；第 2 例明确指出是饮食肥甘，其治不用导滞药，而用活血通络理气药；这 3 个病例都用潜行散、生甘草，苦寒燥湿、清热解毒是其特点，这与丹溪所说"湿热相火为甚"的论点是一致的。

在《丹溪手镜·卷之中》中，将痹列为第 11 节，痛风列为第 13 节，清楚表明两者非同一病证。《丹溪心法·痛风》中，尽管有寒、湿、热、痰之不同，但所创制之上中下通用痛风方，力求通治。从组方遣药看，是将清热燥湿之二妙散，泻火行水之龙胆、防己，活血祛瘀之桃仁、川芎，燥痰祛风之胆南星、白芷，祛风通络之桂枝、威灵仙，消积和胃之神曲熔于一炉，共奏疏风祛寒宣于上，清热利湿泄于下，活血祛瘀、燥痰消滞调其中，以达到三焦同治之目的。当然，我们主要了解其思路，而不能不化裁而机械地用古方以治今病。

《丹溪心法·痛风》中列举了不同体质和证候的加减用药，对我们研究防治本病有着很大的启发作用。如治湿痰痛风、气实表实、骨节痛、阴火痛风等，均有很好参考价值。余如二妙散、趁痛散，更易洞悉其方义，这里不赘述。

四、中医病名的成熟需要几代人的努力

（1）唐代王焘在《外台秘要》中认为："白虎病者，大都是风寒暑湿

之毒，因虚所致。将摄失理，受此风邪，经脉结滞。"

（2）朱丹溪谓："又有痛风，而痛常有定处，其痛多赤肿灼热，或浑身壮热，此欲成风毒。"清代汪昂提出："症见四肢上或身上一处肿痛，或移动他处，色红不圆块，参差肿起，按之滚热，便是痛风。"

（3）明代龚廷贤在《万病回春》中指出："一切痛风，肢体痛者，痛属火，肿属湿……所以膏粱之人，多食煎炒、炙煿、酒肉，热物蒸脏腑，所以患痛风、恶疮痛疽者最多。"又云："多因酒色、损伤，筋脉空虚。"亦是致病主要因素。

盖脾胃位居中州，为后天之本，气血生化之源，肾居下焦，为先天之本，司二便，主五液，内寓元阴元阳。若过嗜肥甘，恣酒肉，则损伤脾胃，纳化失健，聚湿蕴热，酿痰，痰浊中阻，升降悖逆，诸病由生。多饮则伤神耗血，损胃耗津，动火生痰，发怒动欲，可引起吐血、消渴、痛疽、失明，危害无穷。若房室过度，或醉以入房，以欲竭其精，则戕伤肾阴，气化不利，不能分清泌浊，水液代谢失职，致浊毒稽留，蕴结膀胱，而引起腰痛、石淋、尿血，甚至"关格"等尿闭、呕吐危重证候。

（4）明代李梴在《医学入门》痛风中指出："久则手足蜷挛……甚则身体块痛。"清代林佩琴在《类证治裁》中对痛风症状指出："其手弯曲，身多块瘰，其肿如脱，渐至摧落，其痛如掣，不可屈伸。"本病可见恶寒发热，而痛痹以寒湿侵犯关节，其疼痛部位多固定不移为主，且恶寒发热症状较少。临床特点为周身重滞不舒，如周身缚扎不适，肉色不变。

（5）清代谢映庐《得心集医案·诸痛门》描述："四肢肿痛，手掌足附尤甚，稍一触动，其痛非常，适俯仰转侧，不敢稍移，日夜翌坐者，身无寒热，二便略通……此必热伤营血，血液涸而不流……名为痛风也。"

本病对饮食宜忌方面提出较早，朱氏在当时虽未明确提出忌食某些食物，但却指出"更节厚味自愈矣"的见解，确从临床实践中来。明代虞抟在《医学正传》中说："若能食厚味，下有遗溺，上有痞闷，须将鱼腥、面酱、酒酢皆渐去之。"孙一奎更明确提出"虽鱼、面、酱、醋、酒皆断之"的意见，这与现代医学要求避免高嘌呤食物不谋而合。当然，其中有些食物的禁忌不见得合理，但主张饮食以清淡还是可取的。

我认为对待中医学的研究，必须以历史唯物主义和辩证唯物主义的观点进行分析，绝不宜完全按照现代科技水平去衡量取舍。同时，任何一项成果，要靠几代人的努力，才能逐渐完善，中医学对某一疾病的认识，同样亦不例外，是历代医学家不断深入发展、逐渐积累而来。所以，研究中医学中某一疾病，需要从不同历史时期中有所发现的合理内涵，将其系统整理，使其成为一个较完整的资料，是我们所担负的一项重要任务。未知当否，供参考！

第十节
《万病回春》评价

《万病回春》一书，为明代龚廷贤所撰。龚廷贤，字子才，号云林，江西金溪人。出身于世医之家，其父龚信亦为当时名医，曾任职太医院。龚氏早岁业举子、饱经术。缘术奇不第，遂缵父业，苦心穷钻，阅历益久，术益神，"盖几于见垣一方，而搦髓撲荒爪幕浣肠者"（茅坤《万病回春》序），声名烨烨播京师，起死回生，活人无算。曾任太医院吏目，一生著述颇丰，而该书是其代表作之一。

《万病回春》撰于 1587 年（明万历十五年），龚氏以"凡疾者疗之，沉疴顿起，如草木之逢春"故名。并称"苦心十祀，祖轩、岐，宗仓、越，法刘、张、朱、李及历代名家，茹其英华，参以己意，详审精密，集成此书"。也就是说他的学术思想源于《内》《难》，脉法则宗仓公、扁鹊，并博采历代医家之长，结合个人的经验，经过十年的努力编写而成。全书共八卷，卷首以"万金一统述"为题，概括性地论述了基础理论等问题，以及药性、诸病主药、形体脏腑、经脉等问题。卷二至卷八分述内、外、妇、儿等科病证 190 余种，各种病证述及病因、病机，次载其治法方剂，并附医案阐其意旨，末附"云林暇笔"一节，简记医家十要、病家十要等。本书内谷丰富，文论精确，辨证详明，治法方剂切于实用，对后世医家颇有影响。爱摘其要，分述如次。

一、四言药性，简明易诵

古今中药书籍，汗牛充栋，本草学著作由《神农本草经》载药 365 种，经过历代医学家的不断充实和发展，至明代李时珍《本草纲目》，药物增加到 1892 种。但有些药物在临床上较少应用，"药性层见叠出，非病于繁，即涉于泛"（《万病回春·凡例》），龚氏有鉴于此，随删其繁芜，摄其精华，选择临床常用药物 240 种，以简短的词句，押好音韵，编成四言歌括，并在其后注明炮制方法及注意事项，他指出"云林歌括"，可以训蒙，略陈梗概，以候明公，再加斫削，济世无穷，欲"使人一见寒热温凉治疗炮制之法，眸然毕见"（《万病回春·凡例》）。试举黄芪为例，歌括云："黄芪性温，收汗固表，托疮生肌，气虚莫少。"小注为"得防风，其功愈大。用绵软箭干者，以蜜水浸，炒用之"（《万病回春·药性歌》）。此歌既简明扼要地概括了黄芪的性味、主治、相使、炮制等功用，又合辙押韵，通俗易懂，便于诵读记忆。这对初学药性的人来讲，无疑是个很大的帮助，直到今天，仍为初学中医者所选用，有着较大的影响。1615 年，他在编写的另一部著作《寿世保元》中，又将药物扩充到 400 种，名"药性歌括四百味"。其后，汪昂也把歌括收入《木草备要》之中，可见，此歌括在当时就已经广为流传。

二、脉因症治，条理分明

龚氏上溯《内》《难》之旨，下采众家之长，结合自己临证之经验，编成《万病回春》一书。从其编罗体例来看，其重点突出了脉、因、症、治。他于各门病症之首，先论脉象，认为"某病当得某脉，某病宜某脉，某病忌某脉"（《万病回春·凡例》），这样则可通过诊得何脉而知其脏腑气血之虚实，邪正之盛衰，从而知为何病，推测出之后转归，生死吉凶。次则详陈病因、症状及治法、方药，使人读之条理分明，理法方药一贯，便于得其要领。例如，他在《万病回春·痢疾》中指出："痢脉多滑，按之虚绝，尺微无阴，涩则少血，沉细者生，洪弦者死。"在病因、病机方面，他认为："不分赤白，俱做湿热治之。"因为赤属血，白属气，赤白相兼，脓血杂痢，"皆因脾胃失调，饮食停滞，积于肠胃之间"所致，"其暑湿伤脾，故作痢疾"。其症状是"起于肚腹疼痛，大便里急后重，小水短赤不长，身凉、脉缓者易治，身热、脉弦急者难治"。治疗大法为：痢疾一日，元气未虚，治宜疏通积滞，此通因通用之法；三四日后，不可疏通，恐元气虚也，当清热解毒、调养脾胃为主。他特别告诫人们，痢久不愈，方可服人参养脏汤加减治之，切不可骤用粟壳等药，止塞太早，以防湿热积滞尚未除尽，即用止涩，而成休息痢；亦恐毒热上攻，致胸腹饱闷作痛，恶心呕哕发呃，则难治，因毒气攻胃故也。因此也可看出，龚氏涉猎广博，精于临证，脉因证治，朗若列眉，使临证有所遵循，施治易于奏功。

龚氏家学渊源，精于临床，故辨证详明，他在该书凡例中说："余于每一门每一证，各立数条，某一条为某病，随以某方治之，使对症投剂，了然无疑矣。"书中每篇都详细地阐述了辨证方法，为临床提供了十分可贵的鉴别依据。如发热篇分为血虚、气虚、阴虚、阳虚、伤寒、伤暑、热在气分、热在血分、热在气血等十余个不同类证。所选方剂也大多切于实用，观其条款，便知梗概，再加细读，就能了然于胸，便于应用。

三、察病候疾，注意色脉

《素问·阴阳应象大论》说："善诊者，察色按脉，先别阴阳。"故龚氏对于色脉十分重视。他不但在各个病证之首先明脉象，描述细致切合实用，且在其医案中也大多详记脉象，有的还作为主要客观指标来诊断疾病。如徐宪付宠夫人案：患者闭经，人皆拟有孕，至七八个月，渐觉黄瘦，腹中左右有块如鼓，发热面赤，不思饮食。龚氏诊其六脉"微涩"，认为是血枯气郁，用四物汤加香附、丹皮、白术之类十数服，又加桃仁、红花数剂，继予四炒枳壳丸。三四剂后，打下血块若许而愈。盖脉微为亡阳，气血大衰；涩为血少，气滞伤精。故脉见微涩，即可诊为气滞血枯之候。

龚氏对面部望诊也很重视，医案中就有多处用察色来诊断疾病的病例，如一妇人，经闭八月，肚腹渐大，面色或青或黄，用胎症之药不应。龚氏视之曰："面青脉涩，寒热往来肝经血病也。此郁怒上肝脾之症，非胎也。"病家不信，仍用治胎散不愈。龚氏用加味归脾丸、逍遥丸、十全大补汤而愈。又如一男子饮食素少，忽痰壅气喘，头摇目札，龚氏因其"扬手掷足，难以候脉"，但视其面色"黄中见青"，即断为肝木乘脾土，先用六君子、柴胡、升麻而证减，再用补中益气汤加半夏而愈。实即仲景"见肝之病，知肝传脾，当先实脾"之意，可知龚氏精于察色按脉，值得学习。

四、善用补中，顾护脾胃

龚氏临证重视后天脾胃，深得李杲脾胃学说之精髓，他在《万病回春·补益》篇谓："人之一身，以脾胃为主。"认为"脾胃气实，则肺得其所养，肺气既盛，水自生焉。水升则火降，水火既济而令天地交泰之会矣"。他强调指出："脾胃既虚，四脏俱无生气，故东垣先生著《脾胃》《内外伤》等论，谆谆然皆以因脾胃为本，所制补中益气汤又冠诸方之首，观其立方本旨可知矣。"因此，他对许多疾病的治疗，重视脾胃的调摄，尤其是对补中益气汤的化裁妙用，更有其独得之处。如《万病回春·痔漏》载："一男子患痔，脓血淋漓，口干作渴，晡热便血，自汗盗汗，余谓此肝肾阴虚也。"但病家不信，仍服四物汤、知母、黄柏之类，导致阴柔碍脾、苦寒败胃而食少、泻、呕等证，龚氏先用补中益气汤加茯苓、半夏、炮姜，使脾胃渐醒，后用六味丸朝夕而服，两月余，诸症悉愈。对眼科疾病，他特别提出不宜概用辛凉苦寒，而应调理脾胃的见解。他说："凡医者，不理脾胃及养血安神，治标不治本，是不明正理也。若概用辛凉苦寒之剂，损伤血气，促成内障之症矣。"（《万病回春·眼目》）这与近年来治疗内障眼，用健脾益气法而获得良效的报道相一致，说明前人的学术见解与宝贵的医疗经验，是经得起历史的检验和重复的。他如痢疾、臌胀、血证、泄泻、疟疾、咳嗽、积聚、痫证、不寐、淋浊、遗尿、便闭、头痛、肺痈、足脚气、耳鼻喉等病，也都选用补中益气汤加减治疗，且疗效甚佳。由此可见，龚氏师古不泥，在具体应用时圆机活法，体现了他在前人基础上的变化与发展。

五、重视先天，未病先防

龚氏对《内》《难》等经典著作既有很深的理论造诣，又有丰富的临证经验，议论医理，紧密结合实践，而不尚空谈。从其治失音用滋肾汤来看，即可窥见一斑。他说："夫心为声之主，肺为声音之门，肾为声音之根……唯夫肾虚，不能纳诸气以归元，故气奔而上升。咳嗽痰壅……钱（乙）知其脾气已复，肾气尚虚，投以地黄丸益肾，相继数剂，见于能言。予益信声音之根出于肾也。"（《万病回春·咽喉》）在《万病回春·虚劳》"噙化仙方"中说："世人唯知百病生于心，而不知百病生于肾。"充分说明龚氏非常重视"肾为先天之本"的作用。

值得着重提出的是：龚氏未病先防、壮根培本的学术思想，更属难能可贵。他在《万病回春·补益》"彭祖小接命熏脐秘方"中说："人至中年，气血渐衰，疾病易起，止知疗患，不知壮根固本之法……余哀悯后人不终天年而夭丧，特传济世之方，普授延年之妙药。壮固根蒂，保护形躯，熏蒸本原，却除百病，蠲五脏之痛患，保一身之康宁。"为此，他在补益门中，搜集前人和自制的不少防病保健、益寿延年的方剂，每方之下，详其功能、主治，说理精辟。如补天大造丸的功能是："滋养元气，延年益寿，壮元阳，滋坎水，为天地交泰。"（《万病回春·补益》）凡平常之人，年过四十岁，均可服之，以期延年。同时，他很注意饮食调摄、引导气功在防病保健中的作用。在《万病回春·饮食》"节饮食说"中明确指出："食物无务于多，贵在能节，所以保和而隧颐养也。若贪多务饱，饫塞难消，徒损暗伤，以招疾患……如能节满意之食，省爽口之味，常不至于饱甚者，即顿顿必无伤物，物皆为益……疾病无由作，故圣人立言垂教为养生之大经也。"他治遗精，认为由欲心太盛、房事过多所致。因此，除用药物外，主张用气功——倒阳法，不仅能治遗精之病，且能使心火下降，肾水上升，而成水火相济，永无疾病。

此外，本书八卷中之云林暇笔，提出医家十要、病家十要，关于以德修养和病家如何配合以提高疗效等问题，在当前仍有着重要的现实意义，值得我们很好地学习。

综上所述，可见龚氏确是一位值得尊敬的医学家。他既有渊博的理论知识，又有丰富的临床经验，唯限于当时历史条件，不可避免地在书中夹杂了一些不当之处，然虽有小疵，但瑕不掩瑜，仍不失其重要价值，故应推介。

第十一节
《医学心悟》简介

　　作者程国彭，字钟龄，号恒阳子，安徽歙县人，为清代名医。少时体弱多病，因而酷爱医术，刻苦学习、潜心求索有年，临证经验丰富，名噪于康熙、雍正年间，四方从游者甚众，而自己常感不足，这是他成为一代名医的关键所在。凡对中医理论未明彻者，则昼夜思索、揣摩，恍然有悟时则援笔书之。经过 30 年的积累，于 1732 年撰成《医学心悟》一书。所以叫《医学心悟》者，作者认为医者治病，性命攸关，"其操术不可不仁，其处心不可不慈，其读书明理，不至于恍然大悟不止，爰作是书，以教吾徒，盖警之也"。也就是激励学生看到书名，便奋发钻研，认真学习，直到弄懂为止之意。

　　本书属于中医入门书籍，具有提纲望领、简明扼要、方约而效、切合实用等优点，文字浅显易懂，内容较为广泛。全书共分六卷，卷一为总论，分别叙述了望、闻、问、切四诊，根据《伤寒论》总结出"寒热虚实表里阴阳"八纲辨证法，直到今天仍为我们所常用。对治则的理论和临床运用做了较详细的阐述，且很精辟，层层深入，使人读后扩大了思路，开阔了眼界；卷二为伤寒部分，对六经证治的辨析较为细致；卷三至卷四165 页为内科杂病，文笔简练，概念明确，便于记忆；卷四自 166 页至卷五 177 页为咽喉（唇口齿舌）、目、面、鼻、耳等五官科；卷五为妇科，内容包括经、带、胎、产等四大证；卷六为外科十法和急救。

本书对晚清有一定影响，虽非长篇巨著，但它切合实用，故江涵暾在《笔花医镜》中谓："程钟龄《医学心悟》女科一卷，悉从诸大家论说中，斟酌甚善而出之，字字毫发无憾，并无近世《临证指南》等纤巧习气，故依治每收实功。"可说是对本书的正确评价。下面仅就程氏的学术思想和本书的主要内容作一简介。

一、程氏的学术思想渊源

程氏的学术来源，上承《内》《难》《伤寒》，下及唐、宋、金、元诸家，无不浏览，特别是对《伤寒论》《金匮要略》有很深功底，但他并不囿于二者，主张博采众家之长。他在书中说："医道自《灵》《素》《难经》而下，首推仲景，以其为制方之祖也。然仲景论伤寒，而温热、温疫之旨有未畅；河间论温热、温疫，而于内伤有未备；东垣详论内伤，发补中、枳术等论，卓识千古，而于阴虚之内伤尚有缺焉；朱丹溪从而广之，发阳常有余、阴常不足之论，以补前贤所未及，而医道亦大全矣。不知四子之书，合之则见其全，分之即见其偏。兹集兼总四家而会通微意，以各适于用，则庶乎其不偏耳。"（《医学心悟·凡例》）说明程氏善于学习前人的著作，能够撷英咀华，取长弃短，掌握其真髓，否则不会得出这样的确切结论。

他在学习方法上，主张"学贵沉潜，不容浮躁者涉猎，思贵专一，不容浅尝者问津"。只有专心致志，戒骄戒躁，虚怀若谷，才能钻进去、跳出来，收到事半功倍之效。

基于上述思想，他特别强调打好中医基本功，在第一章，就开宗明义，以歌诀形式，指出有些医生钻研不力，造诣不深，而导致医疗错误。

如在《医中百误歌》篇中说："医家误，脉不真，浮沉迟数分不清。"以及不明脏腑经络，标本缓急，不谙药性，辨证不准，胸无定见，而出现"攻补寒温不对证""病重药轻轻反重"等贻误病人的不良后果。他更讲求医德，提倡不要"强识病，病不识时莫强认，谦躬退位让贤能，务俾他人全性命"的实事求是的医疗作风。

中药是赖以治病的有力武器，因此，在临证中，尽管医生辨证准确，立法处方中的，但药品质量差，也不会收到好的疗效。所以他对中药以假乱真、炮制失宜、煎药失度、分量不准，提出七条药误，不仅对当时有针砭作用，还对今天中药品种混乱、质量差、该炮不炮、该炙不炙等情况，亦有一定的参考意义。

医生治病固然要有较高的医疗水平，但这只是一方面，还需要患者及其家属和亲友的紧密配合，且情志舒畅、遵从医嘱、注重饮食宜忌等，始能提高疗效，否则亦难以收到良效。程氏晚年虽信奉佛学，曾到天都普陀寺修行，法号普明子，可是他反对师婆巫神，在《医中百误歌》篇中有"旁人误，引邪路，妄把师巫当仙佛，有病之家易着魔，到底昏迷永不悟"的告诫。由于他信佛学，精于养生之道，在《医中百误歌》之后，即总结出"节饮食""慎风寒""惜精神""戒真怒"的保生四要，把静坐法名之曰"治阴虚无上妙方"。本书的主要目的在于"发明医中之误，细详调摄之方，兼弥患于未萌，治未病之意也"。

二、首创医门八法，紧密结合临证

历代医籍中，记载的治则一般为五法、六法，而程氏集各家之长，扩为八法，使治法得到充实和发展，把汗、吐、下、和、温、清、消、补分为八篇，叙述详明，细致深入，读后使人受益良多。

（一）汗法

邪在皮者，汗而发之，以驱除外邪。然有当汗不汗；有不当汗而汗；有当汗不可汗而妄汗；有当汗不可汗，而又不可以不汗，汗之不得其道；有当汗而汗之不中其经，不辨其药，知发不知敛等致误人者，共五大类。每类之下，又作具体而明确的分析，说明其机理。如不当汗而汗误人者，就举出头痛发热与伤寒同，而其人倦怠乏力，鼻不塞，声不重，脉来虚弱，内伤元气不足之疑似证，余如真阴亏损、伤食、寒痰厥逆、湿淫脚气、内痈、外痈、瘀血凝积等约十种之多；在当汗不可汗、妄汗误人中，举出约十六种不宜汗证。

治疗上，如阳虚宜温阳益气解表、阴虚则滋阴发汗、风寒宜辛温、风热用辛凉、邪盛体实者汗宜重、体虚邪实者汗宜轻等，不再枚举。他特别强调"一法之中，八法备焉，八法之中，百法备焉"的圆机活法，不能囿于一法。并说："此予数十年来心神领会，历试而不谬者，尽见于此八篇中矣。"说明作者是从长期临床实践中得来的心血结晶，应仔细玩索，万勿草草读过。

（二）吐法

邪在胸次之间，胃脘之地，或痰、食、痈、脓，皆当吐之，"而近世医者，每将此法置之高阁。以致病中常有自呕、自吐，而为顺症者，见者惊，闻者骇，医家亦不论虚实，而亟亟止之，反成坏病，害人多矣"（《医学心悟·论吐法》）。痰热壅塞，食停胸膈，胀满疼痛宜吐；停痰宿饮发为头晕者宜吐，老弱病久则不宜吐，病在少阳，胸闷而烦则不宜吐。

（三）下法

虚弱之人，虚细之脉。正虚邪实，不宜猛下而宜润下；导法，润之以麻仁、梨汁，导之宜蜜煎、猪胆汁、土瓜根；寒下、温下，微微和之，先攻后补，先补后攻，攻补兼施，解表兼攻里，和解兼攻里；胸腹硬满，手不可近，为结胸，用小陷胸汤丸；少腹硬满而痛小便自利，有蓄血，用下法。杂症中新产妇、老人、虚人、食积、水、虫、血等，病有虚实，下有轻重。

（四）和法

邪在少阳为半表半里，证见寒热往来，口苦，咽干。偏于表则寒多，偏于里则热多，寒多宜温而和，虚者宜补而和，邪实体实宜清而和。和法宜辨燥湿，如病在少阳，而口不渴，大便如常，是津液未伤，清润之药不宜太过，而半夏、生姜皆可用；口大渴，大便渐结，是邪将入于阴，津液渐少，则半夏辛燥可除，而花粉、瓜蒌必用矣。少阳兼表，小柴胡加桂枝；少阳兼里则便闭、谵语、狂躁等症生，宜小柴胡加芒硝。和之义则一，而和之法变化无穷。

（五）温法

温者，温其中。脏受寒侵，必用温剂，《经》云："寒者热之是也。"中寒厥逆，下利腹痛宜温，冬令伤寒，风寒外客宜温解，寒痰壅塞宜温开，冷食所伤宜温消，寒痹宜温通，体虚挟寒宜温补，中寒暴痛、便结宜温下。温有温存之温性，为参、芪、归、术，和平之性；温热之温性，为附子、肉桂、干姜，燥烈之性；用温法还须结合季节，盛夏之月，温剂宜轻，时值隆冬，温剂宜重。其次当视邪之盛衰和体之强弱，气虚阳微之人，寒邪乘之，温宜重；平素火旺，或前有失血之证，而中新寒，温宜轻。

（六）清法

清者，清其热。脏腑有热则清之。风痰闭火，则散而清；燥热之火，则润而清；伤食积热，则消而清；暑热伤气，则补而清；风湿热邪，则辛凉而清；痰热之火，则化痰而清。然有不当清而清之误者，阴虚劳瘵，日晡潮热，产后血虚发热，烦躁，证似白虎而非白虎，误服难救；命门火衰，浮阳上越，有似火者，阴盛格阳，假热之证，其人面赤烦躁，欲坐卧在泥水中……脉反虚大，按之豁然而空，皆不宜清法。真阴不足而火上炎者，壮水之主；真阳不足，浮火上炎者，引火归元。外感之火为实，内伤之火为虚，病因不同，而治法迥异。

（七）消法

消者，祛其壅也。癥瘕积聚，瘰疬结核，痈疮疖肿，老痰死血，宿食积滞，皆宜消散。然须先辨明病原，分清气血，脏腑经络；次辨停痰、死血、痈脓、虫蛊、癥瘕疝癖、七疝等，从不同见症而用不同消法。如气血中满，鼓之如鼓不宜消，宜补中土；脾虚运迟者，肾虚水泛为痰，血枯而经水断绝者，皆不宜消法。同时尚应注意消之得法。所谓得法，就是分为初、中、末三步的治法，如癥瘕积聚，当其邪气初客，所积未坚，则先消之而后和之；气郁渐深，积聚日久，湿热相生，块因增大，法从中治，削之软之以抵于平；邪气久客，正气必虚，则以补泻迭用为宜，如薛立斋用归脾汤送芦荟丸，程氏用五味异功散佐以和中丸，即攻补并行的中治之道；块消及半，便从末治，不再攻击，但补气调血，疏导经脉，俾荣卫流通，而块自消。这与《素问·五常政大论》"大毒治病，十去其六；常毒治病，十去其七；小毒治病，十去其八；无毒治病，十去其九；谷肉果菜，食养尽之，无使过之，伤其正也"的理论相一致。

（八）补法

补者，补其虚。有当补不补误人者，有不当补而补误人者，有当补而不分气血、不辨寒热、不识开合、不分缓急、不明根本、不深求调理之方以误人者。仅举数端，可见一斑：脉实证，不能补，较易辨析，而体虚之人客邪初至，病势方张，亦不能骤补，否则无异闭门留寇；大实之证，积热在中，脉反细涩，神昏体倦，甚至憎寒战栗，欲复衣被，酷似虚寒，而其人必有唇焦口燥、便闭、溺赤诸证。人知补火可以益气，不知清火亦能益气，血脱者益气，乃阳生阴长之理；气虚补其火（补丹田）。虚而有表邪在，补而兼散；虚而有积聚者，补而兼消；虚而有结热者，补而兼攻；虚而兼表邪者，气虚宜益气解表；血虚宜补血兼解表，阳脱阴亡宜峻补；余邪留恋，虽虚但补宜缓。此外，他特别强调"药补不如食补，食补不如精补，精补不如神补"，即食疗和养生之道值得重视。

　　"八法"是临证治疗常用的治则，程氏总结了前人和个人的临床经验，进行了详细而深入的分析，对指导运用"八法"有着重要的意义。

三、辨证详明，说理透析，学用一致

　　程氏既有很高的理论造诣，又有丰富的临证经验，因此他不论在阐述理论或临床方面，都是理论紧密结合实际，不尚空谈，言简意赅，说理透析，确有说服力。

　　他在"火字解"中，把火分为内、外两大类。外火即由六淫所伤和饮食而来。在治疗方面，因是外来之火（亦称贼火），主张驱而不留；内火为七情色欲、劳役伤神而来（又称子火，以脏腑失调引起），其治宜养不宜害。

　　治贼火进一步提出四法：一曰发，风寒外束，火邪内郁，治宜升发；二曰清，内热极盛，治宜寒凉；三曰攻，火气郁结，大便不通，治宜攻下；四曰制，热气怫郁，清之不去，攻之不可，此本真水有亏，水不制火，所谓寒之不寒是无水也，当滋其肾。

　　治子火有四法：一曰达，肝郁气结，木郁达之；二曰滋，虚火上炎，壮水之主，以制阳光；三曰温，劳倦伤神，元气受伤，阴火乘土位，劳者温之，甘温除热；四曰引，肾气虚衰，逼其无根之火，游溢于上，当导龙入海，引火归元。

不论治贼火、子火，在阐明理论之后，均附有处方，我们临证时，虽不能按图索骥，但可借鉴。在学习"火字解"时，还应与医门八法中的清法结合起来看，则更全面。如他在内外伤火辨中说："外感之火，邪火也，人火也，有形之火，后天之火，得水则灭，故可以水折；内伤之火，虚火也，龙雷之火也，无形之火，先天之火也，得水则炎，故不可水折……"又说："外感之火以凉为清，内伤之火以补为清。"

对积聚鉴别诊断在消法中论述最详，如积成于五脏，推之不动；聚成于六腑，推之则移。忽聚忽散者气，痛有定处不移者血；嗳腐吞酸，得食则痛为食积；先足肿后腹胀者为水，先腹胀后四肢者为胀；痛引两胁，咳吐涎沫，为停饮；咳而胸痛，吐脓腥臭者，为肺痈；当胃而痛，呕而吐脓，为胃脘痛；当脐而痛，小便如淋，腿不能伸直，为肠痈等。均很明扼要，便于掌握。

对脾胃病，程氏也有独到的见解。他认为因饿致病者固多，而伤食致病者亦不少，如过嗜肥甘则痰生，过嗜醇酒则饮积，瓜果乳酪，湿从内受，发为肿满泄利；五味偏淡，久而增气，皆令夭枉。古人谓：补脾不如补肾、补肾不如补脾的问题，程氏有全面的理解。他说："补脾不如补肾者，以命门之火，可生脾土也；或谓补肾不如补脾者，以饮食之精，自能下注于肾也。须知脾弱而肾不虚，则补脾当呕；肾弱而脾不虚者，则补肾为先；若脾肾两虚则并补之。"寥寥数语，使人茅塞顿开。

四、师古不泥，创制新方，药少效宏

程氏通过多年的临床经验，对方剂鼻祖《伤寒论》《金匮要略》下及历代方书，无不钻研，并有自己的见解。如治盗汗一般皆用当归六黄汤，已成惯例。而程氏认为："药味过凉，不宜阴虚之人，阴已虚而更伤阳，能无损乎？宜用八珍汤加黄芪、麦冬、五味子主之。"不仅使我们对当归六黄汤不宜于阴虚之体有所认识，更可贵的是又拓宽了思路和治法。

程氏随着临床经验的积累，不仅善于学习、运用前人的方剂，而且师古不泥，自出机杼，创造了不少新方，且具有方约而效、量少而专等特点。他治噎膈病，是否癌症尚待研究，主用润剂，反对用燥药，他说："凡噎膈证，不出胃脘干槁四字……夫胃既槁矣；而复以燥药投之，不愈益其燥乎？"（《医学心悟·噎膈》）基于此，他创制启膈散，药仅八味，量仅29.5g，加上柿蒂可能31g左右，药用：沙参9g，丹参9g，茯苓3g，川贝母4.5g（去心），郁金1.5g，砂仁壳1g，荷叶蒂2个，杵头糠1.5g。下面附有气虚、虫积、血积、痰积、食积等加减。本方是通噎膈，开关之剂，并有屡效二字，是否有效、对什么样的膈有效，有待摸索和观察。但陆以湉在《冷庐医话》中有"程钟龄《医学心悟》篇幅虽隘，其方颇有佳者，余戚李氏妇患噎症绝粮，诸药不效，医告技穷，余拈此书，得启膈散，令煎服之，四剂能纳食，再四剂痊愈"的记载。

古人治痢多用枳实、厚朴、槟榔等坠下之品，程氏宗之，结果是效者半，不效者半。不效者缠绵难愈，而成败证。因此他对此证揣摩不舍，恍然有悟："由积热在中，或为外感风寒所闭，或为饮食生冷所遏，以致火气不得舒伸，逼迫于下，里急而后重也。"（《医学心悟·痢疾》）因制治痢散：葛根、苦参、松萝茶、赤芍、麦芽、山楂、陈皮。为细末水煎，每服12g，并注明"本方加川（黄）连尤效"。方用葛根为君，鼓舞胃气；陈茶、苦参为臣，清湿热；麦芽、山楂消宿食；赤芍、陈皮为使，所谓"行血则便脓自愈，调气则后重自除"也。聂云台在《温热标准捷效》中说："在衡山遇一医家，言某山疫痢，用《医学心悟》治痢散投之言无一不效；后又晤廖慕韩医士，述其经验亦同。"说明为经过验证有效的事实。

咳嗽为一般常见疾患，治不得法，每致留连，程氏创止嗽散，治诸般咳嗽方药是：桔梗（炒）、荆芥、紫菀、百部、白前各1000g，甘草（炒）360g，陈皮（去白）500g。共为末，每服9g，开水调下，食后临卧服，初感风寒，生姜汤下。他说："予制此药普送，只前七味，服者多效。或问药极轻微，而取效甚广，何也？予曰：药不贵险峻，惟期中病而已，此方系予苦心揣摩而得也。"（《医学心悟·咳嗽》）但是程氏并非专用本方统治诸咳，而是有详细的增减，如风寒初起，加防风、苏叶、生姜；若热伤肺，口渴、心烦、溺赤，加黄芩、黄连、花粉等。药因证变，而不泥于一方。鲍相璈因其治咳嗽有捷效，采人所撰《验方新编》之中。唐容川称赞"此方温润和平，不寒不热，有清金宁肺之功"。我院已故名老中医朱颜，在20世纪50年代即对此方做过药理药化分析，并制成浸剂以治咳嗽患者。

此外，他创制的消瘰丸、加味香苏散等方，已被晚清医家采入杂病书中，流传甚广。如陈修园在《时放歌括》中即选入了加味香苏散，并作了"此方乃治四时感冒发表之轻剂，为解肌治法，亦所当知"的评语，这些方剂确是方约而效、量小而专，值得我们采用和学习。

五、小结

（1）本书重在实用，以临床为主，而对中医基础理论、诊断等方面则尚欠全面，需要进一步学习和涉猎有关中医药书籍。

（2）本书虽非长篇巨著，但说理简明，辨证细致，特别是临证经验丰富，对我们有很大的启迪作用。故曰："书不在厚，贵在实用；方不在大，有效则灵。"

（3）程氏师古不泥，敢于质疑，多有创见，这种潜心揣摩、锲而不舍、认真钻研的学习精神，值得我们学习。

（4）学习的目的在于应用，而程氏重视临证，把医生、患者、患者家属视为一体的观点，值得重视和发扬。

（5）本书是一部入门书，我们如能根据作者所说的内容，在学好本书之后，再博览群书，提高理论和医疗水平，从而"心如明镜，笔发春花，于以拯救苍生，而药无虚发，方必有功"，自能登堂入室，成为一代大医矣。

第十二节
吴瑭先生学术思想探讨

　　《医学家吴瑭现代研究》编委会来信，约我写点这方面文章，以资纪念。窃思我对吴氏著作素少研求，只是从临证使用出发，对其《温病条辨》和《吴鞠通医案》进行过一般涉猎，非常肤浅，现不揣谫陋，简谈点滴体会，不当之处祈指正。

一、学承岐黄，下汲百家

　　吴氏年少时，以父病年余不起，深感人子不知医而悔恨交加，遂弃举子业，专事方术，上溯《黄帝内经》《难经》《伤寒论》，下至历代医籍，无不披览钻研，对中医药学理论有深邃造诣，又勤于临证，积有丰富实践经验，而以温病独擅。在其所著《温病条辨》中，开宗明义，将《黄帝内经》中有关温热病之论述，录出列为卷首以溯源；接着按三焦分篇、分条论述，并予注释，分为3卷；4卷为杂说，系有关温病理论探讨；5卷、6卷为温病治疗原理、产后调理及儿科惊风等内容，名虽《温病条辨》，实际上凡风、寒、暑、湿、燥、火——六淫致病者，无不囊括在内。吴氏认为："疟、痢、疸、痹，多因暑热湿温而成，不得不附见数条，以粗立规模。"霍乱是夏秋季节，感受时行疫，疫毒随饮食入胃，升降悖逆，清浊相干，证见频繁呕吐、腹泻，或腹痛或不痛为特征之疾病。具有发病急、变化快的特点，起于仓促之间，挥霍撩乱，故名霍乱。吴氏亦将治法列入中焦篇寒湿之中，确有见地。清代温病大家王孟英先生对此以深表赞许。因此，本书已大大超出温热病范畴。

二、师古不泥，勇于创新

吴氏在继承前人学术和医疗实践过程中，敢于质疑，提出创见。如对温病之辨证论治，既法取河间，独钟叶氏，又不囿于二人原有学说，提出"三焦辨证方法"，使湿热证之鉴别诊断、理论与临床紧密结合，更加准确，又易掌握；倡"治上焦如羽，非轻不举；治中焦如衡，非平不安；治下焦如权，非重不沉"之治则，不仅充实和丰富了中医治则学之内容，对指导临床、组方遣药、提高疗效，亦有着重要之实际应用价值，至今仍为广大中医同道所常用。

三、注重名实，研制新方

作为一名中医师，除具备必要之基本功底外，归根到底，还得落实到立法、遣药、处方上来，所以有效方剂，对于解困除厄、康复向愈、提高疗效有着重要意义。因此，历代一些名医大家，无不对本草、方剂下了很大功大，吴氏亦不例外。在治疗上，他远追仲景，近师叶氏，认为："叶氏持论和平，立法精细，只是立论过简，虽有医案散见，于杂证之中，人多忽之而不究。"乃深入钻研，结合个人心得，将叶氏一些方剂，给予适当之命名，局限其适应范围，使其名实相符，便于后学者运用，如五加减正气散，护胃、导赤、牛黄、宣白、增液承气汤之创制，丝丝入扣，各尽其功，具有针对性强、药少力专、奏效迅速之特点。特别是宣清导浊汤之治湿秘，使下法更臻完备。尽管遭到评注者"剽窃之讥"，实是叶氏之功臣，使其方剂名正言顺，得以发扬。其所创之一些方剂，如辛凉轻剂之桑菊饮，辛凉平剂之银翘散，至今不仅在国内作为中成药广泛应用，且远销不少国家和地区，足见其影响之深远。所拟之增液汤，经重庆市中医研究所于 20 世纪 80 年代采取最新研制工艺将其分别制成含糖、含盐大型中药输液之养阴针（剂），用于高热病例，不仅有效地解除了患者口渴、便秘、尿少、皮肤不润、舌红少津等伤阴症状，且在伤阴发生前应用，能起到较好的保津之作用，防止伤阴之发生，对高热患者具有控制病势、阻止传变之作用。

四、伤寒温病，融为一体

历史上不少中医学者把伤寒与温病两者对立起来，一直争论不休。但在《温病条辨》中，可以看到两者理论交相辉映，伤寒与温病方交叉出现，关键在于辨证详明，方证对应。正如吴氏在"凡例"中所说："是书虽为温病而设，实可羽翼伤寒。若真能识得伤寒，断不致疑麻桂之法不可用；若真能识得温病，断不致以辛温治伤寒之法治温病。"中焦篇第 46 条说："阳明湿温、呕而不渴者，小半夏加茯苓汤主之；呕甚而痞者，半夏泻心汤去人参、干姜、大枣、甘草，加枳实、生姜主之。"本条后按曰："湿寒之痞兼有食积，湿温之痞，热陷邪留，故呕而兼痞也。水气上逆则呕，水停膈间则痞，上干于头则眩，中凌于心则悸。方日本义，俱有斟酌，难为粗心者道。"朱在眉评中指出："呕而不渴者，则用半夏加茯苓；

呕甚而痞，则用泻心去人参。是真读《伤寒论》者，人言伤寒与温病毫不相涉，吾言伤寒与温病交相为济。"评注者持论公允，确能提高我们的认识和鉴别能力。余如桂枝汤、理中汤、大小青龙汤、乌梅丸等，均在常用之列。足证吴氏不仅对温病有独到研究，对伤寒亦确有很好造诣，开创了伤寒与温病于一炉，寒温两方并用之先河。

五、重视医案，记录翔实

吴氏吸取了叶氏"立论过简"之教训，对其所治医案大多做了忠实的记录，实事求是，毫不浮夸，理、法、方、药一致，是其难能可贵处。如乙酉年正月三十日，所治赵姓案："太阳痹则腰脊痛，或左或右，风胜则引也；或喘或不喘者，中焦留饮上犯则喘，不犯则不喘。切戒生冷猪肉与一切补药，周年可愈。六脉洪大已极，石膏用少万不见效。"连续诊治9个月，生石膏用量小则18g，重达500g，并用小剂量妙应丸下其痰水，至十二月二十二日，以大青龙（汤）加减见功。这在清朝嘉庆年间，吴氏在个人执业、诊务繁忙的情况下，每诊必录，连停药几天都详为记出，若非具有严谨治学、执着追求之精神，何能至此？治季氏少阳头痛，本有损一目之弊，无奈盲医不识，误用辛温，反助少阳之火，甚至有用附子之雄烈者，无怪乎医者盲，致令病者亦盲矣。况此病由于伏暑发疟，疟久不愈、抑郁不舒而起，肝之郁勃难伸，肝愈郁而胆愈热矣。现在仍然少阳头痛未罢，议仍从少阳胆络论治。药用羚羊角（可用水牛角代替）、钩藤、桑叶、菊花、丹皮、苦丁茶等进退。此案夹叙夹议，娓娓道来，其病因病机、症情变化、失治误治、预后转归，无不跃然纸上，主法、处方、遣药、恰中肯綮，自能收到桴鼓之效。余如以小青龙汤加减，治疗谢氏怀孕七月之痰饮哮喘；以情胜情，郭氏心理治疗案，今天读来，对我们仍有很大的启迪和借鉴作用。特别是《增补评注温病条辨》一书，参加评注者多达 6 人，为历代医籍中罕见者。他们都具有真才实学、远见卓识，能对吴氏原著和所制方剂从不同角度提出中肯意见，优者褒之、肯定之，不足者补之，甚者贬之，对发展吴氏温病学说起到了很好地匡正和促进作用。其次，在学习和钻研吴氏《温病条辨》条文时，最好与其医案结合起来相互对照，则易于领会其个中三昧，提高自己之学术水平和业务能力，能收到事半功倍之效。

第十三节
王清任活血化瘀九法与方剂应用

王清任是清代著名的中医学家，在长期的医疗实践活动中，对血瘀证进行了深入的研究，其独具匠心的气血理论，为我国的临床医学做出了卓越的贡献。王氏晚年所著《医林改错》一书，自制多首活血化瘀方剂，对后世医家治疗血瘀证树立了典范，至今仍有效地运用于临床各科。在王氏所创的活血化瘀方剂中，通过对药物组成的分析，可充分体会到王氏辨证论治的思想，以虚实为纲，再辨虚在何处、实属何邪；具体治疗上则以扶正祛邪为基本治则，治法丰富多样。现就该书代表方剂和辨治方法做以分析，总结出活血化瘀九法藉以提要钩玄，便于掌握与应用。

一、疏肝理气、活血化瘀法

肝属木，喜疏泄调达，肝气不疏或肝气郁结，气郁则血行不畅，气血郁滞于内，而生瘀血诸证，如头痛、胸痛、腹痛、失眠、癥积、癫狂等。所以应用该法，一方面疏理郁结之肝气，使气机调达；另一方面活其瘀滞之血，使血得活而行。《医林改错》中的代表方剂，主要有血府逐瘀汤、膈下逐瘀汤、癫狂梦醒汤和通气散等。

（一）血府逐瘀汤

1. 组成

生地黄三钱（9g），当归三钱（9g），桃仁四钱（12g），红花三钱（9g），枳壳二钱（6g），赤芍二钱（6g），柴胡一钱（3g），桔梗一钱半（5g），川芎一钱半（5g），牛膝三钱（9g），甘草一钱（3g）。

2. 方义

本方是最能代表王清任活血化瘀学术思想的方剂，以四逆散合桃红四物汤加减而成。肝藏血，血府（专指膈上胸中）是肝经的分野，故用四逆散疏肝，调肝气以行血。以赤芍易白芍，因白芍养血柔肝，缓中止痛，敛阴收汗，重补涩；赤芍味苦，性微寒，具有凉血、止痛、化瘀、消肿的功效，重在疏泄而活血。黄宫绣云："赤芍与白芍主治略同，但白则有敛阴益营之力，赤则有散邪行血之意；白则能于土中泻木，赤则能于血中活滞。故凡腹痛坚积，血瘕疝痹，经闭目赤，因于积热而成者，用此则能凉血逐瘀，与白芍主补无泻，大相远耳。"（《本草求真》）四物汤入肝补血活血，桃仁、红花活血行瘀，一上一下通行全身，相得益彰；生地黄除四物之用外，还可清热凉血，解瘀血所生之邪热，兼有化瘀而不伤血的作用；桔梗行气宽胸，载药上行，引诸药趋向胸中"血府"；用牛膝引血下行，与桔梗相配，一升一降，使血府气机条畅，加强活血行血的作用，使邪气有外出之机。同时用牛膝还有抑制柴胡升发的作用，防其升发太过。甘草调和诸药，使攻伐不致过猛，瘀化不伤正气。

3. 应用

血府逐瘀汤原书所治之症有头痛（无表里气虚痰饮之症，忽犯忽好，百方不效），胸痛（胸前痛，木金散；后同背痛，瓜蒌薤白白酒汤；忽然胸痛，前方皆不应），胸不任物，胸任重物，天亮出汗，食自胸右下，心里热，瞀闷，急躁，夜睡梦多，呃逆，饮水即呛，不眠（夜不能睡，用安神养血药治之不效），小儿夜啼，心跳心忙，夜不安，肝气病，干呕，晚发一阵热。

本方应用甚广，临床各科可谓无所不用，广泛用于心脑血管疾病等100余种疾病，赞誉甚多。现代药理研究证实，该方能改善微循环，增加组织器官的血液灌注，降低血液黏稠度，抑制血小板的聚集，降低血脂，抑制血栓形成；对心血管系统有明显的影响，能增加冠状动脉血流量，有较强的减慢心率和抑制心肌收缩力的作用；能显著抗缺氧、抗炎，并有较慢但持久的镇痛作用，对呼吸窘迫综合征及眼底病变也有良好的治疗作用。

（二）膈下逐瘀汤

1. 组成

五灵脂炒三钱（9g），当归三钱（9g），桃仁研如泥三钱（9g），丹皮二钱（6g），赤芍二钱（6g），红花三钱（9g），枳壳一钱半（5g），乌药二钱（6g），香附一钱半（5g），川芎二钱（6g），延胡索一钱（3g），甘草三钱（9g）。

2. 方义

方中以香附、乌药入肝经，疏理肝气而解郁，并能通达上中下三焦，其中以中下焦为主；桃仁、红花逐瘀活血，通行一身血脉；当归、赤芍养血活血；五灵脂能破瘀血，消积块；丹皮入肝经，凉血清热，活血化瘀，以治瘀热；川芎、延胡索入肝经，能理气活血止痛；甘草调和诸药，并扶中气。五灵脂有"气味俱厚，阴中之阴"之性，乌药有疏散凝滞、偏走腹胸之长。两者为伍，可引方中活血、行气之品，直趋膈下脘腹，消积除痞；诸药配伍，能疏肝气、化肝瘀、行血结。

3. 应用

原书所治之症有：积块（若患者气弱，加党参三五钱），小儿痞块，痛不移处，卧则腹坠，肾泄（五更泄，用二神丸、四神丸治之不效），久泻等。本方专事攻逐，其力猛峻，对纯瘀无虚或因瘀致虚，正气尚耐攻伐，且病势在内、在下的瘀血较重之证，有摧枯拉朽之效。王氏认为，凡肚腹积块"不必论古人立五积、六聚、七癥、八瘕之名"，皆是瘀血结滞而成，即"气无形不能结块，结块者必有形之血也"。故本方可用于瘀在膈下，形成积块，或小儿痞块，或肚腹疼痛，痛处不移，或卧则腹坠似有物者。现今临床广泛应用于治疗肝硬化、肝脾肿大等病证。

（三）癫狂梦醒汤

1. 组成

香附三钱（9g），大腹皮三钱（9g），桃仁四钱（12g），川木通三钱（9g），桑白皮二钱（6g），赤芍二钱（6g），柴胡一钱（3g），陈皮一钱半（5g），苏子一钱半（5g），青皮三钱（9g），半夏一钱（3g），甘草一钱（3g）。

2. 方义

方中重用桃仁以活血化瘀，引瘀下行；辅以赤芍、木通通行经络，助桃仁攻逐瘀血；半夏、陈皮理气化痰，降逆开结；大腹皮辛微温，《本草纲目》云："降逆气，消肌肤中水气浮肿，脚气壅逆，瘴疟痞满，胎气恶阻胀闷。桑白皮性寒味味甘，归肺、膀胱经，与大腹皮配伍利水消肿；苏子可降气消痰。"《本草汇》曰："散气甚捷，最能清利上下诸气，定喘痰有功。"三药合用降气利水，使顽痰、浊气从下而出；香附、柴胡、青皮疏肝解郁理气，与逐瘀、化痰之品共施，以收气行血亦行、气行痰得化的功效；同时柴胡与陈皮并用，一升一降，使气机流通，升降复常；倍加甘草补益心脾，《日华子本草》谓其有"安魂定魄"之功。全方配伍以"通"为法，以"降"为和，以"疏"为用，以"活"为治，共奏疏肝埋气、降气化痰、活血化瘀的功效。

3. 应用

癫狂系属精神失常之疾病，与肝经气机郁滞有关，但癫与狂的病机不尽相同，故分而治之。其癫者，静而不动，治以疏气调肝；其狂者，动而难静，故治以镇潜安神。王氏根据实地观察和长期临床实践的经验，认为癫狂与瘀血相关，《医林改错》指出：癫狂之发，缘于"气血凝滞脑气，与脏腑气不接"，而"灵机记性不在心、在脑"。故肝失疏泄，气机壅滞，脾失健运，痰浊内生，痰凝血瘀，与气并而逆于上，瘀滞于脑，脑失所养，灵机失用，则会出现哭笑不休、詈骂歌唱、不避亲疏等神志精神异常的癫狂症状。因此，治疗上以疏肝气、活瘀血、化痰浊、降逆气为法，而所创癫狂梦醒汤，意在使患者药后"如梦方醒"。临床对属于痰瘀交阻并有气血上冲之势的癫狂症，可参考试用。

（四）通气散

1. 组成

柴胡一两（30g），香附一两（30g），川芎五钱（15g）。

2. 方义

方中柴胡为肝经要药，能理气解郁，宣通阳气，直达少阳，而通与耳；香附为气中之血药，辛香走散，微苦而降，善理肝胃之气，而开郁结，与柴胡相伍，以调畅肝家之气机；川芎善"理血中之气"，升散透达，上可行于头角，下可达于血海，中可开启郁结，使一身气血通顺畅达。诸药合用，具有疏肝、理气、行血的功效。

3. 应用

是方系王氏用治肝经气血郁滞所致"耳聋不闻雷声"的自创方药。味虽少，但力量专一，充分体现出通气行血的治疗原则。从药物的用量来看，柴胡、香附的用量数倍于川芎，故该方重在疏肝调气行血，而轻于活血化瘀，实为疏肝理气、活血通络之轻剂。对瘀血较重的需配用通窍活血汤，王氏曾以两方合用治疗"年久耳聋"之证，竟有数十年耳聋治愈的验案。对虚性耳聋可在补益肝肾的基础上配合本方，往往亦能收奇效。另对肝气郁结、气机不畅而瘀血不甚的其他病证也皆可用之。有报道称单用本方，配合路路通一味煎汤送服，治疗老年性神经性耳聋，颇有效验。

以上四方均为疏肝理气、活血化瘀之方，但血府逐瘀汤偏于疏肝理气活血，用于上焦胸中血府的血瘀之证；癫狂梦醒汤偏于疏肝降气、化瘀逐痰，用于血瘀痰阻、气血上冲之证；膈下逐瘀汤入肝破瘀，适用于膈下癥瘕痞块的瘀血重证；而通气散疏肝理气活血之力较轻，仅适用于肝郁血瘀的轻证，临床亦应辨证使用，灵活而施，切不可一方通治。

二、温经散寒、活血化瘀法

《素问·举痛论》谓："寒气入经而稽迟，泣而不行。"寒为阴邪，其性收引凝滞，最易阻碍气血，使血得寒则凝，故王清任说"血受寒则凝结成块"。若阳气亏损，或经寒血涩，血脉失于温运，以致形成虚寒血瘀的病证。王氏在《黄帝内经》《金匮要略》理论的启发下，充分认识到阳气在人体中的温煦作用，营血以在血脉中周流不息，主要依赖于阳气的温煦推动作用。因此，对于因寒致瘀的治疗，自当以温阳活血为法，为此王氏创制了通窍活血汤、少腹逐瘀汤等著名的方剂。

（一）通窍活血汤

1. 组成

赤芍一钱（3g），川芎一钱（3g），桃仁研如泥三钱（9g），红花三钱（9g），老葱二根切碎（3g），红枣去核七枚（5g），鲜姜三钱（9g），黄酒半斤（3g），麝香布包五厘（0.15g）。将前七味煎一盅，去渣，将麝香入酒内，再煎二沸，临卧服。

2. 方义

全方共有九味药组成，方名中即寓有病位，又阐明了治法，是王氏治疗官窍、皮肤毛发、周身血管瘀血诸疾的常用方。在具体用药上，王氏认为"通窍全凭好麝香"，故在方中作为主药。麝香性温而味辛香，《本草纲目》谓其能"通诸窍之不利，开经络之壅遏"，其味芳香走窜，开关透窍，通络散瘀，能开诸窍而行十二经，使气血通畅；配以赤芍、红花、桃仁、川芎以增强其活血化瘀之功，配以辛温散寒之鲜姜、老葱、黄酒加强其芳香温通的作用，用其辛散之力，使诸药向上、向外走窜，用其辛温之性，以激发和增强活血通络之品的效能；配以红枣，养血和营以护胃，生化气血。

3. 应用

本方是王氏用治头面四肢、周身血管血瘀之症，如头发脱落，眼疼白珠红（先服一剂，后吃加味止痛没药散，每日二剂），糟鼻子，耳聋年久，白癜风、紫癜风，紫印脸，牙疳，出气臭（早服血府逐瘀汤，晚服此方）；妇女干劳，男子劳病（吃三剂后，如果气弱，每日煎黄芪八钱，徐徐服之，一日服完），交节病作（如春秋之交易咳喘等）；小儿疳证计十九条，具有温经活血通窍的功效。适用于纯瘀无虚，寒凝不甚，而病位偏表、偏上的病证。如瘀血阻滞头面的头痛头晕，或耳聋年久，或头发脱落，面色青紫，或酒渣鼻，或白癜风，以及妇女干血痨，或小儿疳积而肌肉消瘦，腹大青筋，潮热等。王氏认为后者证候虽一派虚弱表现，而其本是"内有瘀血""因瘀致虚"，故不能以虚治之，待瘀血去则正可自复。

（二）少腹逐瘀汤

1. 组成

小茴香炒七粒（15g），干姜炒一钱（3g），延胡索一钱（3g），赤芍二钱（6g），川芎一钱（3g），当归三钱（9g），官桂一钱（3g），没药二钱（g），蒲黄生二钱（6g），五灵脂炒二钱（6g），水煎服。

2. 方义

本方是王清任用于"去疾、种子、安胎"治疗妇科疾病的一张有效的方剂，谓其"能将子宫内瘀血化净""效不可尽述"的真良方也。从方中10味药的组成来看，体现出王氏从寒、从瘀论治妇科疾病的学术思想，方中以当归、川芎、赤芍养血活血，调经止痛，其中川芎为阴中之阳药，血中之气药，三者相配，其活血行气、散滞调经之力更佳；炒小茴香、干姜味辛，性热，温中散寒，回阳通脉，可治心腹冷痛。《医学启源》载："可通心气，助阳，去脏腑沉寒，发诸经之寒气，治感寒腹痛。"官桂辛、甘、热，可补火助阳，引火归元，散寒止痛，温经通脉，其温经散寒，通达下元；生蒲黄味甘性平，归肝、心包经，功能止血、化瘀、通淋；五灵脂甘温。《本草纲目》云："五灵脂味甘性温，足厥阴肝经药也，气味俱厚，阴中之阴，故入血分。"肝主血，故此药能治血病，和血散血而止诸痛；蒲黄、五灵脂二药系失笑散，能活血化瘀止痛；延胡索、没药行气活血；而小茴香为"小腹少腹至阴之分之要品"，可引诸药直达下焦病所。诸药合用，具有温经散寒、通达下焦、理气止痛、活血化瘀之功。

3. 应用

原书此方治少腹积块疼痛，或有积块不痛，或疼痛而无积块，或少腹胀满，或经血见时，先腰酸、少腹胀，或经血一月三五次，色紫、黑，有块，或崩漏兼少腹疼痛，或粉红兼白带。对下焦久瘀沉寒、癥瘕积块有良好的作用。现代研究证实该方抑制炎性增殖，对肠炎、外痔、不孕症、不育症、子宫内膜异位症、子宫肌瘤、痛经以及盆腔炎等疾病，有良好的治疗效果。但方中辛温活血之药较多，对妇女肝郁气滞、内火炽盛者应慎用，或配伍一些清热泻火之品，以防助热生火，而生变证。

以上两方，均具有温通活血的作用，所不同的是通窍活血汤中以辛温走窜之麝香与活血化瘀药物相配，温经散寒之力弱，善治上焦巅顶及体表部位的瘀血证；少腹逐瘀汤则是以辛苦温通之品与活血化瘀药物相配，温经散寒之力强，长于治疗下焦及妇女胞宫的瘀血证。

三、祛风除湿、活血化瘀法

痹证一病，多由风、寒、湿、热之邪杂合而致，历代医家多遵《黄帝内经》《金匮要略》之说，以祛风、散寒、除湿、清热、滋阴、养血等方药辨治，形成一套较有规律的治疗模式，临床上多能获效，但其病因病机复杂，体质各异，有久治不愈者，正如王氏在书中提道："明知受风寒，有温热发散药不愈；明知有湿热，用利湿降火药无功；久而肌肉消瘦，议论阴亏，随用滋阴药，又不效。"盖因痹病日久，缠绵不愈，其邪入络进血，血液瘀滞，瘀与邪结，阻塞脉络，故用常法，不得以愈病。王氏提出"痹证有瘀血说"，与"久病入络"的论点一致，在治法上创制了身痛逐瘀汤，丰富了中医学关于对痹证治疗的内容。

身痛逐瘀汤

1. 组成

秦艽一钱（3g），红花三钱（9g），川芎二钱（6g），当归三钱（9g），五灵脂炒二钱（6g），桃仁研如泥三钱（9g），香附一钱（3g），牛膝三钱（3g），地龙去土二钱（6g），没药二钱（6g），羌活一钱（3g），甘草二钱（6g）。

2. 方义

本方是在祛风除湿药中加活血化瘀药、血中气药而成，集中体现出王氏以祛风除湿、活血化瘀、通行经络治疗痹证的学术思想。方中用红花、没药、桃仁活血化瘀，通行经络；当归养血活血；川芎、五灵脂、香附活血行气，温经止痛；秦艽辛散苦泄，质偏润而不燥，为风药中之润剂。始载于《神农本草经》，列为中品，"秦艽主寒热邪气，寒湿风痹，肢节痛、下水、利小便"。《名医别录》称"秦艽能疗风，无问久新，通身挛急"。羌活辛、苦、温，能散风化湿，透四肢、关节、头目；秦艽、羌活配伍可驱风除湿，通利关节而止痛；甘草调和诸药；地龙既能清热散结，又能通行经络，除痰浊，是治疗经络间气血阻滞的要药，尤对湿郁化热的痹证用之最为相宜，也是方中的特色用药之一。全方重用活血通络之品为主，辅以祛风除湿，气血两调，风、湿、寒、瘀四因同治是治疗久痹不愈的有效方剂。

3. 应用

用于痹久入络、气血痹阻经络所致的肩痛、臂痛、腰痛、腿痛或周身疼痛等众痹。本方临床应用甚广，可治过敏性紫癜、风湿性关节炎、类风湿关节炎、坐骨神经痛以及急性腰扭伤等病。

四、清热凉血、活血化瘀法

温热毒邪，蕴郁体内，煎灼阴血，阴津耗伤，血液黏滞，难以流通，而成瘀血之证。前人对此所论较少，王氏在这方面不仅发前人所不及，而且提出了独特的认识。他认为"瘟毒烧炼""血受热则煎熬成块""必将气血凝结"，以致气血塞脉络，而形成瘀热蕴结的病变。因此，应采取清热解毒和活血化瘀相结合的治法，以"通其血，解其毒"，为此，他创制了解毒活血汤、通经逐瘀汤等方剂。

（一）解毒活血汤

1. 组成

连翘二钱（6g），葛根二钱（6g），柴胡三钱（9g），当归二钱（6g），生地黄五钱（18g），赤芍三钱（9g），桃仁_{研如泥}八钱（24g），红花五钱（15g），枳壳一钱（3g），甘草二钱（6g）。

2. 方义

本方系王氏为"初得（瘟毒）吐泻"而发的方剂，其中一为清热解毒驱邪药，连翘、甘草清热解毒，葛根解肌透疹，柴胡解表退热，葛根对暴吐泻、转筋有良好的缓解和治疗作用。二是活血化瘀、行气类药物，其中当归、生地黄清热凉血，赤芍养血凉血化瘀，桃仁、红花逐瘀通络，枳壳理气和胃。诸药相配，共奏卫气营血共清、清散解毒并用之功效。

3. 应用

用于瘟毒疫疬，暴作吐泻初起。王氏所谓瘟毒吐泻，是指某些消化系统的急性传染性疾病，如霍乱等。他认为"瘟毒自口鼻而入气管，由气及血，将气血凝结，壅塞津门，水不得出，故上吐下泻"，故其治宜"活其血，解其毒"。对瘟毒吐泻初期，邪气盛、正气未衰之际最为相宜。若阴液大伤，或阳气衰微，则不宜用之。本方加减，还可用于热瘀互结而致的其他急性热病。近年有人将本方加减用于治疗病毒性肝炎，对缓解临床症状、降低转氨酶及乙肝病毒 DNA 的转阴都有良好的作用。

（二）通经逐瘀汤

1. 组成

桃仁_研八钱（24g），红花四钱（12g），连翘_{去心}三钱（9g），穿山甲_炒四钱（12g），皂角刺六钱（18g），地龙_{去土}三钱（9g），麝香_包三厘（0.2g），赤芍三钱（9g），柴胡一钱（3g）。

2. 方义

方中连翘味苦，性微寒，入肺、心、胆经，能清热解毒，消肿散结，善清解上焦之热，消疮疡肿毒，李杲谓之"散诸经血结气聚，消肿""疮家之圣药""十二经疮药中不可无此"；柴胡味苦而辛，性微寒，可清热达邪，解郁发表，解散热毒及时行之邪；麝香辛温走窜，"通诸窍之不利，开经络之壅遏"，可使气血通畅；桃仁性平味苦，归心、肝、肺、大肠经，《神农本草经》谓："主瘀血，血闭癥瘕，邪气，杀小虫。"李杲曰："治热入血室，腹中滞血。"桃仁功长破血行瘀，兼能润肠通便，苦主降泄，主治瘀血偏于局部有形，或在下腹部者；红花味辛，走而不守，功专理血，迅速四达，活瘀血，生新血。二药合用破血祛瘀之力更大，通经散瘀而止痛，治妇女各种瘀血病证；赤芍活血化瘀，以行血滞；山甲、地龙、皂角刺通达经络，以托毒脓，尤其是山甲一味，性专行散，善于走窜，能通行经络而达病所，张锡纯曾谓其气腥而窜，其走窜之性，无微不至，故能宣通脏腑，贯彻经络，透达关窍，凡血凝血聚为病，皆能开之；地龙咸寒，功能清热利尿、通经活络；皂角刺辛散温通，性极锐利，能攻走血脉，攻散之力较强。诸药相合，共奏通经活血、解热散毒、透脓疗疮之功效。

3. 应用

用于热毒瘀血相抟，结于皮肤、血脉、官窍而生的痘疮。王氏认为"瘟毒在内烧炼其血，血受炼烧，其血必凝，血凝色必紫，血死色必黑，痕之紫黑，是其证也。死血阻塞道路，瘟疫毒邪，外不得由皮肤而出，必攻内脏，脏腑受毒火煎熬，随变生各脏逆证"，是"逆形逆症"痘疮的成因。本方的临床应用不仅限于痘疮，方中山甲可散结聚，连翘的作用在《成方切用》中曾谓"痞坚之处，必有伏阳，可以连翘之苦寒，散结而清热"。所以该方被后世医家广泛用于治疗瘀热交结的多种癥瘕积聚病证，如肝硬化、子宫肌瘤、卵巢囊肿等，疗效较佳。

以上两方均具有清热解毒活血的作用，且均以连翘为主要清热解毒之品，所不同的是解毒活血汤中连翘只用二钱，而其他寒凉之品用量也寡，故其清热解毒之力弱，以治热病初起、瘀热壅结不甚的病证；通经逐瘀汤则连翘用至三钱，且有地龙、赤芍等凉血行瘀之品，故其清热通经之力较强，可用治热毒瘀血壅滞较盛的病证。

五、疗损止痛、活血化瘀法

《诸病源候论》说："血之在身，随气而行，常无停积，若因坠落损伤，即血行失度……皆成瘀血。"王氏积极倡导此说，认为妇人产后，胞衣不下，宫血虽出，但未尽除，瘀血凝于胞中，而见阴部下血不止、小腹疼痛等诸证，或跌仆损伤，骨折筋伤，瘀血内壅，经脉阻塞，可见局部肿胀疼痛、肌肤疮疡等。此时治疗应以疗损止痛、活血化瘀为法，没竭散当是可选之方。

没竭散

1. 组成

没药三钱（9g），血竭三钱（9g）。

2. 方义

本方又名夺命散、夺命丹等，原方出于《妇人良方大全》，是治疗产后血晕的方剂。《医宗金鉴》用其治疗临产胎衣不下，如《医宗金鉴》中说："产妇胞衣不下者，或因初产用力困乏，风冷相干致血瘀凝；或因下血过多，血枯产路干涩，或血入胞衣，胀满疼痛，皆能使胞衣不下，均当急用夺命散。"王氏在应用本方时增加了药物的用量，使其活血化瘀之力更强。方中没药味苦性平，入心、肝、脾经，可活血疗伤，专医损伤而致的瘀血作痛，《本草纲目》云"散血消肿，定痛生肌"；血竭味甘性平，入心、肝经，能活血散瘀，为"和血之圣药"。《唐本草》(《新修本草》)："主五脏邪气，带下，止痛，破积血，金创生肉。"《本草纲目》："散滞血诸痛，妇人血气，小儿瘰疬。"两药相合，活血化瘀之力倍增，可除恶血，下胎衣，疗损伤，止疼痛。

3. 应用

本方在《医林改错》中主用于治疗产伤所致的胎衣不下之证。但方中没药善于活血通经，消肿止痛；血竭既能活血定痛，又能生肌止血，是治疗跌打损伤、内伤瘀痛及外伤出血不止等外科诸疾的要药。故本方在临床上或单独使用，或配伍他药用于治疗跌打损伤、外伤骨折、痈肿疮疡、肠痈等外科疾病，以及一些外伤急证的救治。

六、攻里通下、活血化瘀法

《素问·缪刺论》云："恶血留内，腹中满胀。"若气郁蕴热，血脉流行受阻，浊瘀结聚，或瘀热壅结于肠腹，上逆于头目，目络瘀阻，或致肝脾受损，气化失司，水湿不运，瘀热水浊结于腹中，所变生的疾病，其治当以攻里通下、活血化瘀为法，王氏所创加味止痛没药散和下瘀血汤均属代表方剂。

（一）止痛没药散

1.组成

没药三钱（9g），血竭三钱（9g），大黄二钱（6g），朴硝二钱（6g），石决明_煅三钱（9g），清茶适量。

2.方义

加味止痛没药散原出于《医宗金鉴·眼科心法要诀》，具有活血化瘀、通下泻热的功效。原方由没药、血竭、大黄、朴硝四味药组成，用时以清茶调服，主要用于因"肝血热耗，胆汁皆亏，血因火迫，灌入瞳中"而致的"血灌瞳人[①]，目睛疼痛，瞳人如血灌红色"。并谓"止痛后，服大黄当归散"以泻邪热，清眼目，养阴血，活瘀血。王氏在此方基础上加入了寒

[①] 瞳人：为瞳孔。

凉之品，以加强清热通下之功效。全方以没药、血竭为主药，以活血、化瘀、止痛；人黄味苦性寒峻烈，攻下破瘀力强，为涤荡之将，方中用之攻下实热，清血分之实热；朴硝通下软坚，与大黄相合，可直折其火热之势，促使邪热从下而出；茶叶降火清头明目，并能通利小便，引热从小便而出；石决明，味咸性寒，能清肝明目，重镇潜阳，以增强其清热之力。综观全方，活血与泻火并用，清肝与通腑并施，清上导下，气血兼顾，实为降火攻下、凉血活血、明目退翳之方。

3. 应用

王氏誉本方为"眼科外症，千古一方"，主要用于火热郁结于目而致的"眼痛，白珠红，后起云翳"；对暴发火眼初期（如急性结膜炎等），证见眼赤、目睛疼痛等证有良好的临床疗效，称其"一日二付，三两日内必痊愈"。临床上对属瘀血内结、腑中有热的其他疾病也可广泛用之，如对肝阳上亢、瘀热上冲而致的头痛、眩晕等疗效甚好。

（二）下逐瘀汤

1. 组成

桃仁研八钱（24g），䗪虫三个（10g），甘遂为末冲服五分（1.5g），大黄五分（1.5g）。

2. 方义

下瘀血汤原出自张仲景的《金匮要略·妇人产后病脉证治》篇中，主要由桃仁、䗪虫、大黄三味药物组成，用时以清酒煎煮，是《金匮要略》中用于治疗妇人"腹中有干血著脐下"而致的"经水不利""产后腹痛"等病证的著名方剂，王氏在转引此方时加入甘遂一味，其目的在于加强破积利水的作用。方中以大剂桃仁活血祛瘀，破枳除瘕，用为主药；《素问·至真要大论》云："诸腹胀大，皆属于热。"故配以大黄攻下热结，荡涤瘀滞，引瘀下行；䗪虫破血逐瘀，通行经络；甘遂为末分冲，峻下水邪，破积除聚。诸药相合，实为攻下逐水、活血破瘀之峻剂。

3. 应用

用于水血互结所致的"腹皮上有青筋，是血鼓腹大"的血鼓病证。血鼓，属于中医临床疑难病证，是气、血、水、虫、食"五鼓"之一，又称单腹胀。其证多由情志郁结，或嗜酒过度，或虫积日久，致肝脾受损，气滞湿阻，水湿不运，邪热内蕴，与瘀血互结而成。《血证论》谓："血鼓之证，胁满，小腹胀满，身上有血丝缕，烦躁漱水，小便赤，大便黑，腹上有青筋是也。"本方专为逐瘀而设，凡血鼓之证无明显正气衰败者，伍以健脾和胃之品，均可用之，临床广泛用于因水瘀互结而致的肝硬化腹水等病证。王氏还指出："与前膈下逐瘀汤，轮流服之方妥。"

以上两方均具有攻里通下活血的作用，所不同的是加味止痛没药散体现了王氏"上病取下"的治疗思想，以大黄、朴硝通大便腑实，并与清热活血之品相配，来治疗头目的瘀血证；下瘀血汤则是以甘遂利小便逐水饮，并与清热活血之品相配，以治中下焦腹中的水瘀互结证。两方所治病证上下有别，驱邪通路前后各异。

七、补气活血化瘀法

本法系中医临证的常用治法，为王清任首创。王氏在继承了中医学的理论基础上，在气血学说上有所进一步发挥，谓："治病之要诀，在明白气血，无论外感内伤……所伤者无非气血。"他认为气血是人体最重要的组成部分，气是人体的生命之源，人体的任何功能活动皆与气有关，元气充足，则血液畅流，元气虚衰，则血滞为瘀。正如其所说："元气既虚，必不能达于血管，血管无力，必停留而瘀。"因而提出了补气活血化瘀法，创制了一系列属于该治法的方剂，其代表方主要有补阳还五汤、黄芪赤风汤、足卫和荣汤、黄芪桃红汤、助阳止痒汤等。

（一）补阳还五汤

1. 组成

黄芪四两（120g），当归尾二钱（6g），川芎一钱（3g），赤芍一钱半（5g），地龙去土如泥一钱（3g），红花一钱（3g），桃仁研如泥一钱（3g）。

2. 方义

关于该方的命名，王氏认为，人身之阳气，应为十分，左右各半，之所以发生半身不遂，是因少了二分之一的阳气，其治疗应益气活血，还其五分阳气，而达到治疗偏瘫的目的，故命名为"补阳还五汤"。同时指出："元气即火，火即元气，此火乃人体生命之源。"可知阳气足，则血行畅，四肢和头面五部均得以充养，反之阳气损，运血无力，则必瘀滞，肢体久而失其滋养，而形成偏枯、半身不遂等症。因此，方中用大剂黄芪，其味甘，气微温，气薄而味浓，阳中之阳也，意在大补元气，气可生血，促进血脉流通，滋养全身以通行气血。当归养血活血，桃、红、芎活血化瘀，地龙活血通络，量少而药轻，可见本方重在补气，使气足血活，经络通畅，半身不遂得以改善和恢复。《素问·逆调论》云："荣气虚则不仁，卫气虚则不用，荣卫俱虚，则不仁且不用。"偏瘫是营卫俱虚，致不仁不用，是以用大剂黄芪以补营卫之气，佐少量之当归尾、川芎、赤芍、地龙活血通络，可补气活血，是最具有代表性的有名方剂。

3. 应用

本方是王氏治疗中风瘫痪的首选方，也是中医补气活血的代表方，具有很高的临床使用价值。凡中风后遗症属气虚血瘀，经脉不通，症见半身不遂，口眼歪斜，语言謇涩，口角流涎，下肢痿废，小便频数或遗尿不禁，苔白，脉缓等，均可用之。本方临床应用甚广，除治疗中风病外，对小儿麻痹后遗症、神经胶原病、糖尿病周围神经病变、结节性红斑、强直性脊柱炎、慢性肾炎及冠心病等也均有较好的治疗作用。现代药理研究证实：本方水煎液能降低全血高、低切黏度，降低血浆比黏度，改善微循环，抑制血小板集聚，有明显的抗凝和抗体内血栓形成的作用。本方还有降低胆固醇，消除动脉粥样硬化斑块，扩张脑血管，降低脑血管阻力，增加脑血流量，促进自体血肿吸收，加速损伤脑组织的修复。对增殖性炎症和渗出性炎症具有拮抗作用，同时还能增强免疫功能，增加实验动物胸腺和脾脏的重量。研究还证实本方对慢性肾炎及肾衰竭的早、中期具有降低24小时尿蛋白含量，扩张肾小动脉，增加肾小球灌注，降低血肌酐及尿素氮的作用。

（二）黄赤风汤

1. 组成

黄芪二两（60g），赤芍一钱（3g），防风一钱（3g）。

2. 方义

对于痫证的治疗，诸多医家多从先天不足、脏腑失调、风阳内动、气血逆乱、痰浊壅窍等方面立论，其治多用定痫丸、止痉散、涤痰汤等祛风止痉、化痰开窍之品，王氏另辟蹊径，认为痫证是由"元气一时不能上转于脑髓而致，只有补养元气，通畅血络，充养脑髓，方能治之，遂组创了黄赤风汤。方中黄芪用为二两，而赤芍、防风仅各用一钱，可见本方仍是以补气为主、活血通络为辅的方剂。用黄芪培补元气，调脏腑而充脑髓；用赤芍活血通脉，畅达脑络；两药相伍，使气足血行，脑髓得养。配防风其作用，一是增强黄芪补气之效，李杲曾谓黄芪得防风，其功愈大；二是防风为风药中之润剂，有息风止痉之功"。

3. 应用

适用于气虚伴有血瘀而致的痫证。在具体应用时，王氏采取汤丸并进的方法，提出即"每晚先服黄赤风汤一付，临卧服丸药（即龙马自来丹）

一付，吃一月后，不必服汤药，净吃丸药，久而自愈"。王氏龙马自来丹（马钱子八两，地龙八条）与《本事方》所载不同。其主药马钱子，味苦寒，有大毒，归肝、脾经，具有散结消肿、通络止痛之功，须严格炮制，多以油炸，研粉小量（日服0.3～0.6g）冲服，以其有大毒，不宜久服，否则所含士的宁会引起中毒，用之不当可导致死亡。王氏虽说服一月量（汤丸并进），然后只吃丸药（即龙马自来丹），绿豆大，每次三四分，但亦不易掌握。需临床及药理研究，验证其安全有效后，再临床应用为宜。

（三）足卫和荣汤

1.组成

黄芪一两（30g），甘草二钱（6g），白术二钱（6g），党参三钱（12g），白芍二钱（6g），当归一钱（3g），枣仁二钱（6g），桃仁研一钱半（5g），红花一钱半（5g）。

2.方义

王氏在痘后抽风的认识上，有别于其他医家的论述（如《医宗金鉴·痘疹心法要诀》），认为该证的发生是由于元气不足，血虚致瘀，营卫失养，不能养神养筋而致，故创制了此方。营卫之气依于后天水谷之气来充养，故方中用黄芪一两为主药，配以白术、党参、甘草以大补元气，培补中焦，使气血生化有源，以助营卫；用当归配白芍、枣仁，以养阴补血，柔肝荣筋，使神机得安；桃仁、红花活血化瘀，通行经络。方中枣仁一味用之颇妙，《本经疏证》谓其"为和营卫之主药"。《本草切要》谓枣仁"佐归、参可敛心，佐归、可敛肝，佐归、术可敛脾，佐归、芍可敛气而灌溉营卫"。枣仁与诸药相合，可达益元气、敛心神、养血脉、柔筋脉、散瘀血、和营卫、定神志等功效。

3.应用

用于痘病后气虚兼有血虚血瘀的抽风之证，症见"两眼天吊，项背反张，口噤不开，口流涎沫，昏沉不省人事"，甚至"周身溃烂，脓水直流"。现代临床上有人用本方加减，治疗证属气虚血瘀的病毒性脑炎、小儿多动症、癫痫、面肌痉挛、肠激惹综合征、骨髓炎、强直性脊柱炎等，有较好效果。

（四）黄芪桃红汤

1.组成

黄芪八两（240g），桃仁研三钱（9g），红花二钱（6g）。

2.方义

王氏对妇人疾病谓："妇科以《济阴纲目》为最……惟抽风一症，方不效，余已补之。"他认为妇人产后抽风，多由于失血伤津，元气大亏，气脱血瘀，经筋失于濡养所致，而"有形之血不能速生，无形之气所当急固"，创制了具有大补元气、活血行血功效的黄芪桃红汤。方中用黄芪八两，系《医林改错》中黄芪用量最大的处方，可见本方的重点在于补元气，以摄气血；桃仁、红花活血脉，行瘀浊，通气道，使元气能速达周身，以挽颓势。本方药味虽少，但配伍精当，从补气与活血药的悬殊用量中，可以充分体现出王氏"气虚必致瘀，补气必活血"的学术思想。

3.应用

用于产后元气大伤，气虚而血不能行，筋脉失养所致的抽风，症见"两目天吊，口角流涎，项背反张，昏沉不省人事"等。临床上可以本方为基础加味治疗元气大伤、血亏气脱的危重病证。

（五）助阳止痒汤

1.组成

黄芪一两（30g），桃仁研二钱（6g），红花二钱（6g），皂角刺一钱

（3g），赤芍一钱（3g），穿山甲炒一钱（3g）。

2. 方义

王氏在《医林改错·论痘非胎毒》中说："痘至六七天，瘟毒、浊气、津液尽归于皮之外、肤之内痘窠之中，正气虚不能达痘中行浆、化脓、结痂，以致瘟毒外不得出肤，内不得入皮，毒在皮外肤里，故作痒。"基于此认识，王氏创制了本方。方中黄芪用量最大，其甘温益气，可鼓舞正气向外透达，托毒外出，为"疮家圣药"；桃仁、红花、赤芍活血化瘀，通行血脉，使正气畅达；皂角刺、穿山甲通经活络，搜风止痒，可解邪郁痒甚之苦。诸药合用，具有补气活血、通络止痒之功效。

3. 应用

本方是王氏为出痘伴见身痒而设，他在总结前人治验时说："医家遵《素问》'诸疮痛痒疮，皆属于火'之句，随用清凉之品，克伐生气，不但作痒不止，胃气转伤。有专用补气者，气愈补而血愈瘀，血瘀气更不能外达于皮肤。此时用补气破血之剂，通开血道，气直达于皮肤，未有不一药而痒即止者。"另外古有"痒麻不足"之论。故凡属于气虚血瘀、邪蕴皮肤所致的皮肤作痒，均可以本方治之。现代临床报道用本方加减，治疗一些顽固性皮肤病，如牛皮癣、神经性皮炎等具有良好的效果。王氏还说本方兼治"失音、声哑"之证，适于肺气亏虚、瘀血阻于咽部者。

以上五方均为补气活血化瘀的方剂，但补阳还五汤重用黄芪四两以补气，加活血化瘀通络之品，以治半身不遂；黄赤风汤黄芪用二两，加赤芍活血、防风祛风，以治痹证、瘫腿、疮疡和因病体虚；助阳止痒汤，用黄芪一两加活血通经活络之品，以治痘后作痒，兼治音哑、失声；足卫和营汤亦用黄芪一两配用健脾益气活血之品，以强营卫，治疗疮后抽搐；黄芪桃红汤用黄芪八两配合桃仁、红花，以大补元气而活血，以疗产后血虚、筋脉失养而致抽搐者。诸方虽同属一法，但用治有别。

八、温阳补气、活血化瘀法

阳虚则寒，寒则血凝，气虚则血脉失其动力，则血行不畅，瘀滞于内。治当温阳益气、活血通经为法，温阳当以姜、附，补气必用参、芪之品。故此，王氏创制止泻调中汤，以温阳补气，活血化瘀，健脾止泻。

止泻调中汤

1. 组成

黄芪八钱（24g），党参三钱（9g），川芎一钱（3g），白术二钱（6g），当归二钱（6g），红花三钱（9g），制附子_{先煎}一钱（3g），高良姜五分（1.5g），甘草二钱（6g），官桂_{去粗皮}五分（15g）。

2. 方义

此方具有健脾益气、养血活血、温中止泻的功效。方中药物主要分为三类，一是黄芪、党参、白术、甘草，其性甘温，均具培补中焦、益气健脾、化湿止泻之效；二是附子、高良姜、官桂，其性热味辛，皆有温阳益肾、补火扶土之用；三是当归、白芍、川芎、红花，温凉并具，有养血活血、化瘀通络之能。诸药合用，既能气血双补，又可温中止泻，且补而不滞，温而不燥，止而不涩，祛而不伐，通而不泄，适用于中焦阳气亏虚、营阴耗伤、血有瘀滞的病证。

3. 应用

本方在《医林改错》书中主用于小儿痘后泄泻之证，但并不限于此，凡属气阳两虚，营血不足，或伴见瘀血之证的久泻不止者，皆可用之。现今临床广泛用于慢性肠炎、溃疡性结肠炎、肠激惹综合征等疾病的治疗。

九、回阳补气、活血化瘀法

急症或重症之病，正气大伤，元阳之气欲绝，阳不敛阴，以致出现阴阳俱衰之势，此时回阳救逆、益气固脱是为正治，其治疗必选四逆汤、参附汤、独参汤等为用。此时阳脱则寒必生，王氏宗"血受寒则凝结成块"的认识，在回阳救逆、益气固脱的基础上伍以活血化瘀之品，以使气行血行畅达，而创急救回阳汤。

急救回阳汤

1. 组成

党参八钱（24g），附子_{先煎}八钱（24g），干姜四钱（12g），甘草三钱（9g），白术四钱（12g），桃仁_研二钱（6g），红花二钱（6g）。

2. 方义

本方是四逆汤合四君子汤（去茯苓）加活血化瘀之桃仁、红花而成，方中也含参附汤之义。取四逆汤回阳救逆，用参附汤大补元气，以四君子汤健脾益气，助其运化而止泻。因阳气虚则血凝滞，瘀不祛则正难复，故加桃仁、红花活血化瘀，以活络通阳。根据文献和临床实践，本方以附子为君药为恰当，本方既称四逆汤，即有阳气衰微、四肢厥逆之证，而附子温补命门，壮肾阳而驱里寒，故应为君药。干姜为辅，与附子相配，脾肾并治，甘草用为佐使，其性甘温而缓，甘缓可制约姜、附的峻烈之性，以使温而不过，生化有源。

3. 应用

本方是《医林改错》中急救方剂之一，对丁瘟毒吐泻后元气大伤，阳亡欲脱之证，症见肢体转筋，眼胞塌陷，汗出如水，肢冷如冰，或兼舌干口燥，大渴饮冷等，"非此方不可，莫畏病人大渴饮冷不敢用"。从该方的组成配伍来看，其与四逆汤等回阳救逆之剂的不同之处，在于将活血通脉的红花、桃仁与回阳救逆的附子、干姜合为一方同用，在中药的配伍上开创了回阳、活血并用之先河，为后世医家治疗急危重症开辟了新的途径。所以，本方更适合用于阳气虚衰、血行瘀滞的急危重症的救治。

通过对王清任活瘀九法的学习及 20 首方剂的分析，以方测法，可以看出王氏运用活血化瘀法同样是立足于辨证论治的基础之上。在九法中，首先分为补泻两法，其中泻法又分为疏肝理气、温经散寒、祛风除湿、清热凉血、疗损止痛、攻里通下等法；补法则分为大补元气、温阳补气、回阳救逆等法，既有轻重之分，又有寒热之别。上述九法、20 首处方，共用药 53 种，其中芳香通窍药有麝香、葱白、黄酒；温阳救逆药有附子、干姜、官桂、小茴香、高良姜；理气药有陈皮、青皮、香附、乌药、大腹皮、枳壳；益气药有黄芪、党参、大枣、甘草、白术；活血祛瘀药有川芎、桃仁、红花、延胡索、山甲、牛膝、蟅虫、没药、血竭；息风药有地龙；凉血解毒者有生地黄、丹皮、赤芍、连翘；泻下药有大黄、朴硝、甘遂。

就其药性而言，属辛、温、苦温、甘温者，有当归、川芎、红花、生姜、干姜、附子、葱白、麝香、黄酒、五灵脂、延胡索、香附、乌药、山甲、小茴香、官桂、羌活、陈皮、大腹皮、青皮、紫苏子、皂角刺、防风、白术、高良姜等；属微寒者，有赤芍、丹皮、枳壳、柴胡、桑白皮、蟅虫、葛根、白芍等；纯属寒凉之品者，有大黄、朴硝、连翘、生地黄、地龙、决明子、木通、甘遂等；性平者，有牛膝、红枣、半夏、桔梗、甘草、蒲黄、秦艽、没药、血竭、党参、枣仁、桃仁等。其属纯寒之品药味除生地黄、地龙外，大多在清热凉血、活血化瘀类方剂中，所用寒凉药少而量轻，温热药多而量重，其意大概有三，一是意取"血得温则行"之旨；二是防寒凉过用，以免又致血凝。隐约也可以看出，王氏慎用寒凉，亦有避免苦寒伤中、顾护脾胃的思想。所用处方，配伍得当，丝丝入扣，不失为有效方剂。因此，我们继承和研究王清任的学术思想，在临床运用活血化瘀法时，首要问题是必须在辨证论治的基础上，选药择方，绝不能只见血瘀而不见其他，更不能将活血化瘀与辨证论治割裂开来。

第六章 中医基础理论选讲

病因病机

阴阳平衡，健康无病。《素问·生气通天论》云："阴平阳秘，精神乃治。"指阴气和平，阳乃固密，精气充足，神旺而治。阴阳互根，阳生阴长，阳杀阴藏；阳根于阴，阴根于阳；阳气能够生发，阴气便会滋长，如春夏季；阳气如果衰退，阴气也就消沉，如秋冬季。

关于人与六淫的关系，《灵枢·百病始生》曰："风雨寒热，不得虚，邪不能独伤人。卒然逢疾风暴雨而不病者，盖无虚，故邪不能独伤人。此必因虚邪之风与其身形，两虚相得，乃客其形，两实相逢，众人肉坚。其中于虚邪也，因于天时，与其身形，参以虚实，大病乃成，气有定舍，因处为名，上下中外，分为三员。"

一、病因

人体健康，决定于机体内部与外界环境的平衡协调，这种平衡一旦破坏就会产生疾病。

《灵枢·顺气一日分为四时》："夫百病之所始生者，必起于燥、湿、寒、暑、风、雨、阴阳、喜怒、饮食、居处。"

《素问·调经论》："夫邪之生也，或生于阴，或生于阳，其生于阳者，得之风雨寒暑；其生于阴者，得之饮食居处、阴阳喜怒。"

汉代张仲景《金匮要略·脏腑经络先后病脉证》说："千般疢难，不越三条：一者，经络受邪入脏腑，为内所因也；二者，四肢九窍，血脉相抟，壅塞不通，为外皮肤所中也（由皮肤传入血脉；以寒气邪风为主，以经络脏腑分内外）；三者，房室、金刃、虫兽所伤。以此详之，病由都尽。"这是张仲景提出的三因学说。

晋代陶弘景《肘后百一方·三因论》："一为内疾，二为外发，三为他犯。"

晋代葛洪在《肘后救卒方》中，对一些传染病有了精确的认识，如天花、沙虱病、马鼻疽、癞病、猘犬啮人、骨蒸尸注等；此外，他还认识到"凡得霍乱病的人，多起于饮食不谨"之故。

《素问·刺法论》："黄帝曰：余闻五疫之至，皆相染易，无问大小，病状相似。"隋代巢元方《诸病源候论·温病诸候》："人感乖戾之气而生病，则病气转相染易，乃至灭门。"疫疠之气，是一种有强烈传染性的致病邪气。隋代已设置疠人坊。

宋代陈无择《三因极一病证方论》："六淫，天之常气，冒之则先自经络流入，内合于脏腑，为外所因；七情，人之常性，动之则先自脏腑郁发，外形于肢体，为内所因；其如饮食饥饱，叫呼伤气，尽神度量，疲极筋力，阴阳违逆，乃至虎狼毒虫，金疮踒圻[①]，痓忤附着，畏压缢溺，有背常理，为不内外因。"这是陈无择归纳的三因学说。

宋代严用和的《济生方》："夫痨瘵一证，为人之大患，凡受此病者，传变不一，甚至灭门。"又说："惟心肺受虫吃。"唐代《千金要方》记载"常习不唾地"的良好习惯。

古人还认识到血吸虫病是射工"水毒"（虫蛊），恙虫病是由人皮肤行

----

① 踒圻（qí）：即骨折之意。圻通折。

路，碰到草上雨露（其中有毒）而发病。

清代陈耕道《疫痧草》："兄发痧而预使弟服药，盍如弟发痧而使兄他居之为妙乎？"

清代顾世澄《疡医大全》："金疮不可见风，恐成破伤风。"

总之，六淫所伤，风从外入，属于外感的，叫外因；由七情内激，属于内伤的，叫内因；因饮食不谨，饥饱失调，劳倦过度，房室不节，以及创伤、虫兽毒害而致病的，称为不内外因。病因分类方法，历代虽有差异，而一般习惯分外感、内伤、跌仆刀刃伤三大类。

另外，临床上还见到不少病例，由痰饮、瘀血等病理因素而引起许多顽固难治疾病，故古人有"痰生百病"的说法。因而，临床上对一些顽固难治的失忆性疾病、部分精神病和心血管系统疾病，用化痰、涤痰、活血、逐瘀、破瘀等方法，取得一定效果。所以这次讲义（《中医基础理论》第四版）上加入这两种及复合性病因病机是很重要的，切合临证实际。

由于人们所处的环境不同，如地域、气候、温度、湿度、阳光，以及生活习惯方面等的差异，外因通过内因而起作用，对人体有着一定的影响。如《素问·异法方宜论》："东方之域，天地之所生也，鱼盐之地，海滨傍水，其民食鱼而嗜咸，皆安其处，美其食，鱼者使人热中，盐者胜血，其民皆黑色疏理，其病皆为痈疡，其治宜砭石。"又云："西方者，金玉之域，沙石之处，天地之所收引也。其民陵居而多风，水土刚强……其民华食而脂肥，故邪不能伤其形体，其病生于内，其治宜毒药。"又云："北方者，天地所闭藏之域也，其地高陵居，风寒冰冽，其民乐野处而乳食，脏寒生满病，其治宜灸焫。"

我们再从世界上看，多色多样的种族，同样与地理、气候等有关。如长期居住在非洲赤道附近的人，在强烈阳光照射下，就形成了黑种人。黑色素有吸收紫外线的能力，能保护皮下的血管、神经、肌肉免受紫外线的直接侵袭。人在炎热的气候下，呼吸急促，所以是人鼻子宽而短，鼻孔大。在北欧那里阳光终年斜射，天空多云，气候较冷，于是变成了白种人的故乡。白种皮肤白，头发黄，眼珠蓝，颜色比黑种人浅。白种人的鼻子高，鼻道长，鼻孔小，鼻尖下呈爪状，这也同那里的气候有关。空气经过一条长长的鼻道以后，冷空气可以变暖，干空气可以变湿，不会使冷而干的空气一下子冲进去侵害呼吸道（见《人类起源问题的一些新认识》）。

以上说明古人认识到不同的地带、生活环境对发病有影响，而且人有一种适应能力。但是，辩证唯物主义认为，人类认识自然环境，不能满足于消极的适应，而且要积极地发挥能动作用，改造自然环境，克服自然环境对人体不利的影响。

（一）外因

一）外风

1. 伤风

症见恶风，发热，汗出，头痛，鼻塞流涕，喉痒咳嗽，苔薄白，脉浮缓。治宜疏风解表，多用姜糖水、防风治疗，方用葱豉汤。

2. 风寒

症见恶寒，发热，头痛，身痛，无汗，溲清，苔薄白，脉浮紧。治宜祛风散寒解表，方用荆防败毒散。

3. 风热

症见发热，恶风，以发热为主，头胀痛，口渴，鼻流浊涕，鼻塞不通，咳嗽黄痰，舌边尖红、苔薄白而干或微黄。治宜辛凉解表，方用银翘散。

4. 风湿

由风、湿之邪夹杂其他邪气同时侵犯人体引起，中医称为痹证，根据其偏风、偏寒、偏湿、偏热之不同，又分为四类证候。

（1）行痹：以游走性疼痛为主，由风邪偏盛引起。治宜祛风为主，配合散寒祛湿，方用防风汤。

（2）痛痹：以痛有定处、疼痛剧烈为特点，由寒盛所引起。治以散寒为主，配合祛风湿之品，方用甘草附子汤。

（3）着痹：以湿邪偏盛引起，疼痛部位固定，且肢体沉重较甚。治宜祛湿为主，佐以散寒祛风，方用薏苡仁汤。

（4）热痹：关节局部红肿热痛，并伴有全身发热。治宜疏风清热，方用白虎加桂枝汤或桂枝石膏汤，加入金银花、连翘、络石藤等。

二）外寒

1. 表寒

人体受寒而引起，由外界气温降低所致。症见头痛身痛，恶寒无汗，发热，颈项拘急，舌白润，脉浮紧等。治宜辛温散寒，方用麻黄汤。

2. 表里皆寒

凡伤寒表受寒邪，更兼阳虚而寒邪直中于里，此为两感寒证，方用麻黄附子细辛汤、乌头桂枝汤。

3. 寒邪直入阴经

手足逆冷脉微细，下利清谷，名曰中寒、直中，仲景所谓急温之，四逆汤主之。

三）外暑

1. 伤暑

症见头痛，恶寒，发热，无汗，口渴，胸闷等，此乃暑热季节，外夹风寒，由乘凉不慎而引起，方用香薷饮。如兼有恶心呕吐，腹泻，则是伤暑夹湿，属于胃肠型感冒，方用藿香正气散，以解表除湿。

2. 中暑

多由烈日下劳动，或长途跋涉，或在高温下作业，受日射或高温的影响所引起。症如疲倦，发热，出汗，烦渴，头晕，恶心呕吐，脉虚数或虚大而数。治宜清暑散热，方用藿香连翘饮（半夏、陈皮、藿香、连翘等）；重者用《温病条辨》三石汤；如伤气较重，汗出不止，口渴气喘，脉散大者，治宜益气生津，方用生脉散。

3. 暑厥

为更严重的中暑，表现为突然昏倒，神志不清，发热，多汗，手足冰冷，面红，尿赤。治宜芳香通窍清热，方用紫雪丹，并用甘寒清热的白虎加人参汤。

四）外湿

1. 伤湿

症见鼻塞，头重如裹，胸闷，全身困倦，肢节酸痛，或有低热，苔薄白或腻，脉浮濡。治宜辛散解表祛湿，方用羌活胜湿汤。

2. 寒湿

症见腹泻，大便清稀，身重困倦，胃纳呆滞，腹微痛或不痛不渴，苔白腻，脉濡缓。治宜温中祛湿，方用胃苓汤。

3. 湿热

湿与热侵袭人体，引起湿热，热盛为火，称为湿火，属于胃肠消化系统和泌尿系统炎症。

（1）湿热郁积中焦，郁久化热，致肝（胆）失条达疏泄，而出现黄疸。治宜清热利湿，方用茵陈蒿汤。

（2）湿热蕴结肠胃，产生热痢，症如里急腹痛，利下赤白脓血，日下多次，下坠。治宜清解湿热，方用葛根苓连汤。

（3）湿注下焦，则有尿频、尿急、尿涩、尿浑浊等症，称为湿热下注。治宜清热利湿，方用八正散、龙胆泻肝汤等。此外，皮肤化脓性或渗出性炎症，如疮、疔、湿疹，以及脚气等，亦多属湿热范畴。

五）外燥

俞根初说："秋深初凉，西风肃杀，感之者多病风燥，此属燥凉，较严冬风寒为轻；若久晴无雨，秋阳以曝，感之者多病温燥，此属燥热，较暮春风温为重。"一般症如唇干口燥，鼻燥，咽干痛，干咳少痰，便干等。

（1）凉燥：头痛，发热，恶寒，无汗，鼻塞，咳嗽，痰稀等。治宜宣肺达表，化痰润燥，方用杏苏散。

（2）温燥：发热，微恶风寒，头痛，少汗，咳嗽痰少，咽干，鼻燥，口渴，苔白、舌红，右脉数大。治宜辛凉甘润，轻透肺卫（温者宜凉、燥者宜润），方用桑杏汤。

在温病学"秋燥"病中，凉燥与热燥属于邪在肺卫范畴，至于邪在气分、在营血之证候，尚有详细之分析辨证，可参阅温病学，这里不再赘述。温燥与凉燥证候的比较，见表17。

表17　温燥与凉燥证候的比较

	温燥	凉燥
寒热	恶寒较轻，不久即随汗消失	恶寒较重，持续时间比较长
鼻部	鼻中燥热感	鼻鸣而塞，或流清涕
咳痰	咳痰多而胶黏	痰多清稀，化热后始变胶黏
口腔	唇燥咽干，心烦口渴	唇燥咽干，口不作渴
舌象	苔薄白而燥，舌边尖红赤	苔薄白而干，舌质无变化
病势转化	劫灼阴液较凉燥为速	化热后与温燥同趋一辙

秋燥案举例：吴某，男，8岁，9月份就诊。感受秋燥，肺失清肃，形寒身热，咳嗽气逆，胸部隐痛，肺热移于大肠，大便燥结，脉微数，苔燥白。治燥以滋润为主，如今表邪未解，仍须辛凉透达，桑杏汤增损。

处方：橘红一钱半，桑叶一钱半，杏仁三钱，连翘二钱，薄荷后下八分，豆豉二钱，粉甘草五分，桔梗八分，石斛三钱，枇杷叶四钱，薏苡仁二钱。

二诊，表寒悉除，但阴虚未复，故用养阴润肺，滋补肾阴，以治其本（加丹皮、女贞子、墨旱莲、白芍等）。三诊而愈。

六）外火（热）

外感火热病邪袭表，病位在表在肺卫，伴有表证。外火可入里引发内火；内火日久损伤肺卫，亦可易于招致外感火热之邪的侵袭而发病。

（二）内因

一）内风

1. 热极生风

头晕胀痛，神迷，手足躁扰。治宜凉肝息风，方用羚角钩藤汤。

2. 血虚生风

筋脉拘急，手足瘛疭，头晕目眩。治宜养血息风，方用阿胶鸡子黄汤。

3. 肝风内动

肾水既亏，水不涵木，则肝风内动，故见强直拘急，不能久立。治宜补益肝肾，化痰开窍，方用地黄饮子。

4. 真中风

口眼歪斜，舌强不语。治宜祛风清络，方用大秦艽汤。

二）内寒

（1）上焦心肺阳虚，气血凝滞，则见畏寒，胸背彻痛，咳逆短气，面青唇紫等。如"胸痹之病，喘息咳唾，胸背痛，短气，寸口脉沉而迟，关上小紧数，栝楼薤白白酒汤主之""胸痹不得卧，心痛彻背者，栝楼薤白半夏汤主之"（《金匮要略·胸痹心痛短气病证治》）。

（2）中焦虚寒，脾阳不足，宜附子理中汤、吴茱萸汤。

（3）下焦虚寒，肾阳不足，宜金匮肾气丸、右归饮、河车大造丸、暖肝煎。

三）内湿

（1）上焦湿热证候，除肺的病变外，亦可见湿热酿痰、蒙蔽心包而现神昏谵语、表情淡漠、时昏时醒等症，方用苏合香丸、菖蒲郁金汤。

（2）中焦湿重于热，方用藿香正气散；热重于湿，方用白虎加苍术汤或连朴饮；湿热并重，方用黄芩滑石汤或甘露消毒丹。

（3）下焦湿阻膀胱，气化不利，小便困难者，方用茯苓皮汤。湿阻大肠，气机不利而见少腹硬满、大便不下者，宜宣清导浊汤（详见三焦辨证）。

四）内燥

系指某些器官或全身性的干燥现象，或营养不良、瘀血停聚、气血运行不畅等因素引起，主要是津液不足，次是血虚。津液不足，多由急性病之高热、多汗、吐泻，或慢性消耗病所造成。因津液不足造成的症状有口干口渴，皮肤枯燥，目眶下陷，甚至循环衰竭等。

（1）由高热、多汗引起者，宜清热养津，顾护气阴，方用白虎加人参汤、生脉散。

（2）由干燥气候引起干咳无痰，或痰带血丝，称为肺燥，宜清燥润肺，方用清燥救肺汤。

（3）由津液不足而引起之大便干结，称为肠燥，治宜润肠通便，方用五仁丸。

五）内火（热）

内火的病机特点为脏腑功能失调，阳气郁滞，所致的实火或虚火，病位在里在脏腑。可由外火引起。

1. 实火

头有肺热、胃火、肝火犯肺之异，临床以实热为多见。五脏六腑均可生火，亦可见风火、毒火。临证多分别论治，方用麻杏甘石汤、白虎汤、咳血方等。

2. 虚火

（1）阴虚火旺

症见骨蒸潮热，盗汗遗精。治宜滋阴降火，方用大补阴丸。

（2）气血两虚发热

血虚气弱，阴不维阳，则阳气浮越于外。肌热面赤，脉洪大而虚。治宜补气补血，方用当归补血汤。

（3）气虚发热

中气既虚，清阳下陷，阴火上承，症见身热自汗，气短乏力。治宜益气清热，方用补中益气丸。

风、寒、暑、湿、燥、火，是引起疾病发生的六因。外因多由六淫邪气引起，即外风、外寒、外暑、外湿、外燥、外火，其中又可以归纳为阴阳两类。空气流动者为风，温度的改变为寒、为热（火），湿度的改变为燥、为湿，湿与热合则为暑热，为湿热。而内因多由于脏腑阴阳失调和气血津液等生理功能异常，产生内风、内寒、内湿、内燥、内火的病理变化，见表18。

六因，是辨证论治的重要依据。辨证求因，即透过现象看本质，把各种疾病不同的表现，加以分析、归纳、推理，再定出是哪种或哪几种病邪致病。审因论治，则是针对不同的致病原因，用不同的治疗方法。

对于外因，因为外界的气候条件和疾病之发生发展有着密切关系，所以治疗六因证候的根本措施是祛除外邪，如散风、祛湿、散寒、清暑等；而对于内因，则利用药物之偏以纠正机体的阴阳不平衡，如清热、泻火、滋阴潜阳、柔肝息风、平肝、镇肝、益气养血、和肝理脾、滋益肝肾等。

表18 六淫（六因）致病

阳	风	外风	伤风	
			风寒	
			风热	
			风湿	风、寒、湿、热合侵为痹
		内风	包括热极生风、血虚生风、肝风内动、真中风
	暑	伤暑	夹风寒、夹湿
		中暑	
		暑风	神志不清
		暑厥	更严重的中暑
	火	实火	五脏六腑均可生火	包括风火、毒火
		虚火	包括阴虚火旺、气血两虚发热、气虚发热

续表

阴	湿	外湿	伤湿	
			寒湿	以腹泻为主
			湿热	温热蕴结肠胃、湿注下焦、疖疮、湿疹
		内湿	上焦	湿热蒙蔽心包
			中焦	有湿重于热、热重于湿、湿热并重之分
			下焦	有湿阻膀胱、大肠之分
	燥	外燥	凉燥	
			温燥	邪在卫分
		内燥	津亏血燥	有肺燥、肠燥之别
	寒	外寒		表寒为主，亦可见表里皆寒或寒邪直中阴经
		内寒	上焦	心肺阳虚
			中焦	脾阳不足
			下焦	肾阳不足

（三）不内外因

一）饮食不洁

《金匮要略·禽兽鱼虫禁忌并治》："秽饭、馁肉、臭鱼，食之皆伤人……六畜自死皆疫死，则有毒，不可食之。"误食会发生呕吐、泄泻等中毒症状。

李东垣《脾胃论》："夫酒者，大热有毒。"酒易伤人气血，性热有毒且易生湿，如饮酒过量，酒湿伤脾，就会发生痰呕、胸痞、饮食减少等疾病，大醉之后，可能发生急性病变，严重者可致死亡。

古人在日常饮食中，还发现某些食物不能同时食用，否则有相反作用而致病。《金匮要略》中对这类食物有很多记载，虽然不一定都符合事实，但可说明在同一时间的饮食不宜复杂，以防止食物中毒，这是应该注意的。俗语说"病从口入"，足证饮食与疾病有着密切的关系。

二）饮食偏嗜

《素问·至真要大论》："夫五味入胃，各归所喜，故酸先入肝，苦先入心，甘先入脾，辛先入肺，咸先入肾，久而增气，物化之常也。气增而久，夭之由也。"

《素问·五脏生成论》："是故多食咸，则脉凝泣而变色；多食苦，则皮槁而毛拔；多食辛，则筋急而爪枯；多食酸，则肉胝皱而唇揭（皮厚而皱缩）；多食甘，则骨痛而发落。此五味之所伤也。"《素问·生气通天论》："阴之所生，本于五味，阴之五宫，伤在五味。是故味过于酸，肝气以津，脾气乃绝。味过于咸，大骨气劳，短肌，心气抑。味过于甘，心气喘满，色黑，肾气不衡。味过于苦，脾气不濡，胃气乃厚。味过于辛，筋脉沮弛，精神乃央。是故谨和五味，骨正筋柔，气血以流，腠理以密，如是则骨气以精，谨道如法，长有天命。"又曰："高粱之变，足生大疔，受如持虚。"

《景岳全书·饮食门》："凡喜食茶叶，喜食生米者，多因胃有伏火……喜食炭者，必其胃寒而湿。"例如小儿喜食泥炭者，多有疳积、虫积。

二、发病机制与病理机转

（一）邪正相争与邪正消长

正气，含义有二：一是四时正常之气，二是人体正常的防御与抗病能力。邪气，含义有二：一是四时不正之气，二是导致发生疾病的一切因子。所谓邪气，包括外感六淫、内伤七情等因素，但还决定于人体正气之强弱。

中医学的发病机制，就是建立在这个基本观点上的，以正气和邪气两方面的盛衰消长的关系，来说明疾病的发生和疾病的转归。当外邪侵入人体后体内正气便立即与之抵抗，这就是所谓"邪正相争"。因此，疾病的发生，就是正邪相争的表现。疾病过程中所表现的症状，就是正邪在相争过程中消长的反映，故治病不仅要驱除邪气，而且要援助正气，在中医学术中，始终贯彻着人与自然内外统一的整体观念，从来不孤立地谈人和谈病。

（二）邪正虚实的病理转化

大家知道，当机体一旦不能适应外界环境变化时，邪气就会乘虚而入，因而发生疾病。一般说来，疾病的初期，正气尚充，多呈实证；病至后期或病久不愈，伤及元气，邪气不去，正气渐衰，故多呈虚证。但临床上并非完全如此，外感疾病初期，也有虚证；内伤疾病后期，也有实证。由此可知，虚实证候同样可以在内伤、外感疾病的任何阶段出现，在每一疾病的发展过程中，往往呈现上下起伏的波动，都有发生转化的可能。引起虚实转化，一般可以概括为两种可能。

一）正胜邪退

通过邪正斗争，正气克服了病邪，解决了矛盾，人体内部的阴阳在新的基础上重新取得了相对的平衡。这时虽然可能出现邪退正虚的局面，但由于邪气已退，最终可以恢复健康。如患者禀赋素强，感邪虽重，其入也浅，《伤寒论》中太阳病头痛、发热、恶寒的寒邪犯表证，为正气充实，尚能抗邪于外，以麻黄汤发汗祛邪，则汗出脉缓，热退而愈。

二）邪盛正衰

在邪正斗争的发展过程中，病邪亢盛，损伤正气，正气渐衰。

（三）阴阳失调

阳主外护，阴主内守。"凡阴阳之要，阳密乃固。两者不和，若春无秋，若冬无夏，因而和之，是谓圣度（圣，善也；度，法也）。故阳强不能密，阴气乃绝。阴平阳秘，精神乃治；阴阳离决，精气乃绝。"（《素问·生气通天论》）

阴阳以调和为本，太过与不及，均为病象。所以，病态的动静、病情的进退虚实、病所的深浅等一切病理变化，都可用阴阳来概括说明。疾病的发生，有发于外感，有发于内伤。正邪相争消长所造成的虚实证候，有属于气，有属于血，有属于营，有属于卫；疾病类型，有寒、有热；疾病处所，有脏、有腑、有经、有络、有表、有里。这些外感、内伤、虚实、寒热、气血、营卫、脏腑、经络、表里，无一不属于阴阳范畴。张景岳云："阳主表，其气热；阴主里，其气寒；所以阳虚则寒，阳盛则热；阴虚则热，阴盛则寒。"（《景岳全书》）

阴阳、内外、寒热、虚实相互关系，见表19。

表19　阴阳、内外、寒热、虚实相互关系

	阳	阴
病位	外（表）	内（里）
病性	热、实	寒、虚

《素问·阴阳应象大论》云："阴胜则阳病，阳胜则阴病。"《素问·调经论》云："阳虚则外寒，阴虚则内热，阳盛则外热，阴盛则内寒……不知其所由然也。岐伯曰：阳受气于上焦，以温皮肤分肉之间，今寒气在外，则上焦不通，上焦不通则寒气独留于外，故寒栗。"阴阳虚盛（实）、内外寒热相互关系和实热虚热鉴别，见表20、表21。

表20　阴阳虚盛（实）、内外寒热相互关系

阳	虚	外寒	→阴盛
	盛（实）	外热	→阴虚
阴	虚	内热	→阳盛
	盛（实）	内寒	→阳虚

表 21　实热、虚热鉴别表

	实热	虚热
病势	多急骤	多徐缓
证候特征	寒热并见，虽加衣被仍觉恶寒 手背热甚于手心 热度多数较高 热度持续不退 扪之久则烙手 多暂热	寒热间作，或恶得衣被而减 手心热甚于手背 多温烦热，热象不剧 热象时轻时重 扪之初觉热，久则不热 多久热
脉象	脉紧有力，或洪数，或沉弦数	脉弱，或细数有力
舌象	苔多厚，或黄腻，或白腻	舌质多光，或淡，或红
兼症	头痛，身痛拘急，无汗或有汗	倦怠眩晕，气短懒言，自汗或盗汗

在临床辨证方面，都可以用阴阳、气血、营卫、津液等作为辨证论治的依据，例如：

一）气虚

1.肺气虚

短气，自汗，时寒时热，易于感冒，舌淡，脉细弱。

2.脾气虚

食少，倦怠，面黄，便溏，舌淡、苔薄，脉软弱。

二）血虚

1.心血虚

心悸，健忘，失眠，多梦，面色不华，舌淡，脉细或结代。

2.肝血虚

惊惕，头晕，目眩，耳鸣，妇人月经涩少或经闭不行，甚至肌肤甲错（内有瘀血，新血不生），舌淡、苔薄，脉细涩。

三）阳虚

1.脾阳虚

食少，怯寒，倦怠，少气懒言，便溏，食油腻更甚，或完谷不化，肠鸣腹痛，舌淡、苔白，脉虚弱。

2. 肾阳虚

腰膝酸软而冷，畏寒肢冷，下肢尤甚，面色㿠白或黧黑，神疲乏力；或见性欲冷淡；或尿频清长，夜尿多，舌淡苔白，脉沉细无力，尺部尤甚。

四）阴虚

肾阴虚

腰膝酸软，眩晕耳鸣，失眠多梦，形体消瘦，潮热盗汗，五心烦热，咽干颧红，舌红少苔或无苔，脉细数。

常见肾阴虚与肾阳虚症状异同，见表22。

表22　常见肾阴虚与肾阳虚症状异同

	肾阴虚	肾阳虚
不同症状	五心烦热	经常怕冷，手足不温
	面红升火，或面色憔悴，形体消瘦	面色㿠白，面目与四肢水肿
	盗汗	自汗
	失眠	精神疲惫，气短懒言
	遗精（多梦遗）早泄	阳痿滑精
	口干，便秘，尿赤	便溏，溲清长（水肿者例外），或尿闭
	舌红苔少	舌胖而嫩，或舌边有齿痕，质淡
	脉细数	脉沉迟
相同症状	腰膝酸软，头晕耳鸣，牙齿松动，头发枯焦，脱发，尺脉重按无力	